Clémence Fauque

Consommation excessive d'alcool et alcoolo-dépendance

AF190433

Clémence Fauque

Consommation excessive d'alcool et alcoolo-dépendance

Nouveaux traitements, nouveaux objectifs thérapeutiques et prise en charge à l'officine en 2013

Presses Académiques Francophones

Impressum / Mentions légales

Bibliografische Information der Deutschen Nationalbibliothek: Die Deutsche Nationalbibliothek verzeichnet diese Publikation in der Deutschen Nationalbibliografie; detaillierte bibliografische Daten sind im Internet über http://dnb.d-nb.de abrufbar.
Alle in diesem Buch genannten Marken und Produktnamen unterliegen warenzeichen-, marken- oder patentrechtlichem Schutz bzw. sind Warenzeichen oder eingetragene Warenzeichen der jeweiligen Inhaber. Die Wiedergabe von Marken, Produktnamen, Gebrauchsnamen, Handelsnamen, Warenbezeichnungen u.s.w. in diesem Werk berechtigt auch ohne besondere Kennzeichnung nicht zu der Annahme, dass solche Namen im Sinne der Warenzeichen- und Markenschutzgesetzgebung als frei zu betrachten wären und daher von jedermann benutzt werden dürften.

Information bibliographique publiée par la Deutsche Nationalbibliothek: La Deutsche Nationalbibliothek inscrit cette publication à la Deutsche Nationalbibliografie; des données bibliographiques détaillées sont disponibles sur internet à l'adresse http://dnb.d-nb.de.
Toutes marques et noms de produits mentionnés dans ce livre demeurent sous la protection des marques, des marques déposées et des brevets, et sont des marques ou des marques déposées de leurs détenteurs respectifs. L'utilisation des marques, noms de produits, noms communs, noms commerciaux, descriptions de produits, etc, même sans qu'ils soient mentionnés de façon particulière dans ce livre ne signifie en aucune façon que ces noms peuvent être utilisés sans restriction à l'égard de la législation pour la protection des marques et des marques déposées et pourraient donc être utilisés par quiconque.

Coverbild / Photo de couverture: www.ingimage.com

Verlag / Editeur:
Presses Académiques Francophones
ist ein Imprint der / est une marque déposée de
OmniScriptum GmbH & Co. KG
Heinrich-Böcking-Str. 6-8, 66121 Saarbrücken, Deutschland / Allemagne
Email: info@presses-academiques.com

Herstellung: siehe letzte Seite /
Impression: voir la dernière page
ISBN: 978-3-8416-3132-9

Zugl. / Agréé par: Angers, 2014

Mes sincères remerciements

A M. Sébastien Faure pour avoir accepté de diriger ce travail, pour son accompagnement, ses conseils et sa grande disponibilité.

A M. Olivier Duval pour me faire l'honneur de présider le jury de ma thèse.

Aux membres du jury : Mme. Laurence Lagarce, Melle. Ludivine Marchand et M. Nicolas Bonnet pour l'intérêt qu'ils portent à mon travail.

A mes professeurs, pour tout ce qu'ils m'ont enseigné de ce métier.

A Jérôme et Véronique Ceccaldi et à toute l'équipe de la pharmacie de l'Aubance, pour m'avoir tant appris et pour m'avoir fait aimer mon métier de pharmacien d'officine.

A ma famille, qui m'a permis de faire ces études et qui m'a toujours soutenue dans mes projets. J'adresse un merci tout particulier à ma maman pour la relecture de ma thèse et la motivation qu'elle m'a toujours donné.

A mes amis et tout particulièrement Ophélia, Céline et Séverine.

Table des matières

Table des figures

Table des tableaux

Liste des abréviations

ADH	Alcool déshydrogénase
Afssaps	Agence française de sécurité sanitaire des produits de santé
AINS	Anti-inflammatoire non stéroïdien
ALAT	Alanine aminotransférase
ALDH	Aldéhyde déshydrogénase
ALiA	Association ligérienne d'addictologie
AMM	Autorisation de mise sur le marché
ANAES	Agence nationale d'accréditation et d'évaluation en santé
ANPAA	Association nationale de prévention en alcoologie et addictologie
ANSM	Agence nationale de sécurité du médicament et des produits de santé
ASAT	Aspartate aminotransférase
ATV	Aire tegmentale ventrale
AUDIT	*Alcohol Use Disorder Identification Test*
AVC	Accident vasculaire cérébral
AVK	Anti vitamine K
Bpm	Battements par minute
BZD	Benzodiazépine
CAGE	*Cut down, Annoyed, Guilty, Eye-opener*
CCAA	Centre de cure ambulatoire en alcoologie
CDA	Consommation déclarée d'alcool
CDT	*Carbohydrate deficient transferin*
Cespharm	Comité d'éducation sanitaire et sociale de la pharmacie française
CFES	Comité français d'éducation pour la santé
CNIL	Commission nationale informatique et libertés
CHC	Carcinome hépatocellulaire
CIM 10	Classification internationale des maladies, 10ème édition
CIRC	Centre international de recherche sur le cancer
CIWA-Ar	*Clinical Institute Withdrawal Assessment for Alcohol revised*
CRPV	Centre régional de pharmacovigilance
CSAPA	Centre de soins, d'accompagnement et de prévention en addictologie
CSP	Code de la santé publique
CYP	Cytochrome P450
DETA	Diminuer, Entourage, Trop, Alcool
DSM IV et V	*Diagnostic and statistical manual of mental disorders*, 4ème et 5ème éditions
DT	*Delirium tremens*
EDDA	Evaluation des dommages dus à l'alcool
EMA	*European medicines agency*
F3A	Fédération des acteurs de l'alcoologie et de l'addictologie
FACE	Formule pour Apprécier la Consommation par Entretien
GABA	Acide gamma-amino-butyrique
GGT	Gamma-glutamyl-transpeptidase
GHB	Acide gamma-hydroxybutyrique
HAS	Haute autorité de santé
HPST	Hôpital, patients, santé et territoires
HTA	Hypertension artérielle
IB	Intervention brève
IDM	Infarctus du myocarde
Ig	Immunoglobuline
IMAO	Inhibiteur de la monoamine oxydase

INPES	Institut national de prévention et d'éducation pour la santé
INSERM	Institut national de la santé et de la recherche médicale
IPP	Inhibiteur de la pompe à protons
IPPSA	Institut de promotion de la prévention secondaire en addictologie
ISRS	Inhibiteur sélectif de la recapture de la sérotonine
MAST	*Michigan Alcoholism Screening Test*
MEOS	*Microsomal ethanol oxidizing system*
NAD	Nicotinamide adénine dinucléotide
NADP	Nicotinamide adénine dinucléotide phosphate
OD	Odd ratio
OFDT	Observatoire français des drogues et des toxicomanies
OMS	Organisation mondiale de la santé
PA	Pression artérielle
PLS	Position latérale de sécurité
RCP	Résumé des caractéristiques produit
RESPADD	Réseau des Etablissements de Santé pour la Prévention des Addictions
RGO	Reflux gastro-oesophagien
RPIB	Repérage précoce et intervention brève
RR	Risque relatif
RTU	Recommandations temporaires d'utilisation
SAF	Syndrome d'alcoolisation foetale
SFA	Société française d'alcoologie
SNC	Système nerveux central
T-ACE	*Tolerance, Annoy, Cut down, Eye-opener*
TP	Taux du complexe prothrombinique
TWEAK	*Tolerance, Worried, Eye-opener, Amnesia, (k) Cut down*
UIA	Unité internationale d'alcool
VADS	Voies aérodigestives supérieures
VGM	Volume globulaire moyen
VHB	Virus de l'hépatite B
VHC	Virus de l'hépatite C
VIH	Virus de l'immunodéficience humaine

Introduction

L'alcool (ou alcool éthylique) est une substance psychotrope dont la consommation est fortement ancrée dans notre culture et notre société. C'est une substance toxique et addictive provoquant de nombreux dommages sanitaires et sociaux en cas de consommation excessive. Ainsi, le Comité Français d'Education pour la Santé estime à 5 millions le nombre de personnes ayant- en France - des problèmes médicaux, psychologiques ou sociaux en relation avec une consommation excessive d'alcool et entre 2 à 3 millions le nombre de personnes dépendantes de l'alcool.[1] L'alcool représente la 1ère cause de mortalité prématurée, la 2ème cause de mortalité évitable après le tabac et la 3ème cause de mortalité globale. En France, en 2009, l'alcool a été responsable de 49 000 décès notamment par cancers, maladies cardio-vasculaires, pathologies digestives, pathologies mentales et comportementales ou encore par accidents, suicides et homicides.[2] La consommation excessive d'alcool est donc un problème de santé publique majeur.

Tout d'abord, ce travail va présenter l'alcool en tant que psychotrope, puis va exposer les classifications des différentes conduites d'alcoolisation et ensuite la dépendance à l'alcool qui est à la fois physique et psychique et qui provient de l'interaction de plusieurs facteurs. Avec la sortie du *Diagnostic and statistical manual of mental disorders,* 5ème édition en 2013, le nouveau terme de « trouble de l'usage de l'alcool » avec un continuum de degrés de sévérité est venu remplacer les conduites d'alcoolisation décrites auparavant. Ensuite, les effets de l'alcool sur le système nerveux central, les systèmes de neurotransmission et le « circuit de la récompense » seront développés afin de comprendre non seulement le processus addictif mais également les cibles visées par les traitements utilisés dans le sevrage et la prévention des rechutes alcooliques.

Dans une deuxième partie, ces traitements et leurs actions pharmacologiques seront détaillés, certains médicaments étant déjà utilisés depuis longtemps alors que d'autres sont en cours d'évaluation dans le but d'obtenir une autorisation de mise sur le marché pour ces indications. Ces nouveaux traitements viennent agrandir l'arsenal thérapeutique de la maladie alcoolique. Un choix plus large de traitements permettra donc de choisir au mieux le traitement adapté à chaque profil de patient et d'espérer avoir une meilleure réponse thérapeutique avec une meilleure tolérance et moins de rechutes alcooliques.

Enfin, la troisième partie sera consacrée au rôle du pharmacien dans l'information et la prise en charge des buveurs excessifs. En effet, en tant que professionnel de santé, le pharmacien a un rôle de prévention, d'éducation sanitaire et de lutte contre les toxicomanies (selon le code de déontologie et selon les nouvelles missions du pharmacien décrites dans la loi Hôpital, Patients, Santé et Territoires de 2009). C'est donc à ce titre, qu'à l'officine, en s'assurant que le secret professionnel soit toujours respecté, le pharmacien informe les personnes vulnérables ou celles dans des situations particulières, sur les risques liés à la consommation excessive d'alcool (en rappelant les seuils de consommations à risque définis par l'OMS). Ensuite, il participe à la politique de prévention des risques et de réduction des dommages en réalisant un repérage précoce grâce à des outils adaptés et en effectuant des entretiens de type « intervention brève » auprès des consommateurs excessifs d'alcool. Ainsi, de manière simple, il peut faire prendre conscience au patient de l'utilité de réduire sa consommation. De plus, il est présent pour l'aider et le soutenir dans cette démarche de réduction de consommation. Enfin, il sait orienter le patient alcoolo-dépendant ou ayant besoin d'une prise en charge spécialisée.

I.   Définitions et rappels de psychopharmacologie.

A. Classification de l'alcool en tant que psychotrope.

La psychopharmacologie est l'étude des substances actives au niveau du système nerveux central (SNC). On parle aussi de **substances psychoactives ou de psychotropes**. L'alcool appartient à différentes classifications selon ses effets et/ou ses dangers.[3]

La définition du terme psychotrope proposée par Delay en 1957 est : «Les psychotropes sont des substances chimiques d'origine naturelle ou artificielle, qui ont un tropisme psychologique, c'est-à-dire qui sont susceptibles de modifier l'activité mentale sans préjuger du type de cette modification».

L'alcool est un psychotrope qualifié de **psychodysleptique** ou perturbateur psychique dans la classification de Delay et Denicker (1957) qui fait toujours référence aujourd'hui. Cette classification repose sur les propriétés pharmacologiques et cliniques des psychotropes. Il est également qualifié de **dépresseur du système nerveux central** dans la classification de Pelcier et Thuillier (1991) ou de **psychosédatif** selon Peters (1991) car il ralentit le fonctionnement du système nerveux.

La classification de l'OMS (1971) classe les substances psychotropes **en évaluant leur danger selon 3 critères** : la dépendance psychique, la dépendance physique et la tolérance (accoutumance). L'alcool engendre des dépendances physique et psychique moyennes à marquées et une tolérance certaine. La classification du rapport Pelletier (1978) évalue chacun de ces critères à 3 sur 4, ce qui correspond à des dépendances physique et psychique fortes ainsi qu'à une tolérance forte.

Le rapport Roques sur la dangerosité des produits (1998) propose une approche plus globale en considérant **les propriétés pharmacologiques et les risques sanitaires et sociaux** liés à la consommation de produits psychotropes. Selon lui l'alcool provoque des dépendances physique et psychique ainsi qu'une neurotoxicité très fortes, une toxicité générale et une dangerosité sociale forte.

En 2007, une échelle rationnelle a été présentée pour évaluer la nuisance des drogues à potentiel d'abus (Figure 1). Il est alors facile de voir le risque lié à la consommation d'alcool tant au niveau de la dépendance induite que des dommages physiques induits et de le comparer à d'autres drogues d'abus.

<u>Figure 1</u> : Représentation de la nuisance des drogues à potentiel d'abus en fonction de la dépendance et des dommages physiques induits.

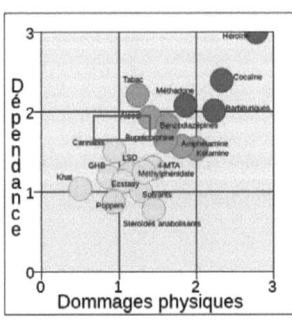

Source: Nutt D., King L., Saulsbury W., Blakemore C.. Development of a rational scale to assess the harm of drugs of potential misuse. The Lancet, 2007; 369:1047-1053.

B. Définitions et classifications des conduites d'alcoolisation[4][5][6]

1. Le terme d' « addiction »

L'addiction selon Goodman (1990) est un « processus par lequel un comportement permet à la fois de produire du plaisir et d'écarter ou d'attenuer une sensation de malaise interne. Il est caractérisé par l'impossibilité répétée de contrôler ce comportement et sa poursuite se fait en dépit de la connaissance de ses conséquences négatives ».

Ce terme d' « addiction » est une notion générale, qui peut s'appliquer à plusieurs substances à potentiel addictif. Il définit le comportement inadapté d'usage prolongé de ces substances. Le point central de l'addiction est « **la perte de contrôle** ».

Dans le cas de l'alcool, le travail de classification portera sur les différents types de conduites d'alcoolisation et sur la définition du « trouble de l'usage de l'alcool ».

2. Classification selon un modèle catégoriel

2.1. Le non-usage ou la non-consommation

Le non-usage se caractérise par l'**absence de consommation d'alcool**. Il peut être qualifié de momentané, temporaire, durable, définitif, … Il peut être primaire (pas d'initialisation) ou secondaire (arrêt après une phase de consommation). Le terme « abstinence » convient quand le non-usage survient après une période de mésusage. On estime à 10% les français qui ne consomment pas d'alcool.

2.2. L'usage ou l'usage simple

L'usage simple se définit par toute conduite d'alcoolisation n'entrainant ni complications somatiques ni dommages. Cette consommation d'alcool est prise en dehors de toute situation à risque ou de risque individuel particulier. L'usage est la consommation socialement réglée. Cependant, les « normes » de consommations ont varié avec le temps. Cet usage peut être occasionnel ou régulier mais modéré. Une consommation modérée est définie comme inférieure ou égale aux seuils définis par l'Organisation Mondiale de la Santé (OMS). La personne dont la conduite d'alcoolisation est l'usage est désignée de consommateur modéré.

Les seuils de consommation définis par l'OMS sont les suivants :

- Pas plus de 21 verres par semaine pour l'usage régulier chez l'homme (3 verres par jour en moyenne)
- Pas plus de 14 verres par semaine pour l'usage régulier chez la femme (2 verres par jour en moyenne)
- Pas plus de 4 verres par occasion pour l'usage ponctuel

Un verre correspond à un verre « standard » ou une Unité Internationale d'Alcool (UIA) qui représente 10g d'alcool pur (Figure2).

<u>Figure 2</u> : Les équivalences d'un verre standard selon le type d'alcool.

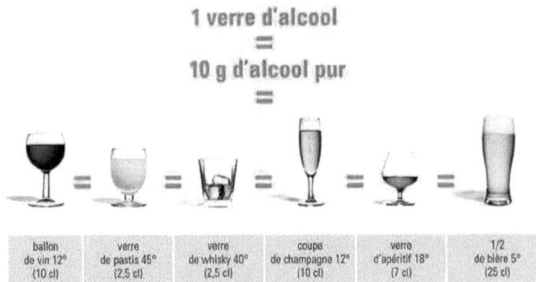

Source : alcool info service.

Ainsi :

Une bouteille de vin ou de champagne de 75 cl	= 7 verres d'alcool
Une canette de bière ordinaire de 33 cl	= 1,5 verres d'alcool
Une canette de bière « export » de 50 cl	= 4 verres d'alcool
Une bouteille de 75 cl d'apéritif à 20 ° (de type porto ou pineau)	= 11 verres d'alcool
Une bouteille de 70 cl d'alcool fort à 40 ° (whisky, pastis, gin, vodka)	= 22 verres d'alcool.

L'OMS recommande également de s'abstenir au moins un jour par semaine de toute consommation d'alcool.

<u>Ces seuils n'assurent pas avec certitude l'absence de tout risque</u> mais sont des compromis entre un risque considéré comme acceptable individuellement et socialement, et la place de l'alcool dans la société et les effets considérés comme positifs de sa consommation modérée.

<u>Ces seuils n'ont donc pas de valeur absolue</u> car chacun réagit différemment selon sa corpulence, son sexe, sa santé physique et son état psychologique, ainsi que selon le moment de la consommation. Ils constituent donc de **simples repères** et ils doivent être **abaissés dans diverses situations**, notamment:

1) *En cas de situation à risque* : conduite de véhicule, travail sur machine dangereuse, poste de sécurité, situation qui requiert vigilance et attention, etc.

2) *En cas de risque individuel particulier,* notamment : consommation rapide et/ou associée à d'autres produits, notamment psychotropes (qui potentialisent souvent rapidement les effets psychotropes de l'alcool) ; pathologies organiques et/ou psychiatriques associées, notamment celles qui impliquent la prise d'un traitement médicamenteux ; modification de la tolérance du consommateur en raison de l'âge, du faible poids, du sexe, des médications associées de l'état psychologique, etc. ; situations physiologiques particulières : grossesse, états de fatigue, etc.

2.3. Le mésusage

a. L'usage à risque

L'usage est dit à risque lorsque la consommation d'alcool est <u>supérieure aux seuils</u> définis par l'OMS (risque quantitatif) et **non encore associée à une dépendance ou à un quelconque dommage médical, psychique ou social**, mais susceptible d'en induire à court, moyen et/ou long terme. L'usage à risque inclut également les consommations égales ou même inférieures aux seuils de l'OMS s'il existe une situation à risque et/ou un risque individuel particulier (risque situationnel). Le sujet dont la consommation se situe à ce niveau est dénommé « consommateur à risque ». L'usage à risque peut être ponctuel (risque aigu) ou régulier (risque chronique). L'usage à risque peut être l'initiation de l'abus et de la dépendance.

b. L'usage nocif ou l'abus

Il est défini par toute conduite d'alcoolisation excessive, variable dans ses modalités, caractérisée par **l'existence d'au moins un dommage** d'ordre somatique, psychique ou social induit par l'alcool, et **l'absence d'alcoolo-dépendance**. Il se caractérise donc par la concrétisation des dommages liés à la prise de risques. Cette définition ne fait pas référence à des seuils de consommation, qui peuvent être inférieurs aux seuils de l'usage à risque, mais à **l'existence de conséquences** liées à cette consommation. Les dommages peuvent être dans des domaines divers tels que la santé physique et mentale, mais aussi le bien-être général, la qualité des relations conjugales, familiales et sociales, la situation professionnelle et financière, les relations à l'ordre, à la loi, à la société… La personne dont la consommation se situe dans ce cadre est dénommée « consommateur à problèmes ».

<u>La définition de l'« **abus** » selon le Manuel diagnostic et statistique des troubles mentaux (*Diagnostic and Statistical Manual of Mental Disorders*), DSM-IV (1994)[7] :</u>

A – Mode d'utilisation inadéquat d'une substance conduisant à une altération du fonctionnement ou à une souffrance cliniquement significative, caractérisée par la présence d'au moins une des manifestations suivantes au cours d'une période de 12 mois :

    1 – Utilisation répétée d'une substance conduisant à l'incapacité de remplir des obligations majeures, au travail, à l'école ou à la maison (par exemple, absences répétées ou mauvaises performances au travail du fait de l'utilisation de la substance, absences, exclusions temporaires ou définitives de l'école, négligence des enfants ou des tâches ménagères).

    2 – Utilisation répétée d'une substance dans des situations où cela peut être physiquement dangereux (par exemple, lors de la conduite d'une voiture ou en faisant fonctionner une machine alors qu'on est sous l'influence d'une substance).

    3 – Problèmes judiciaires répétés liés à l'utilisation d'une substance (par exemple, arrestations pour comportement anormal en rapport avec l'utilisation de la substance).

    4 – Utilisation de la substance malgré des problèmes interpersonnels ou sociaux, persistants ou récurrents, causés ou exacerbés par les effets de la substance (par exemple, disputes avec le conjoint à propos des conséquences de l'intoxication, bagarres).

B – Les symptômes n'ont jamais atteint, pour cette classe de substance, les critères de la dépendance à une substance.

La définition de l' « **utilisation nocive pour la santé** » selon la Classification Internationale des Maladies, CIM-10 (1993)[8]:

Mode de consommation d'une substance psychoactive qui est préjudiciable à la santé. Les complications peuvent être physiques ou psychiques. Le diagnostic repose sur des preuves manifestes que l'utilisation d'une ou de plusieurs substances a entraîné des troubles psychologiques ou physiques. Ce mode de consommation donne souvent lieu à des critiques et souvent à des conséquences sociales négatives. La désapprobation par autrui, ou par l'environnement culturel, et les conséquences sociales négatives ne suffisent toutefois pas pour faire le diagnostic. On ne fait pas ce diagnostic quand le sujet présente un syndrome de dépendance, un trouble spécifique lié à l'utilisation d'alcool ou d'autres substances psychoactives.

L'abus de substances psychoactives est caractérisé par une consommation qui donne lieu à des dommages dans les domaines somatiques, psychoaffectifs ou sociaux mais cette définition ne fait pas référence au caractère licite ou illicite des produits.

c. L'usage avec dépendance

Il est défini par toute conduite d'alcoolisation caractérisée par une **perte de la maîtrise de sa consommation** par le sujet. L'usage avec dépendance ne se définit donc ni par rapport à des seuils de consommation, ni par la fréquence de consommation, ni par l'existence de dommages induits qui néanmoins sont souvent associés. L'usage avec dépendance est encore appelé « alcoolo-dépendance» ou « dépendance à l'alcool ». La personne dont la consommation se situe dans ce cadre est dénommée « consommateur dépendant » ou « alcoolo-dépendant ». Ces termes ont remplacé le terme d' «alcoolique » qui a une connotation péjorative.

La définition de la « **dépendance à une substance** » selon le *Diagnostic and Statistical Manual of Mental Disorders*, DSM-IV (1994)[4] :

Mode d'utilisation inapproprié d'une substance, entraînant une détresse ou un dysfonctionnement cliniquement significatif, comme en témoignent trois (ou plus) des manifestations suivantes, survenant à n'importe quel moment sur la même période de 12 mois :
1 – Existence d'une **tolérance**, définie par l'une ou l'autre des manifestations suivantes :
    a. besoin de quantités nettement majorées de la substance pour obtenir une intoxication ou l'effet désiré ;
    b. effet nettement diminué en cas d'usage continu de la même quantité de substance.

2 – Existence d'un **syndrome de sevrage**, comme en témoigne l'une ou l'autre des manifestations suivantes :
    a. syndrome de sevrage caractéristique de la substance ;
    b. la même substance (ou une substance apparentée) est prise dans le but de soulager ou d'éviter les symptômes de sevrage.
3 – La substance est souvent prise en quantité supérieure ou sur un laps de temps plus long que prévu.
4 – Un désir persistant ou des efforts infructueux sont faits pour réduire ou contrôler l'utilisation de la substance.
5 – Un temps considérable est passé à faire le nécessaire pour se procurer la substance, la consommer ou récupérer de ses effets.
6 – Les activités sociales, occupationnelles ou de loisirs sont abandonnées ou réduites en raison de l'utilisation de la substance.

7 – L'utilisation de la substance est poursuivie malgré l'existence d'un problème physique ou psychologique persistant ou récurrent déterminé ou exacerbé par la substance.

L'usage avec dépendance est défini par le « **syndrome de dépendance** » selon la Classification Internationale des Maladies, CIM-10 (1993) [5]:

Ensemble des phénomènes comportementaux, cognitifs et physiologiques dans lesquels l'utilisation d'une substance psychoactive spécifique ou d'une catégorie de substances entraîne un désinvestissement progressif vis-à-vis des autres activités. La caractéristique essentielle du syndrome de dépendance consiste en un désir (souvent puissant, parfois compulsif) d'utiliser la substance psychoactive. Au cours des rechutes, c'est-à-dire après une période d'abstinence, le syndrome de dépendance peut se réinstaller beaucoup plus rapidement qu'initialement.

Au moins trois des manifestations suivantes doivent habituellement avoir été présentes en même temps au cours de la dernière année :
- désir puissant ou compulsif d'utiliser une substance psychoactive (*craving*);
- difficultés à contrôler l'utilisation de la substance (début ou interruption de la consommation ou niveaux d'utilisation) ;
- syndrome de sevrage physiologique quand le sujet diminue ou arrête la consommation d'une substance psychoactive, comme en témoigne la survenue d'un **syndrome de sevrage** caractéristique de la substance ou l'utilisation de la même substance (ou d'une substance apparentée) pour soulager ou éviter les symptômes de sevrage ;
- mise en évidence d'une **tolérance** aux effets de la substance psychoactive : le sujet a besoin d'une quantité plus importante de la substance pour obtenir l'effet désiré (certains sujets dépendants de l'alcool ou des opiacés peuvent consommer des doses quotidiennes qui seraient létales ou incapacitantes chez des sujets non dépendants) ;
- abandon progressif d'autres sources de plaisir et d'intérêt au profit de l'utilisation de la substance psychoactive, et augmentation du temps passé à se procurer la substance, la consommer ou récupérer de ses effets ;
- poursuite de la consommation de la substance malgré la survenue de conséquences manifestement nocives (par exemple, atteinte hépatique due à des excès alcooliques, épisode dépressif après une période de consommation importante ou altération du fonctionnement cognitif lié à la consommation d'une substance). On doit s'efforcer de préciser que le sujet était au courant, ou qu'il aurait dû être au courant, de la nature et de la gravité de conséquences nocives.

La tolérance et le syndrome de sevrage, bien que souvent présents ne sont ni nécessaire ni suffisants pour poser le diagnostic de dépendance.

Dans ces définitions, la personne occupe la place centrale, et non plus la substance. De plus, la notion de « volonté » a été éradiquée. Cependant, la notion de *craving* comme désir compulsif et incontrôlable, non décrit dans le DSM-4, est présent dans la définition de la CIM-10.

- **Il est habituel de distinguer la dépendance psychique de la dépendance physique.**

La dépendance psychique[9] définie par le besoin de maintenir ou de retrouver les sensations de plaisir, et de bien-être, par la satisfaction apportée au consommateur par la substance elle-même ; mais aussi par la nécessité d'éviter la sensation de malaise psychique lorsque la personne n'a plus de produit (sevrage « psychique »). Cette dépendance se traduit principalement par le *craving* c'est-à-dire un besoin majeur et incontrôlable qui mène à la recherche compulsive de la substance contre la raison et la volonté. Le *craving* est un terme anglais désignant le désir conscient et intense de consommation d'une substance. C'est l'envie irrépressible de boire. Le *craving* est un critère majeur d'évaluation des études cliniques sur les addictions. Il est également une cible privilégiée des traitements médicamenteux dans les addictions ainsi que des approches cognitivo-comportementales, en particulier dans la prévention des rechutes.

Trois types de *craving* sont décrits en fonction du mécanisme neurobiologique mis en jeu [10] :
- le craving « hédoniste » ou de « récompense » (dû à une dysrégulation dopaminergique/ opioïdergique et/ou à une personnalité qui recherche la récompense) ;
- le craving de « soulagement » (dû à la dysrégulation des systèmes GABAergique/ glutaminergique et/ou à une personnalité caractérisée par sa réactivité au stress) ;
- le craving « obsessionnel » (dû à une carence en sérotonine et/ou à caractère désinhibé).

Le *craving* peut être **évalué** soit par des échelles visuelles analogiques (EVA), faciles à utiliser ; soit par des échelles multidimensionnelles, plus précises.
- L'échelle visuelle analogique (EVA) de *craving* consiste en une auto-évaluation du *craving* ressenti par le patient grâce à une réglette graduée au verso. Elle est simple d'utilisation et pertinente mais ne permet pas d'évaluer les différentes dimensions du *craving*.
- L'échelle de comportement et de cognitions vis-à-vis de l'alcool (ECCA) (Obsessive and Compulsive Drinking Scale, OCDS)[11] est l'échelle la plus utilisée dans les protocoles de recherche sur le *craving*. Il s'agit d'un auto-questionnaire avec 14 items (Cf Annexe 1). Il est facilement reproductible. L'échelle OCDS est un instrument de choix dans l'évaluation de l'évolution du patient et semble constituer un outil prédictif permettant de déterminer l'éventualité d'une rechute. Elle est composée de deux sous-échelles d'obsession et de compulsion. Elle est fiable et pertinente mais nécessite plus de temps qu'avec l'échelle visuelle analogique[12].

Néanmoins, la relation entre score de *craving* et intensité des addictions reste modeste.
Il existe d'autres échelles mesurant le *craving* dans d'autres addictions.

La dépendance physique définie par un besoin irrépressible de consommer de la substance afin d'éviter le syndrome de manque lié à la privation du produit. Cette dépendance se traduit par le **syndrome de sevrage** (apparition de symptômes physiques en cas de manque) et par l'apparition d'une **tolérance** (nécessité d'une augmentation de consommation pour avoir les mêmes effets).

- **La tolérance** : Il existe plusieurs types de tolérance à une substance. Il faut donc distinguer la tolérance innée, la tolérance acquise et la tolérance croisée.

La tolérance innée est la sensibilité individuelle aux effets d'une substance sur les fonctions du système nerveux lors de sa première administration. C'est la capacité de l'organisme à fonctionner, malgré la présence d'alcool dans le sang, sans altération mesurable des fonctions nerveuses. Cette réactivité, variable entre individus, est déterminée par des facteurs génétiques et peut parfois constituer un facteur de vulnérabilité pour le développement d'une dépendance à l'alcool.

La **tolérance acquise**, également appelée « surcroit acquis de tolérance », est la diminution progressive de l'effet induit par une substance lors de son administration répétée à doses constantes. Lors d'une consommation régulière d'alcool, il se produit une augmentation de résistance aux effets de l'alcool, c'est-à-dire la diminution des effets psychotropes induits par une même quantité d'alcool. Sa conséquence est la **nécessité d'augmenter la dose pour obtenir un même niveau d'effet**. C'est ce mécanisme dit de « renforcement positif » qui incite à répéter l'expérience agréable et entraine la dépendance. La tolérance est due à la perte de sensibilité vis-à-vis de la substance. Cette tolérance est un phénomène d'acquisition, en effet cette tolérance supplémentaire décroit avec l'abstinence.

Les phénomènes qui participent à l'apparition de la tolérance sont : la **désensibilisation des récepteurs** qui est due à des modifications structurales des récepteurs ce qui engendre une baisse d'affinité et une diminution du nombre de récepteurs ; la **modification de l'efficacité de leurs mécanismes de couplage** aux voies de signalisation intracellulaire ou encore **la rigidification des membranes** neuronales. En effet, l'alcool s'intègre à la structure des membranes cellulaires qu'il altère. Les membranes cellulaires sont composées de doubles couches phospholipidiques qui permettent les échanges entre la cellule et le milieu extérieur. La molécule d'éthanol va s'insérer dans les couches de phospholipides et va provoquer une augmentation de la fluidité membranaire lors d'une alcoolisation aiguë. Cet effet est dose-dépendant et entraîne un dysfonctionnement neuronal. Au cours d'une alcoolisation chronique, les membranes s'adaptent en augmentant l'incorporation d'acides gras saturés ou de cholestérol, conduisant à une augmentation de la rigidité membranaire. Il y a alors une **augmentation de la tolérance nerveuse aux effets de l'alcool** et la nécessité d'augmenter les doses pour ressentir les mêmes effets.

De plus, l'alcool provoque une **auto-induction enzymatique**, ce qui accélère le métabolisme de la substance permettant la dégradation de celle-ci et ce qui conduit à une diminution de ses effets par baisse de sa concentration plasmatique.

Il apparait également des changements moléculaires qui peuvent être dus à **l'altération de l'expression de certains gènes** (apparition lente).

La tolérance croisée désigne le phénomène qui se produit lorsque l'administration répétée d'une substance s'accompagne de tolérance pour une autre substance de structure apparentée ou partageant le même mécanisme d'action. C'est le cas d'autres dépresseurs du système nerveux central, en particulier les anxiolytiques, les sédatifs-hypnotiques, les anesthésiques généraux et les barbituriques. La tolérance croisée joue un **rôle dans les interactions pharmacologiques** de l'alcool avec d'autres substances. De même, la **dépendance croisée**, est la capacité d'une drogue à supprimer la dépendance physique engendrée par une autre drogue et à maintenir l'état de dépendance physique.

- **Le sevrage et le manque** [13] [14] [15]

Le syndrome de sevrage est défini par l'ensemble des manifestations physiopathologiques et psychiques (état de malaise subjectif) qui compliquent l'interruption brutale ou la diminution rapide de la consommation d'une substance ayant induit une dépendance physique, avec adaptation de l'organisme à l'usage prolongé et le plus souvent important de la substance. Il est caractéristique d'une classe de substances. Le sevrage peut être accidentel, à l'initiative du patient ou bien s'inscrire dans une perspective thérapeutique chez l'alcoolo-dépendant.

Le syndrome de servage recouvre les manifestations symptomatiques survenant dans les suites immédiates (de 6 à 8h après la dernière consommation d'alcool) ou différées (jusqu'au 10ème jour) suivant l'arrêt de la consommation. Ces manifestations traduisent un état de manque psychique, comportemental et physique.

Les symptômes du sevrage sont dus à l'arrêt brutal de l'imprégnation de l'organisme par la substance et de l'**activation compensatrice du SNC** (signes d'hyperactivité adrénergique et glutaminergique), ainsi qu'à la disparition brutale de la fluidité membranaire due à l'alcool qui **démasque une hyperviscosité membranaire.**

Les symptômes du sevrage sont souvent le symétrique des symptômes d'imprégnation. Ils peuvent conduire l'individu à réutiliser la substance ou une substance apparentée, pour éviter ou soulager le désagrément.

Le sevrage brutal de l'alcool chez une personne dépendante est le seul sevrage qui peut être responsable, en raison de sa neurotoxicité, du décès du malade. En effet, le sevrage de l'alcool entraîne une hyperactivité de la neurotransmission excitatrice glutaminergique et une ouverture massive des canaux calciques post-synaptiques entrainant la mort neuronale par hypercalcémie intra-cellulaire.

Le syndrome de sevrage associe de façon variable plusieurs types de manifestations :
- Troubles subjectifs : anxiété, agitation, irritabilité, insomnie, cauchemars ;
- Troubles neurovégétatifs : sueurs, tremblements, tachycardie, hypertension artérielle ;
- Troubles digestifs : anorexie, nausées, vomissements.

Il peut apparaitre des **complications** dans les heures qui suivent tels que :
- Des signes confusionnels : troubles de la concentration, de la mémoire, du jugement ;
- Des hallucinations (visuelles, auditives ou tactiles) : elles surviennent 12 à 24h après l'arrêt de consommation et durent 1 à 2 jours ;
- Un *delirium tremens* (DT) (soit un « délire tremblant ») : il apparait généralement en complication d'un sevrage alcoolique non traité, après 2 à 3 jours d'abstinence et il peut durer plusieurs jours. Il est rare (< 5% des patients) mais peut être fatal. Les signes classiques de ce trouble sont : confusion, désorientation, troubles de la mémoire, convulsions ; ils traduisent une altération importante du fonctionnement cérébral ;
- Des convulsions : elles apparaissent de 24 à 48h après l'arrêt de la consommation ; elles évoluent vers un état de mal épileptique dans 1 à 7% des cas. Le risque de convulsions croît avec le nombre d'épisodes d'arrêt de consommation ; ce phénomène de sensibilisation est appelé effet d'embrasement (*kindling* en anglais) ;
- Une hyperthermie.

Le syndrome est résolutif, spontanément ou sous traitement, en 2 à 5 jours.

Les critères diagnostiques du sevrage alcoolique sont disponibles **dans le DSM-V** [16] :
A - Arrêt ou diminution d'une consommation importante et prolongée d'alcool.
B - Au moins deux des symptômes suivants se développent dans un délai de quelques heures à quelques jours après l'arrêt ou la diminution de la consommation d'alcool décrite dans le critère A :
- Hyperactivité adrénergique (sueurs, tachycardie > 100 bpm)
- Tremblement des mains
- Insomnie
- Nausées ou vomissements
- Hallucinations visuelles, tactiles ou auditives
- Agitation psychomotrice
- Anxiété
- Crises tonico-cloniques

C - Ces symptômes entrainent une souffrance clinique significative, ou ont un retentissement social, professionnel, ou personnel.

D - Ces symptômes ne sont attribuables ni à une pathologie générale ou psychiatrique, ni à une intoxication, ni au sevrage d'une autre substance.

L'évaluation de la **sévérité** du syndrome de sevrage (gravité des symptômes de sevrage) se fait grâce à des échelles facilement utilisables. Le traitement à mettre en place est choisi à partir de ces évaluations. En France, l'index ou échelle de Cushman est couramment utilisé (Tableau 1).

Tableau 1 : L'index de Cushman donne une estimation de la sévérité du syndrome de sevrage dans la pratique clinique.

Score	0	1	2	3
Pouls (battements par minute)	< 80	81-100	101-120	> 120
PA systoliques (mm Hg)				
18-30 ans	< 125	126-135	136 - 145	> 145
31-50 ans	< 135	136-145	146 - 155	> 155
> 50 ans	< 145	146 - 155	156 - 165	> 165
Fréquence respiratoire (cycles par minute)	< 16	16 – 25	26 – 35	> 35
Tremblements	0	Mains en extension	Membres supérieurs	généralisés
Sueurs	0	Paumes	Paumes et front	généralisés
Agitation	0	Discrète	Généralisée, contrôlable	Généralisée, incontrôlable
Troubles sensoriels	0	Gêne par le bruit ou lumière, prurit	Hallucinations critiquées	Hallucinations non critiquées

Source: Cusman P Jr, Forbes R, Lerner W, Stewart M. Alcohol withdrawal syndromes: clinical management with lofexidine. Alcoholism Clin Exp Res 1985; 9: 103-8.

Un score inférieur à 7 correspond à un état clinique contrôlé, un score de 7 à 14 correspond à un sevrage modéré, et un score supérieur à 14 correspond à un sevrage sévère.

Il existe d'autres échelles d'évaluation de la sévérité du syndrome de sevrage. Par exemple, la *Clinical Institute Withdrawal Assesment for Alcohol revised* (CIWA-Ar) et l'*Alcohol Withdrawal Scale* (AWS). Ces échelles sont des questionnaires d'évaluation des symptômes typiques du syndrome de sevrage. Elles permettent d'établir un score en fonction de la gravité de ces symptômes. Elles sont surtout utilisées en Amérique du Nord.

Le sevrage doit être distingué du **rebond**. Ce dernier est la réapparition exagérée de symptômes qui surviennent chez des patients qui ont consommé une substance psychoactive puis qui l'ont arrêtée brutalement. Ce terme est plutôt utilisé lors de l'arrêt brutal d'un traitement efficace, les symptômes de l'état initial du patient réapparaissant alors de manière excessive.

Pour ne ressentir ni de syndrome de sevrage ni de rebond, il est possible de pratiquer une **désintoxication**. Il est possible de la réaliser soit en diminuant progressivement la substance qui a entrainé la dépendance et qui provoquerait un sevrage si elle venait à être arrêtée brusquement, soit en lui substituant une autre substance susceptible de provoquer une dépendance croisée et qui possède des mécanismes pharmacologiques similaires. La diminution progressive des doses permet aux mécanismes neuroadaptatifs de dépendance de se réadapter progressivement et donc de prévenir les symptômes de sevrage.

- **La pharmacodépendance provient de l'interaction d'un ensemble de déterminants, de facteurs de risque évolutifs,** qui relèvent essentiellement de 3 domaines (Figure 3) :

- **La substance pharmacologique** elle-même, en particulier la nature de ses effets psychoactifs induisant des sensations subjectives agréables (euphorie, apaisement, sensation de performances accrues). Les drogues qui font l'objet d'abus ont des propriétés de renforcement. **Le renforcement (positif)** est la tendance induite par une drogue qui procure du plaisir à en poursuivre l'auto-administration. Le renforcement et la récompense sont les causes de l'abus de consommation d'une drogue de manière répétitive. Cette propriété de renforcement est associée au niveau cérébral à une augmentation de libération de dopamine dans le *nucleus accumbens*, activant ainsi les circuits biologiques de plaisir, physiologiquement mis en œuvre dans les comportements nécessaires à la survie de l'individu ou de l'espèce. De plus, les paramètres pharmacocinétiques, notamment la rapidité d'apparition des effets après administration, jouent un rôle important dans le processus de dépendance. Le statut légal du produit et sa disponibilité jouent également un rôle important sur la consommation.

- **Les facteurs individuels** comportent les éléments de vulnérabilité génétique (hérédité), neurobiologique et psychologique. Il rentre en compte l'histoire personnelle, les traits de personnalité et les troubles du comportement (notamment l'impulsivité, le désintérêt, la recherche de sensation ou de nouveautés…), les traumatismes de la vie, ainsi que les comorbidités psychiatriques (notamment les troubles anxieux, les troubles de l'humeur, les troubles déficitaires de l'attention avec hyperactivité, les troubles des conduites alimentaires…).

- **Les facteurs environnementaux** comportent les facteurs familiaux (mode de vie, habitudes de consommation…), les facteurs sociaux (perte des repères sociaux, désocialisation, instabilité ou rupture…) et des facteurs relationnels (initialisation d'une consommation, phénomène de groupe, marginalisation, délinquance…).

<u>Figure 3</u> : Le risque d'usage nocif et de dépendance proviennent des interactions entre le produit (P), l'individu (I) et l'environnement (E).

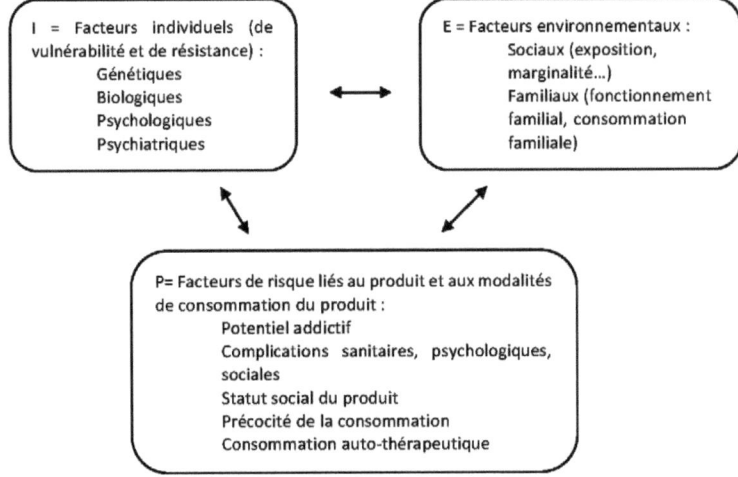

Source : Société française d'alcoologie. Le mésusage d'alcool en dehors de la dépendance. 2009.

- La rechute

La rechute est la ré-administration, après le sevrage, de la substance psychoactive ayant provoqué une dépendance.

La rechute peut également, dans un autre contexte, signifier la réapparition de l'état d'origine dont souffrait un patient à l'arrêt d'un traitement efficace. Il faut alors la distinguer du rebond. Ce n'est pas dans ce sens que nous parlerons de rechute.

Les causes de la rechute chez le patient sevré semblent nombreuses. Il est couramment admis que l'anxiété, le stress et les stimulis conditionnés sont les causes les plus courantes de rechute[17]. Le *craving* et la dépendance psychique sont également fortement impliqués dans les rechutes[18]. En effet, l'**apprentissage « stimulus-réponse »** (c'est-à-dire les réponses mnésiques conditionnées) chez les patients alcooliques expliquerait le taux élevé de rechutes de ces patients qui se retrouvent face à des **indices** associés à leur consommation d'alcool. C'est le cortex préfrontal et l'amygdale qui sont impliqués dans ce mécanisme de mémorisation et de réponse émotionnelle.

Nous verrons également que le **dérèglement des systèmes de transmission** (systèmes gabaergique et dopaminergique insuffisamment stimulés et système glutaminergique hyperactivé) ainsi que le **découplage des systèmes sérotoninergique et noradrénergique**, peuvent persister dans le temps et peuvent être une cause de rechute.

De même, au niveau moléculaire et cellulaire, la modification de la structure des synapses ainsi que celle de l'expression des gènes qui jouent un rôle dans le stockage mnésique, sont des cibles pertinentes qui expliquerait les rechutes, ces modifications pouvant persister des années voire même devenir irreversibles.[19]

La prise en charge du patient consiste donc à éviter ou limiter les rechutes. Pour cela, un soutien psychosocial est indispensable et un traitement médicamenteux d'aide au maintien de l'abstinence y est souvent associé.

3. Classification selon un modèle dimensionnel ou quantitatif.

Une nouvelle édition du Diagnostic and Statistical Manual of Mental Disorders a été publiée en mai 2013, le **DSM-V.** Le DSM-V introduit le nouveau concept de « **trouble de l'usage de l'alcool** »[20] c'est-à-dire le trouble directement lié à l'usage de la substance. Il le définit comme un mode de consommation conduisant à une dégradation cliniquement significative ou à une détresse, qui se manifestent par la présence **d'au moins 2 des 11 critères** diagnostiques suivants, **sur une période de 12 mois** :

1. L'alcool est souvent pris en quantité supérieure ou sur un laps de temps plus long que prévu.
2. Un désir persistant ou des efforts infructueux sont faits pour réduire ou contrôler la consommation d'alcool.
3. Un temps considérable est passé à faire le nécessaire pour se procurer l'alcool, le consommer ou récupérer de ses effets.
4. La présence de *craving*, envie forte et urgente de consommer de l'alcool.
5. L'impossibilité de remplir les obligations majeures au travail, à l'école ou à la maison, à cause de la consommation récurrente d'alcool.

6. Le fait de continuer à consommer de l'alcool en dépit des problèmes sociaux et relationnels persistants ou récurrents, causés ou exacerbés par les effets de l'alcool.

7. D'importantes activités sociales, occupationnelles ou de loisirs sont abandonnées ou réduites en raison de la consommation d'alcool.

8. L'usage récurrent d'alcool dans des situations dans lesquelles celui-ci est physiquement dangereux (par exemple, conduite d'une automobile ou d'une machine malgré l'altération des capacités par la substance).

9. La consommation d'alcool est poursuivie malgré la connaissance de l'existence d'un problème physique ou psychologique, persistant ou récurrent, déterminé ou exacerbé par l'alcool.

10. La tolérance, définie par :

    a. un besoin de quantités nettement majorées d'alcool pour obtenir une intoxication ou l'effet désiré;

    b. un effet nettement diminué en cas d'usage continu de la même quantité d'alcool.

11. Le sevrage, se manifestant par :

    a. un syndrome de sevrage caractéristique de l'alcool ;

    b. la même substance (ou une substance apparentée, comme les benzodiazépines) est prise dans le but de soulager ou d'éviter les symptômes de sevrage.

Cette définition du « trouble de l'usage de l'alcool » permet de **préciser la sévérité** de la maladie de consommation selon le nombre de symptômes identifiés. Deux ou trois symptômes indiquent un trouble léger, quatre ou cinq symptômes indiquent un trouble modéré, et six ou plus de symptômes indiquent un trouble sévère.

Le « trouble de l'usage de l'alcool » renvoie à un **modèle dimensionnel**, et non plus catégoriel, avec la disparition des catégories d'abus et de dépendance, au profit d'un **continuum de degrés de sévérité**, plus proche de la réalité clinique, et qui doit permettre d'affiner le diagnostic.

Cette nouvelle définition comporte **plus de critères diagnostiques** que précédemment (11 critères) et il y a un **abaissement du seuil** à partir duquel il est possible de poser le diagnostic de trouble de l'usage de l'alcool. En effet, le diagnostic n'exige plus que 2 critères minimum, qui ne requièrent ni continuité, ni concomitance ; ou qu'une présence même brève des symptômes dans la durée définie de une année. **Ces nouveaux critères diagnostiques** permettent d'inclure les conséquences négatives de la consommation d'alcool, les conduites d'alcoolisation à risque, et les formes cliniques non retenues dans le DSM-IV (par exemple, les patients ne présentant que 2 critères de dépendance et aucun critère d'abus). Le diagnostic de trouble lié à la consommation d'alcool n'exige plus la présence des critères les plus spécifiques de la dépendance. Il faut néanmoins rester vigilant quant au **risque de sur-diagnostic**. Cependant, cela peut permettre une meilleure prévention du **« risque alcool »**. La notion de « risque alcool » - ensemble des dangers éventuels liés à l'alcoolisation et menaçant un individu ou une population donnée – a été avancée par l'Association Nationale de Prévention en Alcoologie et Addictologie (ANPAA) dès 1980 encourageant une **approche globale et qualitative de la prévention des risques et des dommages liés à l'alcool**. [21]

Cette définition du « trouble de l'usage de l'alcool » comme une « maladie unique » (ou « diagnostic unique ») renvoie à des visions plus anciennes qui considéraient les notions :
- de nocivité et de dommages induits :

- Jellinek en 1945 définissait un alcoolique comme « tout individu dont la consommation de boissons alcooliques peut nuire à lui-même ou à la société, ou aux deux »
- Le comité d'experts de l'OMS en 1951 donnait la définition : « Les alcooliques sont des buveurs excessifs dont la dépendance à l'égard de l'alcool est telle qu'ils présentent soit un trouble mental décelable, soit des manifestations affectant leur santé physique et mentale, soit leur relation avec autrui et leur bon comportement social et économique, soit des prodromes de troubles de ce genre. Ils doivent être soumis à un traitement ».

- de dépendance et de son installation :
- Jellinek en 1951 parle de la succession de phases pré-alcoolique, prodromique, cruciale avec la « perte de contrôle » et la phase chronique.
- Fouquet en 1951 décrit le « syndrome alcoolique » comme « perte de la liberté de s'abstenir d'alcool ».

En conclusion, le DSM-V donne, par la définition du « trouble de l'usage de l'alcool », une conception de **diagnostic unique** d'alcoolisme avec la prise en considération globale de la nocivité et du caractère intrinsèque de la dépendance liées aux conduites d'alcoolisation. Une nouvelle édition de la Classification Internationale des Maladies, la CIM-11 est attendue pour 2015.

4. Classifications selon un modèle qualitatif. [22] [23]

Il existe plus de 40 typologies décrites. Ces classifications s'attachent à décrire, à partir de données cliniques, biologiques, psycho-comportementales, des sous-groupes d'alcoolisme supposés plus homogènes. L'affinement de sous-types homogènes conditionne la pertinence des études cliniques, des travaux de recherche (notamment dans les domaines de la génétique et de la neurobiochimie), mais aussi celle des travaux permettant l'évaluation des thérapeutiques. En effet, les conceptions thérapeutiques actuelles s'appuient sur les hypothèses de l'adaptation des traitements à des sous-types d'alcoolisme plus homogènes (« *matching hypothesis* » c'est-à-dire l'hypothèse de l'appariement).

Certaines typologies comportementales et multidimensionnelles, qui sont utilisées dans les études sur les alcoolo-dépendants et que l'on retrouve dans la littérature de psychiatrie, sont évoquées ci-dessous.

4.1. Les typologies comportementales

Ces typologies sont basées sur des critères cliniques, comportementaux, psychopathologiques et évolutifs.

Jellinek, en 1960, identifie cinq types de conduites :

- L'alcoolisme « alpha » : dépendance psychologique uniquement, l'alcool servant à soulager un malaise physique ou émotif ; c'est une consommation de soulagement ;
- L'alcoolisme « bêta » : conduite alcoolique compliquée de symptômes somatiques (cirrhose, etc.) sans syndrome de dépendance ; c'est une consommation d'habitude ;
- L'alcoolisme « gamma » : perte de contrôle des quantités d'alcool consommées ; c'est une consommation intermittente ;
- L'alcoolisme « delta » : impossibilité de s'abstenir de boire ; c'est une consommation quotidienne ;
- L'alcoolisme « epsilon » : alcoolisme périodique de type dipsomaniaque ; ce sont des buveurs cycliques.

Les formes alpha, bêta et epsilon répondent aux critères de « l'abus d'alcool » du DSM IV, les formes gamma et delta, aux critères de « dépendance ».

Fouquet, en 1952, propose de différencier trois grandes formes d'alcoolisme :

- Les alcoolites : alcoolismes d'entraînement, essentiellement masculins, avec consommation quotidienne d'alcool, sans culpabilité ressentie (45 à 50 % des alcoolismes masculins) ;
- Les alcooloses ou alcoolismes névrotiques : formes de début plus précoce impliquant une consommation discontinue, des conduites solitaires, culpabilisées, essentiellement déterminées par des facteurs psychonévrotiques sous-jacents (45 à 50 % des alcoolismes masculins, 80 à 85 % des alcoolismes féminins) ;
- Les somalcooloses, alcoolismes intermittents et compulsifs de type dipsomaniaque.

4.2. Les typologies multidimensionnelles

Ces typologies sont basées sur des données multiples d'épidémiologie génétique et clinique, de données prospectives, etc.

Le modèle de Cloninger distingue : le type I ou alcoolisme de « milieu » et le type II ou « exclusivement masculin ».

La classification de Babor repose sur une validation statistique plus rigoureuse. Elle distingue :
- Le type A : début tardif (après vingt ans), évolution lente, moindre fréquence de psychopathologies associées, complications moins fréquentes, peu de facteurs de risques dans l'enfance, meilleur pronostic ;
- Le type B : début précoce, dépendance sévère, fréquence des toxicomanies associées, alcoolisme familial fréquent, pathologies psychiatriques associées, agressivité et impulsivité dans l'enfance.

4.3. Les typologies épidémio-cliniques[24]

L'une des classifications épidémio-cliniques distingue l'alcoolisme « primaire » de l'alcoolisme « secondaire » qui dépend du moment d'apparition d'une comorbidité psychiatrique (anxiété, dépression, maladies mentales) par rapport à l'installation de l'alcoolisme. La prise en charge sera différente en fonction du caractère primaire ou secondaire de l'alcoolisation, avec une **priorisation du traitement des divers troubles.**

C. Les effets de l'alcool au niveau de la neurobiologie et la psychopharmacologie de la dépendance[25][26]

La consommation chronique d'alcool induit un ensemble de processus adaptatifs au niveau du SNC et des systèmes de neurotransmissions. L'alcool n'a pas de récepteur spécifique, il intéragit avec plusieurs récepteurs.

Les éléments clés impliqués dans les effets de renforcement de l'alcool sont les structures cérébrales limbiques (notamment avec le noyau accumbens et l'amydgale) et les multiples neurotransmetteurs comme la dopamine, le GABA et le glutamate, la sérotonine et les peptides opioïdes.[27]

L'identification des mécanismes neurobiologiques impliqués dans les processus addictifs est essentielle pour mieux comprendre la maladie et pour pouvoir développer de nouvelles stratégies thérapeutiques ayant pour but le contrôle de la maladie alcoolique.[28]

1. Effet de l'alcool au niveau du système dopaminergique mécocorticolimbique ou système de récompense.

L'alcool exerce une **action directe** sur les neurones dopaminergiques du système mésolimbique. Il provoque la libération d'une plus grande quantité de dopamine par ces neurones. Cette action sur le système mésolimbique explique l'effet agréable de l'intoxication alcoolique.[29] Les neurobiologistes considèrent que ce système a une position centrale dans la physiologie de la dépendance à l'alcool et dans son traitement.[30] Ce système est fréquemment appelé « système de récompense », « système de renforcement », « système hédonique » ou encore « système d'approche et d'évitement ». Le lien entre « le circuit de la récompense » et le système mésolimbique a été mis en évidence par Olds et Milner en 1954.[31] Ce système a un rôle déterminant dans les processus appétitifs, motivationnels et décisionnels.

Le système dopaminergique mésocorticolimbique comprend l'ensemble des neurones dopaminergiques dont le corps cellulaire est situé dans l'aire tegmentale ventrale (ATV) (dans le tronc cérébral) et dont les axones se projettent d'une part vers les structures du système limbique, dont notamment le noyau accumbens, le septum, l'amygdale et l'hippocampe ; et d'autre part vers le cortex préfrontal.

Le signal sensoriel annonçant une récompense est traité par le cortex. Il modifie ensuite l'activité de certains neurones de l'**ATV** qui libèrent de la dopamine dans le septum, le noyau accumbens, l'amygdale et le cortex préfrontal (flèches vertes). **Le noyau accumbens** est une « plaque tournante » qui reçoit et mémorise des informations du cortex préfrontal, et qui permet de passer de la motivation à l'action. **Le cortex préfrontal** est impliqué dans la focalisation de l'attention, le processus d'exécution, d'anticipation et dans le contrôle des comportements. Toutes ces cibles sont interconnectées et innervent l'**hypothalamus** (flèches rouges), informant de la présence d'une récompense (Figure 4).

Figure 4 : Représentation du système dopaminergique mésocorticolimbique ou « circuit de la récompense ».

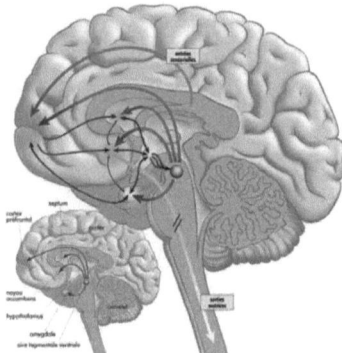

Source : Tassin JP. Drogues, dépendance et dopamine. La recherche, 1998, 306, 48 – 54.

Le système de récompense est constitué d'une composante **affective** (plaisir provoqué par les « récompenses », ou au déplaisir provoqué par les « punitions »), **motivationnelle** (motivation à obtenir la « récompense » ou à éviter la « punition »), et **cognitive** (apprentissage et mémorisation). Il intervient donc dans l'association d'un comportement à une sensation de plaisir ou de déplaisir, ce qui motive ou empêche de reproduire un comportement. Ce système est indispensable à la survie de l'individu et de l'espèce. Les afférences de la voie dopaminergique impliquent des **substances naturelles** telles que les endorphines, l'anandamide, l'acétylcholine et la dopamine elle-même.

Le système de récompense est **le point commun de toutes les substances qui induisent un comportement addictif** (Figure 5). Ces substances vont en effet **court-circuiter les neurotransmetteurs cérébraux naturels** et vont stimuler la libération de dopamine de façon plus forte que physiologiquement : c'est l'état « naturellement *up* » ou la propriété de renforcement des drogues. Le renforcement est la tendance induite par une drogue qui procure du plaisir à en poursuivre l'auto-administration. Le renforcement et la récompense sont les causes de l'abus de consommation d'une drogue de manière répétitive. Les drogues qui font l'objet d'abus ont des propriétés de renforcement, procurant un plaisir qui conduit à une prise répétitive du produit.

Figure 5 : Substances agissant sur les neurones dopaminergiques mésolimbiques du « système de récompense ».

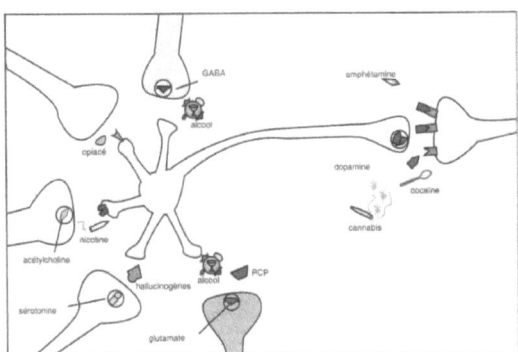

Source : Stahl M. Psychopharmacologie essentielle. Paris : Flammarion, 2002. 601p.

La prise de ces drogues provoque un afflux important de dopamine au niveau des récepteurs D2 postsynaptiques limbiques notamment dans le noyau accumbens.[32] Ces données ont été confirmées récemment par les études de neuro-imagerie fonctionnelle chez l'homme.[23] Ces récepteurs sont progressivement désensibilisés à cause de l'administration répétée de ces drogues, il faut alors plus de drogue et de dopamine libérée pour avoir le même effet, ce qui entraine le phénomène de tolérance, de dépendance (addiction) et de perte de contrôle sur la consommation (absence de phénomène de satiété) avec recherche compulsive de drogue. Ces altérations importantes dans les circuits de récompense, qui vont entrainer des modifications progressives du comportement et entrainer le développement de l'addiction, vont persister pendant de longues périodes même après l'arrêt de la consommation de ces drogues.[33]

2. Effet de l'alcool au niveau des autres systèmes de neurotransmission.

L'alcool a un mécanisme d'action non spécifique et va agir au niveau cérébral sur différents systèmes de neurotransmission. La prise répétée d'alcool va engendrer un dérèglement progressif des différents systèmes, et le cerveau va s'adapter afin de tenter de rétablir un équilibre. Pour cela, de multiples mécanismes sont mis en place dont la diminution du nombre de récepteurs à la surface des neurones, la modification de la sensibilité de ces récepteurs, la diminution des quantités de neurotransmetteurs libérés, et même l'activation de gènes jusque-là inactifs. Ces modifications induites au niveau des neurotransmetteurs et de leurs récepteurs vont entrainer un phénomène de dépendance et de perte de contrôle de la consommation d'alcool.

2.1. Les systèmes GABAergique et glutaminergique.

L'alcool agit sur les récepteurs de type canaux ioniques ligand dépendants tels que les récepteurs au GABA (Gamma-AminoButyric Acid), notamment les récepteurs GABA-A, mais aussi sur les récepteurs au glutamate, notamment sur les récepteurs de type N-méthyl-d-aspartate (NMDA).

a. Le GABA

L'acide gamma-aminobutyrique (GABA) est le principal neurotransmetteur inhibiteur du système nerveux central. C'est un métabolite décarboxylé du glutamate. Il agit en se fixant sur des récepteurs spécifiques, appelés récepteurs gabaergiques.

Il existe **3 types de récepteurs** : les récepteurs GABA-A, les récepteurs GABA-B et les récepteurs GABA-C.[34]

- Les récepteurs GABA-A sont des **récepteurs ionotropiques**, composés de 5 sous-unités et d'un canal chlore. Ce sont les plus répandus, ils ont une action rapide ; la stimulation du récepteur entraine l'ouverture du canal chlore et l'entrée d'ions chlorures dans la cellule, ce qui provoque une hyperpolarisation de la cellule et donc une **diminution de l'activité neuronale.** Ces récepteurs possèdent des sites allostériques où se fixent des modulateurs de la réponse gabaergique. Par exemple, les benzodiazépines et les molécules apparentées, les barbituriques et l'alcool peuvent s'y fixer, ce qui entraine, en présence de GABA, une augmentation de la fréquence ou de la durée d'ouverture du canal chlore, potentialisant ainsi la réponse à la liaison du GABA.
- Les récepteurs GABA-B sont des **récepteurs métabotropiques**, hepta-hélicoïdaux. Ils ont une action plus lente ; ils agissent par couplage à une protéine G. Ils sont encore mal

connus aujourd'hui. Les récepteurs GABA-B sont des hétérodimères composés de deux sous-unités : GABA-B1 et GABA-B2 (2 isoformes). Ces récepteurs possèdent des sites de fixation au baclofène et au GHB (gamma-hydroxy-butyrate, métabolite endogène du GABA et neuromédiateur potentiel). Le GABA agissant sur les récepteurs GABA-B a des effets spasmolytiques certains, anxiolytiques possibles et des effets addictolytiques probables.
- Les récepteurs GABA-C quant à eux sont des sous-types de récepteurs GABA-A.

Les effets du GABA sont impliqués dans le maintien de l'ensemble des fonctions normales du SNC ; ils contrebalancent principalement les effets excitateurs du glutamate. Ils contrôlent et limitent la surexcitation neuronale liée à la peur ou à l'anxiété. La stimulation gabaergique semble également intervenir dans de nombreux processus physiologiques tels que le sommeil, la mémoire, la vigilance et l'état de contraction musculaire.

Figure 6 : Les effets de l'alcool, en prise aigue et chronique, sur la transmission gabaergique.

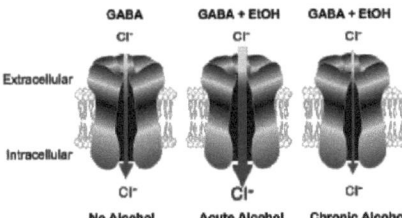

Source: Société française d'alcoologie.

Lors d'une alcoolisation aigue, l'alcool **augmente** la neurotransmission gabaergique inhibitrice au niveau des récepteurs GABA-A post-synaptiques. Il amplifie le passage d'ions chlorures à l'intérieur des cellules nerveuses et potentialise ainsi l'effet inhibiteur du GABA sur certains neurones cibles.[35] L'alcoolisation aigue provoque ainsi une amnésie, une ataxie et une sédation (Figure 6).

Lors d'une alcoolisation chronique, l'adaptation provoque une diminution de la sensibilité et du nombre de récepteurs gabaergiques et donc une **diminution de la transmission gabaergique** afin d'éviter une hyperinhibition neuronale (Figure 6).

La protéine kinase et une phosphorilase sont les deux enzymes responsables de l'état de phosphorilation des récepteurs GABA-A, elles règlent la sensibilité de ces récepteurs à l'alcool et joueraient un rôle dans les phénomènes de **tolérance.** [26]

La dysfonction des récepteurs GABA-B a été objectivée dans la dépendance alcoolique. Cette dysfonction a un rôle dans les comorbidités anxieuses, dans l'allongement de la durée du syndrome de sevrage et la rechute. [36]

Les neurones gabaergiques ont une **action inhibitrice sur les neurones dopaminergiques du système mésolimbique.** La diminution de la transmission gabaergique provoque une augmentation de la libération de dopamine qui stimule les récepteurs dopaminergiques du noyau accumbens, responsables du renforcement et de la dépendance.[37]

b. Le glutamate

Le **glutamate** est un acide aminé qui a un rôle de neuromédiateur. Il est le principal neuromédiateur excitateur du SNC.

L'alcool module l'action du glutamate principalement sur le récepteur au N-méthyl-d-aspartate (NMDA) en empêchant l'ouverture des canaux calciques normalement induite par le glutamate. Les récepteurs NMDA sont situés notamment dans le système limbique et particulièrement dans l'hippocampe. Les récepteurs NMDA sont des récepteurs ionotropiques. Ces récepteurs-canaux s'ouvrent lors de la fixation du glutamate et laissent entrer les ions calciques. La glycine est indispensable à l'activation de ces récepteurs par le glutamate et à l'ouverture du canal.[38] Le glutamate, agissant sur les récepteurs NMDA, est impliqué dans l'apprentissage, la mémoire et le développement neuronal. Il a un rôle dans diverses formes de plasticité synaptique. Cela explique en partie les effets de l'alcool sur les fonctions cognitives et également sur le syndrome d'alcoolisation fœtal. D'autres récepteurs glutaminergiques seraient impliqués dans le processus addictif, notamment les récepteurs AMPA qui moduleraient l'expression des comportements pré-établis.[39]

Lors d'une alcoolisation aigue, l'alcool **réduit** la neurotransmission glutaminergique excitatrice en **bloquant les récepteurs NMDA**. Le blocage des récepteurs NMDA et notamment ceux de l'hippocampe, a un rôle dans les épisodes d'amnésie survenant lors des très fortes alcoolisations.

Lors d'une alcoolisation chronique, l'adaptation permet une **augmentation de la transmission glutaminergique** par une augmentation du nombre et de l'activité des récepteurs NMDA. Cet accroissement de la densité des récepteurs NMDA est un facteur favorisant la neurotoxicité de l'alcool pendant la prise d'alcool mais aussi à l'arrêt de consommation.

Au cours du sevrage, la balance entre les systèmes gabaergique et glutaminergique et l'alcool n'est plus respectée. L'hyperexcitabilité glutaminergique est démasquée et entraine une neurotoxicité accrue (mort neuronale par excitotoxicité). Cette dernière serait aggravée par un déficit en vitamine B1.[40] Le glutamate est également responsable de l'agitation et des crises d'épilepsie pouvant accompagner le sevrage.

2.2. Le système opioide endogène.[41]

Le système opioïde endogène comprend les peptides opioïdes endogènes et les récepteurs opioïdes qui sont présents dans le SNC et plus particulièrement dans le système mésolimbique qui contrôle les phénomènes de récompense et de motivation.

Il existe **trois principaux types de récepteurs** : mu (μ), kappa (κ) et delta (δ). Ce sont des récepteurs à sept hélices transmenbranaires, couplés à des protéines G, dont l'activation induit dans les cellules des effets inhibiteurs par une diminution de la synthèse d'AMPc et de l'activité des canaux Ca^{2+} voltage-dépendant et par l'ouverture de canaux K^+.

Il existe **3 types de peptides opioïdes endogènes** :
- La bêta-endorphine, qui a une affinité préférentielle pour les récepteurs mu ;
- les enképhalines (met- et leu-enképhalines), qui ont une affinité préférentielle pour les récepteurs delta ;
- la dynorphine et la néoendorphine, qui ont une affinité préférentielle pour les récepteurs kappa.

Les différentes composantes du système opioïde endogène, dont principalement la **bêta-endorphine**, participent aux effets renforçant de l'alcool. Les essais sur les animaux de laboratoire ont permis de mettre en évidence une corrélation directe entre l'activité fonctionnelle des **récepteurs opioïdes mu** et la préférence à l'alcool. De plus, des variations au niveau des gènes qui codent le récepteur mu ont été associées à des facteurs de risque d'alcoolo-dépendance chez l'Homme. Une faible concentration plasmatique de bêta-endorphine pourrait être un facteur prédisposant à l'alcoolisme.[42]

Les **récepteurs opioïdes delta** jouent un rôle complémentaire à celui des récepteurs mu et participent à la modulation des effets renforçant de l'alcool.

Les antagonistes des récepteurs mu et delta (par exemple la naltrexone) diminuent l'augmentation des niveaux extracellulaires de dopamine induite par l'alcool au niveau du noyau accumbens.

La dynorphine et les **récepteurs kappa** jouent un rôle opposé à celui des autres composantes du système opioïde. Ainsi, l'activité des récepteurs kappa et de la dynorphine est augmentée par la consommation d'alcool afin de diminuer les conséquences de l'augmentation de l'activité dopaminergique mésolimbique. Une association entre la vulnérabilité à l'alcoolo-dépendance et les variations des gènes qui codent le récepteur kappa et la prodynorphine a été également décrite.

2.3. Les catécholamines et les systèmes sérotoninergique et noradrénergique : théorie du découplage.

Les catécholamines sont des amines biogènes dont fait partie l'adrénaline, la noradrénaline et la dopamine. L'alcool consommé à faible dose ou en prise aigue, augmente la libération de catécholamines, ce qui stimule l'activité psychomotrice. A plus forte dose, il y a une diminution de l'activité catécholinergique ce qui entraine une dépression du SNC qui peut aller jusqu'au coma. La prise chronique d'alcool va entrainer une adaptation qui permettra d'accroître l'activité catécholaminergique. Lors du sevrage, cette hyperexcitabilité catécholaminergique va être démasquée et provoquer les symptômes du syndrome de sevrage.

La sérotonine est un neurotransmetteur synthétisé à partir d'un acide aminé essentiel, le L-tryptophane. Les neurones sérotoninergiques sont regroupés dans le tronc cérébral et dans les noyaux du raphé. Ils innervent de nombreuses régions du cerveau dont le cortex, l'hippocampe, l'amygdale, le noyau accumbens et l'hypothalamus. La transmission sérotoninergique est impliquée dans de nombreuses fonctions comme le contrôle de l'humeur, la réponse au stress, le sommeil, le contrôle de la douleur et la régulation de la prise alimentaire. **L'alcool augmente l'activité des neurones sérotoninergiques** via l'activation des récepteurs ionotropiques 5HT$_3$. Ces neurones se projettent dans le noyau accumbens et ont un effet activateur direct sur les neurones dopaminergiques mésolimbiques d'où une activation de la libération de dopamine dans le « système de récompense ». **Un déficit en sérotonine pourrait être lié à une appétence pour l'alcool.** Les antagonistes des récepteurs 5HT$_3$ (par exemple l'ondansétron) réduisent la prise d'alcool chez le rat ayant une appétence pour l'alcool. Les alcooliques précoces auraient un turn-over sérotoninergique lent, et une sensibilité altérée au niveau du récepteur 5HT$_3$. Lorsque ce récepteur est stimulé, l'appétence et le *craving* seraient augmentés.

La théorie du découplage des systèmes sérotoninergique et noradrénergique.[43]

Tout d'abord, il a été montré que l'hyperactivité locomotrice induite par les drogues provient de l'activation des neurones noradrénergiques par la stimulation du récepteur α1b-adrénergique mais également de l'activation des neurones sérotoninergiques par la stimulation de récepteurs sérotoninergiques de type 5HT$_{2A}$. Puis, il a été montré chez la souris de laboratoire, que les neurones noradrénergiques et sérotoninergiques se **régulent réciproquement** via les récepteurs 5HT$_{2A}$ et α1b-adrénergiques et que **la prise répétée de drogue découple ces deux systèmes** qui deviennent alors hyperactifs. Cependant le mécanisme du découplage n'est pas connu à ce jour.

C'est un nouveau concept de la pharmacodépendance : les toxicomanes seraient devenus hypersensibles aux stimuli sensoriels et la drogue, en recréant pharmacologiquement la situation qui a entrainé le déséquilibre, permettrait de soulager temporairement les symptômes. **Lors du sevrage**, la personne souffrirait des conséquences de cette désynchronisation à long terme des systèmes sérotoninergique et noradrénergique. Ce découplage, qui peut être réversible mais qui perdure dans le temps, pourrait être également la **cause des rechutes.**

La recherche pharmacologique des traitements de l'addiction et du maintien de l'abstinence s'oriente alors vers des composés qui accéléreraient le recouplage entre les systèmes sérotoninergique et noradrénergique.

Remarque : Les antidépresseurs qui augmentent les transmissions sérotoninergique et noradrénergique (par ex. venlafaxine et clomipramine) n'entrainent pas de découplage de ces systèmes et n'ont pas de propriétés addictives. L'hypothèse émise est que les antidépresseurs auraient la propriété d'éviter le découplage.

En conclusion, l'alcool agit au niveau de nombreux systèmes de neurotransmission (gabaergique, glutaminergique, opioïdergique, sérotoninergique et noradrénergique). Son action directe et indirecte sur le système dopaminergique (appelé également « système de récompense ») explique son effet de renforcement responsable du développement de la dépendance. La connaissance de ses mécanismes permet non seulement de comprendre l'action des traitements de sevrage et de maintien de l'abstinence, mais également de trouver des traitements nouveaux agissant sur ces mécanismes.

Cependant, l'action de l'alcool sur les récepteurs cannabinoïdes et le rôle du neuropeptide Y restent à explorer.

II.   La prise en charge médicamenteuse de la maladie alcoolique.

Le traitement de la maladie alcoolique avec dépendance peut être défini comme un **ensemble d'interventions médicales, psychologiques et sociales.** La prise en charge du patient alcoolo-dépendant repose en premier lieu sur un soutien psychosocial (voir psychiatrique en cas de troubles psychiatriques associés), auquel il peut être associé un traitement médicamenteux. Elle nécessite une équipe pluridisciplinaire. Les principaux objectifs de cette prise en charge sont l'amélioration de la qualité de vie globale des patients et la réduction des dommages liés à la consommation d'alcool.

Nous nous intéresserons aux traitements médicamenteux indiqués dans le sevrage et le maintien de l'abstinence alcoolique. Leurs mécanismes d'action sont étroitement liés aux effets de la consommation chronique d'alcool décrits dans la partie précédente. De plus, nous verrons qu'il existe de nouveaux traitements en cours d'évaluation, qui pourraient compléter l'arsenal thérapeutique pour le soin du patient alcoolo-dépendant.

A. Les traitements ayant une autorisation de mise sur le marché dans l'indication de la prise en charge du patient alcoolo-dépendant.

1. Les traitements utilisés lors du sevrage alcoolique.[44] [45] [46]

Les objectifs du sevrage thérapeutique sont :

- Aider à réduire la consommation d'alcool en deçà des seuils définis par l'OMS, voir entrer dans un processus d'abstention complète et durable de l'alcool.
- Améliorer la qualité de vie du patient.
- Prévenir les complications dues à une consommation excessive d'alcool.

Le traitement du sevrage alcoolique est indispensable pour **prévenir et traiter la neurotoxicité** qui se révèle à ce moment. Les principaux objectifs du traitement pharmacologique du sevrage à l'alcool sont de prévenir les convulsions, le délire et les arythmies. Le soulagement de l'anxiété, de l'agitation, des tremblements et de l'insomnie est également très important pour accroître les chances de réussite du traitement. Ces symptômes sont dûs au démasquage de l'hyperfonctionnement glutaminergique et catécholaminergique. Le sevrage alcoolique a la particularité de pouvoir dans les cas les plus compliqués induire le décès du patient (environ 10 % des cas).

Les indications du sevrage thérapeutique.

La décision du traitement avec ou sans support pharmacologique repose sur la considération de facteurs tels que : la durée de la consommation excessive, les quantités consommées, les maladies concomitantes et les antécédents de syndrome de sevrage. Ainsi, les patients alcooliques depuis plus de 6 ans, ceux ayant des antécédents de convulsions ou de délire et les personnes âgées sont plus à risque de présenter un syndrome de sevrage sévère pouvant conduire à des complications et à un *delirium tremens*.

En cas d'antécédents de sevrage multiples (souvent ce sont des sevrages réalisées dans de mauvaises conditions ou non préparés), un nouveau sevrage peut être entrepris à condition de faire une évaluation précise de la motivation du patient et des conditions de ce sevrage. Cependant, il faut prendre en compte que l'hyperexcitabilité cérébrale liée à des sevrages répétés peut être délétère pour les fonctions cognitives. Il faut alors envisager la prescription d'un traitement pharmacologique (benzodiazèpines le plus souvent) et une bonne préparation du projet.

Quels patients traités ?

Tous les **patients motivés** présentant une alcoolo-dépendance ou une consommation nocive peuvent bénéficier d'un sevrage. Les contre-indications absolues au sevrage n'existent pas. Il faut cependant respecter les non-indications au sevrage qui sont l'absence de demande et de motivation de la personne, les situations de crises ou l'absence de projet thérapeutique et social.

Les modalités de sevrage.

Le sevrage est la première étape du **projet thérapeutique** dont **les objectifs** doivent être précisés avec le patient. **La programmation d'un sevrage** se fait sans urgence, avec un patient prêt à s'impliquer dans un projet élaboré et négocié avec lui. Le sevrage peut également être urgent dans certaines situations sociales, somatiques ou psychiatriques. Il peut être imposé lors d'une hospitalisation ou d'une intervention chirurgicale. Il peut également être à la demande d'un tiers (famille, employeur, instances judiciaires…) et dans ce cas, l'implication du patient dans cette demande doit être évaluée.

L'information du patient est primordiale. L'explication au patient (et si possible à un proche qu'il a désigné) du déroulement du sevrage et de son suivi améliore la prise en charge et le confort du patient.

Le sevrage du patient nécessite une **prise en charge médicalisée et pluridisciplinaire**. Ainsi, il se fait, selon les situations, avec l'appui de différents intervenants : médecins généralistes, alcoologues, médecin du travail, autres spécialistes, équipes hospitalières, infirmières libérales, partenaires sociaux et associatifs… L'accompagnement psychosocial et la participation des mouvements d'entraide doivent être mis en place dès le début du sevrage afin d'améliorer le pronostic à long terme.

Le sevrage alcoolique peut se faire **en ambulatoire ou en milieu hospitalier**.

- le sevrage ambulatoire :

Il est à privilégier. Il permet la poursuite de l'activité professionnelle et le maintien des relations familiales et sociales. Il est souvent mieux accepté par le patient. Il favorise l'implication active du patient et de son entourage. Le traitement préventif médicamenteux des accidents de sevrage doit être systématique en l'absence de surveillance rapprochée.

- Le sevrage institutionnel ou résidentiel :

Il concerne 10 à 30% des sevrages. Il permet une surveillance continue ; il soustrait le patient de son environnement (situations à risque ou conflictuelles) ; il garantit l'observance des traitements et la réalité du sevrage ; il est nécessaire en cas de syndrome de sevrage sévère et de pathologies associées.

Le sevrage institutionnel est indiqué dans ces situations :

Indications alcoologiques : dépendance physique sévère, antécédents de delirium tremens ou de crise convulsive, échec de sevrages ambulatoires répétés ;

Indications somatiques : affections somatiques justifiant une hospitalisation ;
Indications psychiatriques : pathologie psychiatrique sévère ou syndrome dépressif associé, dépendance à certains autres psychotropes ;
Indications socio-environnementales : personnes isolées, demande de l'entourage, entourage non coopératif, processus avancé de désocialisation.

Le sevrage institutionnel permet d'utiliser facilement des échelles de surveillance clinique, d'augmenter les posologies et de prendre rapidement en charge les comorbidités.

Le séjour ne dépasse pas 10 jours, sauf en cas de complications somatiques ou psychiatriques.

Le suivi.

Une consultation de contrôle a lieu au bout de 2 ou 3 jours et au bout d'une semaine pour objectiver la fin du sevrage et mettre en place la poursuite du projet.

Si le sevrage a été réalisé dans une structure spécialisée, une coordination sera établie - avec l'accord du patient - avec le médecin traitant, l'infirmière (si besoin), et les autres partenaires sociaux et associatifs.

Les critères d'évaluation restent cliniques, prenant en compte le confort psychologique du patient.

Les traitements pharmacologiques.

1.1. Les benzodiazépines (BZD)

Les benzodiazépines sont aujourd'hui les médicaments de **1ère intention** du **traitement préventif** du syndrome de sevrage alcoolique. C'est pour cette classe de médicaments que l'effet thérapeutique a été le mieux démontré. Les benzodiazépines réduisent l'incidence et la sévérité du syndrome de sevrage, des crises comitiales (convulsions) et du délirium tremens. Ce traitement préventif des signes de sevrage a fait l'objet d'une conférence de consensus publiée par l'ANAES en 1999.[47]

Les BZD sont des **modulateurs allostériques des récepteurs GABA-A.** Elles provoquent une franche augmentation du flux de chlore à travers les canaux chlore, stimulant ainsi la neurotransmission inhibitrice provoquant l'effet anxiolytique.[22] Les BZD ont des propriétés anticonvulsivantes, anxiolytiques, sédatives/hypnotiques, myorelaxantes et amnésiantes. Les BZD ont des propriétés intéressantes pour prévenir et traiter le syndrome de sevrage tels que la tolérance croisée avec l'alcool, la capacité de diminuer l'hyperactivité au niveau du système nerveux autonome, les propriétés anticonvulsivantes, plusieurs voies d'administration possibles, le début d'action rapide, la longue durée d'action, le bon profil d'innocuité et le coût relativement faible. Cependant, il faut prendre en considération leur potentiel de dépendance et d'abus ainsi que le risque de dépression respiratoire.

Les effets indésirables sont une somnolence, des troubles de la concentration et de la mémoire, une hypotonie, des sensations ébrieuses, ou plus rarement des réactions paradoxales avec irritabilité, agressivité, excitation et confusion. En cas de **surdosage**, il apparaît un état ébrieux, une somnolence, voir un coma, une hypotension artérielle et une dépression respiratoire. Il existe un antidote, le flumazénil Anexate®, antagoniste spécifique. La surveillance des fonctions cardio-respiratoires sont nécessaires.

Les BZD sont **contre-indiquées** en cas d'insuffisance respiratoire sévère, d'apnée du sommeil, de myasthénie ou d'hypersensibilité au produit (ce qui est très rare).

Les associations médicamenteuses à prendre en compte sont : les médicaments dépresseurs du SNC (risque de sédation excessive), la clozapine (risque de collapsus circulatoire), la phénytoïne (avec le diazépam) (variations des concentrations plasmatiques de la phénytoïne). Il faut prendre en compte les particularités pharmacocinétiques des différentes BZD qui sont à l'origine d'interactions pharmacocinétiques. Le diazépam est métabolisé par l'isoenzyme CYP450 2C19, il faut donc prendre en compte le risque d'accumulation s'il y a association avec un inhibiteur de cette isoenzyme, comme par exemple la cimétidine ou encore les inhibiteurs de la pompe à protons. Pour l'alprazolam par exemple, métabolisé par l'isoenzyme CYP450 3A4, il existe un risque d'accumulation en cas d'association avec un inhibiteur de cette isoenzyme. Un bon nombre de BZD ont leur métabolisme augmenté, et donc leurs effets diminués, en présence d'inducteurs enzymatiques.

Toutes les benzodiazépines présentent une efficacité comparable dans le traitement du syndrome de sevrage. Le choix de la molécule va dépendre de ses propriétés pharmacocinétiques : durée d'action et existence ou non de métabolites actifs.

Les BZD à demi-vie longue per os sont préférentiellement utilisées. Il s'agit par exemple du **diazépam Valium®** (demi-vie = 32-47h). Elles préviennent mieux les crises convulsives et diminuent le risque d'abus ultérieur. Elles sont à privilégier en cas de sevrage ambulatoire car elles ont une meilleure protection vis-à-vis des crises convulsives en cas de mauvaise observance. Cependant, elles représentent un risque accru d'accumulation en cas d'insuffisance hépatocellulaire et peuvent conduire à une sédation excessive. Dans ce cas, l'**oxazépam Seresta®** est à privilégier car il a la particularité d'avoir un métabolisme non modifié.

Les BZD à durée d'action intermédiaire, tel le **lorazépam Temesta®**, peuvent entrainer la réapparition des symptômes du sevrage lorsque les concentrations sériques du médicament diminuent en fin de dose. Elles sont à privilégier chez les patients qui métabolisent moins bien les médicaments, particulièrement les personnes âgées et celles souffrant d'insuffisance hépatique.

Les benzodiazépines à demi-vie courte présentent un potentiel d'abus plus important.

Il existe des correspondances entre les posologies de différentes BZD pour une même efficacité : on estime que 10 mg de diazépam Valium® sont équivalents à 30 mg d'oxazépam Seresta®, 2 mg de lorazépam Temesta®, 1 mg d'alprazolam Xanax® et 15 mg de chlorazépate Tranxene®.

La voie orale doit être privilégiée. La voie parentérale est réservée aux formes sévères et impose une surveillance accrue du fait d'un risque de défaillance cardio-respiratoire.

Trois schémas de prescription sont possibles :

- La prescription à doses fixes : 1 comprimé de diazépam 10 mg toutes les 6 heures pendant 1 à 3 jours puis réduction en 4 à 7 jours puis arrêt ; ou bien 6 comprimés de 10 mg de diazépam le 1er jour puis diminution de 1 comprimé par jour jusqu'à l'arrêt. Ce modèle est recommandé en ambulatoire.
- La prescription personnalisée en utilisant une échelle d'évaluation de la sévérité des symptômes (par exemple l'indice de Cushman). Cette méthode permet de réduire significativement la dose nécessaire et la durée du traitement en gardant la même efficacité, mais impose l'intervention régulière d'une équipe soignante.

- La prescription d'une dose de charge orale d'une benzodiazépine à demi-vie intermédiaire à longue : 20mg de diazépam toutes les heures ou toutes les 2 heures jusqu'à sédation puis arrêt dès le 1er jour. La demi-vie longue permet une élimination progressive ce qui apporte une couverture prolongée sans risque d'accumulation. L'utilisation d'une dose de charge est réservée aux cas d'agitation.

Le traitement doit être adapté à la symptomatologie et à la tolérance clinique. La prescription de BZD au-delà d'une semaine n'est pas justifiée sauf s'il existe une dépendance aux BZD associée à la dépendance alcoolique, ou s'il y a une complication.

L'utilisation des BZD dans le traitement du delirium tremens (DT) :

Les BZD sont administrées **par voie intraveineuse**. Le diazépam Valium® et le flunitrazépam Rohypnol® ont été validés dans le traitement du DT. Le diazépam peut être administré en une dose de charge (5 à 10 mg toutes les 5 minutes) jusqu'au sommeil puis 5 mg supplémentaire à la demande. Le midazolam Hypnovel® en perfusion (2 à 30 mg/heure) est très utilisé en pratique mais non validée. Les doses sont ensuite progressivement réduites jusqu'à un état de somnolence légère puis adaptées en fonction de l'état clinique du patient. Le fort risque de dépression respiratoire impose l'hospitalisation dans une structure ayant des moyens de réanimation et ayant l'antidote (flumazénil Anexate®).

L'utilisation des BZD dans le traitement des crises convulsives :

Ce traitement repose sur l'administration IV de diazépam Valium® ou de clonazépam Rivotril®.

L'utilisation des BZD pour le sevrage alcoolique pendant la grossesse :

Les BZD n'augmentent pas le risque de malformations. Les BZD sont déconseillées à fortes doses au 3ème trimestre de grossesse en raison du risque de détresse respiratoire du nouveau-né avec hypothermie et hypotonie (imprégnation néonatale) et du risque de syndrome de sevrage néo-natal. Les conséquences éventuelles de l'exposition in utero aux BZD sur le développement psychomoteur ultérieur de l'enfant sont mal connues. Les BZD dont l'usage est le plus documenté pendant la grossesse sont le diazépam et le lorazepam. L'utilisation de BZD pour le sevrage alcoolique chez la femme enceinte n'est pas remise en cause, le traitement étant donné sur une **courte durée** et les **bénéfices** obtenus de l'arrêt de consommation d'alcool pendant la grossesse étant supérieurs au risque de syndrome d'alcoolisation fœtal et au risque de convulsions et d'agitation chez la mère pendant le sevrage.

1.2. Le Méprobamate Equanil®

Le méprobamate appartient à la famille des carbamates. Il possède des propriétés anxiolytiques, sédatives et myorelaxantes, mais son mécanisme d'action est mal connu. Il a un effet inducteur enzymatique faible et une forte métabolisation hépatique. Son indication est celle de l'aide au sevrage chez les sujets alcoolo-dépendants lorsque le rapport bénéfice/risque des benzodiazépines est défavorable. La durée du traitement est de 1 à 3 semaines. Son action n'a pas été démontrée dans des études contrôlées. Il n'a pas d'activité anti-convulsivante propre. Son utilisation est moins sécuritaire et plus toxicomanogène que les BZD. Il existe un risque létal important en cas d'intoxication volontaire du fait de l'absence d'antidote spécifique. La tolérance est également moins bonne et il est potentiellement épileptogène. Il est réservé aux cas où les BZD ne peuvent être utilisées.

Mais, **les médicaments contenant du méprobamate seul (Equanil®, méprobamate Richard®) ont été retirés du marché depuis le 10 janvier 2012** (suspension des AMM de ces spécialités[48]) pour raison de pharmacovigilance, à la suite de la procédure nationale de réévaluation par l'Afssaps du bénéfice/risque de ces spécialités. Un suivi national de pharmacovigilance a été réalisé de juillet 2009 à mars 2011 ; il a confirmé le risque de coma et de décès encouru par les patients en cas de surdosage. Ce suivi a également confirmé la survenue d'effets indésirables graves chez les personnes âgées de plus de 65 ans et un mésusage notamment lié au non-respect de l'indication et des durées de traitement.

1.3. Tiapride Tiapridal®

Le tiapride est un neuroleptique (ou antipsychotique) sédatif du groupe des benzamides. C'est un **antagoniste dopaminergique spécifique des récepteurs D2 de la voie méso-corticolimbique**. Il est indiqué dans les états d'agitation et d'agressivité, notamment au cours de l'éthylisme chronique ou chez le sujet âgé. Il est utilisé en traitement de courte durée. Dans le sevrage alcoolique, le tiapride a une moindre efficacité et une moins bonne tolérance que les benzodiazépines. Il est potentiellement épileptogène et donc, il ne peut être utilisé qu'en association avec un anticonvulsivant. Son utilisation n'est à envisager qu'en cas de **décompensation psychiatrique** lors du sevrage. L'utilisation du tiapride n'est pas validée dans le traitement du DT. Il est utilisé à la posologie de 400 à 1200 mg/jour voir jusqu'à 1800mg/jour par voie injectable. Puis des doses dégressives sur 10 jours. La posologie doit être adaptée à la clairance de la créatinine (forte élimination par voie urinaire).

Il a des **effets indésirables** endocriniens fréquents, neurologiques et neuro-végétatifs plus rares. Il existe un risque de torsade de pointe et exceptionnellement un syndrome malin (avec pâleur, hyperthermie, troubles neuro-végétatifs) imposant l'arrêt du traitement. Ainsi, toute fièvre inexpliquée doit faire suspendre le traitement. En cas de **surdosage**, il peut apparaitre un syndrome parkinsonien, une hypotension, une dépression respiratoire, voire un coma.

Il est **contre indiqué** en cas de phéochromocytome, de tumeurs à prolactine, de porphyrie, de bradycardie < 65 bpm et d'hypokaliémie (risque de troubles du rythme ventriculaire).

Les **interactions médicamenteuses** à prendre en compte sont les autres médicaments DSNC (majoration de la sédation), les médicaments exposant aux troubles extrapyramidaux (notamment les neuroleptiques « cachés », les antidépresseurs IRS…), les médicaments qui induisent des torsades de pointes, des bradycardies ou des hypokaliémies, le lithium (troubles neurologiques et augmentation possible de la lithémie), les agonistes dopaminergiques utilisés dans le traitement de la maladie de parkinson (antagonisme d'effet).

1.4. Les traitements associés

a. Hydratation

Les apports hydriques doivent être suffisants (1,5 à 2 litres/jour) et de préférence par voie orale chez le sujet conscient. Il faut cependant éviter une hyperhydratation qui peut être nocive en provoquant une intoxication par l'eau.

L'alcoolémie entraine une polyurie aqueuse (effet diurétique) avec inhibition de la sécrétion d'ADH au niveau de la post-hypophyse. Cette polyurie entraine une polydipsie par stimulation du centre de la soif. A l'arrêt de l'alcool, il y a disparition de l'effet diurétique, mais l'inhibition de l'ADH n'est pas prolongée.

Le risque lié à l'hyperhydratation est l'hyponatrémie, qui aggrave, voire déclenche, le syndrome de sevrage, et le risque de décompensation oedemato-ascitique chez le cirrhotique. En outre, une correction trop rapide de l'hyponatrémie semble être à l'origine d'une complication rare mais grave : la myélinolyse centropontine.

En cas **de DT** et de **nécessité de réhydratation,** des apports parentéraux de chlorure de sodium ou bien de sérum glucosé toujours associé à de la thiamine sont indiqués.

b. Thiamine (vitamine B1) Benerva® Bévitine®

La carence en thiamine est fréquente chez l'alcoolo-dépendant et peut entrainer des **troubles neurologiques** graves (encéphalopathie de Wernicke et syndrome de Korsakoff). Le sevrage alcoolique peut favoriser l'apparition de ces troubles, notamment **en cas d'apport de glucose associé.**

L'administration de thiamine se fait **systématiquement, à titre préventif,** en début de sevrage, à la posologie de 500mg/jour per os ou jusqu'à 1g/jour en perfusion intraveineuse pendant 1 semaine en cas de malnutrition et de signes cliniques de carence (l'absorption par voie orale étant réduite à cause de l'abus d'alcool ou de la malnutrition). Un relais par voie orale peut être ensuite envisagé. L'arrêt de la vitaminothérapie se fait, à distance du sevrage, en fonction de l'évolution clinique.

c. Vitaminothérapie et oligothérapie :

- **Pyridoxine (vitamine B6)** Becilan®, pyroxidine renaudin®, vitamine B6 richard®

La carence en pyridoxine peut favoriser les crises convulsives. Elle doit donc être prescrite, en cas de carence lors du sevrage alcoolique, à une posologie de 500mg/j. Cependant, son utilisation ne doit pas être prolongée (risque de neuropathie périphérique).

- **Nicotinamide (vitamine PP ou B3)** Nicobion®

Le nicotinamide est le cofacteur des vitamines B1 et B6, il est donc conseillé de le prescrire simultanément. Cependant, il n'a pas d'AMM dans l'indication du sevrage alcoolique.

- **Acide folique (vitamine B9)** Spéciafoldine®

L'acide folique est indiqué en cas de carences (en cas de malnutrition ou d'éthylisme chronique). Sa prescription est systématique chez la femme enceinte afin de prévenir des malformations fœtales.

- Il n'y a pas d'indication de la **vitamine B12.**
- La prescription d'**antioxydants** (vitamines C, E...) durant le sevrage mérite d'être évaluée.

- La prescription de **magnésium** n'est à envisager qu'en cas d'hypokaliémie. Dans ce cas, il faut un apport conjoint de potassium et de magnésium, le magnésium étant un cofacteur de réabsorption du potassium.

d. Les autres traitements

- **Les sympatholytiques :**

Les bêtabloquants (antagonistes compétitifs des catécholamines au niveau des récepteurs bêta-adrénergiques) et **la clonidine Catapressan®** (antihypertenseur d'action centrale par effet alpha-2 sympathomimétique sur les centres bulbaires) peuvent être prescrits pour **diminuer les signes d'hyperactivité adrénergique**. Ils ne doivent pas être utilisés seuls car ils ne protègent pas du risque de convulsions et de DT. Une surveillance étroite de la tension artérielle est nécessaire. Leur utilisation se fait en milieu hospitalier.

La clonidine est indiquée en **cas de poussée hypertensive majeure.** Son utilisation nécessite une surveillance étroite du fait de ses effets indésirables qui sont des complications cardiaques et des hallucinations. Elle augmente aussi le risque de cauchemars et de sédation.

Les bêta-bloquants peuvent être utilisés dans le **traitement des troubles du rythme**, mais leur maniement est difficile chez la personne âgée et leur potentiel hallucinogène ne permettent pas de les recommander dans le traitement du DT (absence d'étude concluante). De plus, les bêta-bloquants peuvent masquer des symptômes, tels que les tremblements et l'altération des paramètres cardiovasculaires, qui sont d'importants indices de sévérité du sevrage. De plus, ils diminuent les signes cliniques signalant l'hypoglycémie.

- **Les barbituriques** (principalement le phénobarbital Alepsal® Aparoxal® Gardenal® Phénobarbital Richard®).

Les barbituriques à longue durée d'action ont une efficacité démontrée mais exposent à des risques de dépression respiratoire. Leur tolérance est moins bonne que les BZD. Ils sont peu euphorisants.

- **L'halopéridol Haldol®**

C'est un neuroleptique du groupe des butyrophénones ayant des effets antiproductifs en particulier sur les **hallucinations**. Il est indiqué dans les cas les plus sévères, le cas d'un syndrome hallucinatoire persistant et dans le DT. Il n'abaisse pas beaucoup le seuil épileptogène mais doit être utilisé avec un anticonvulsivant (BZD en général). L'ajout d'un antipsychotique permet de réduire les doses de BZD.

- **La carbamazepine Tégretol®**

C'est un **anticonvulsivant** dont l'efficacité est identique à celle des BZD dans le cas de sevrage léger et modéré. Elle n'est pas efficace pour traiter le delirium tremens et dans ce cas elle doit être remplacée immédiatement par une BZD. Il n'y a pratiquement pas de potentiel d'abus ni de tolérance croisée avec l'alcool. Il n'est donc pas nécessaire d'attendre une alcoolémie très faible pour débuter le traitement. Les effets secondaires sont rares mais elle peut être responsable du développement d'une anémie aplasique. Il existe de nombreuses interactions médicamenteuses car elle est inducteur enzymatique des CYP 1A2 et 3A4. La prescription se fait à doses fixes : 200mg 4 fois/jour. L'interruption du traitement doit être progressive, sur une période de 3 à 6 jours, afin d'éviter les convulsions.

D'autres anticonvulsivants peuvent être utilisés dans le traitement du sevrage alcoolique tels que la phénytoïne Di-hydan®, l'acide valproïque Dépakine® ou la gabapentine Neurontin®.

Les caractéristiques des traitements adjuvants aux benzodiazépines utilisés dans le sevrage alcoolique sont résumées dans l'annexe 2.

e. Les cas particuliers

Cas de comorbidités psychiatriques associées : [49] [50]

L'alcoolo-dépendance est souvent associée à des **troubles psychiatriques**, notamment des troubles anxieux et dépressifs. Il est essentiel de préciser la chronologie d'apparition des troubles. Le plus souvent, les troubles psychiatriques sont secondaires et s'améliorent avec l'arrêt de l'alcoolisation dans un délai de 3 à 6 semaines. **Le sevrage de l'alcool est donc l'objectif premier.** Il peut se faire en ambulatoire sauf s'il existe un risque suicidaire. Un suivi psychothérapeutique est indispensable.

Pendant le sevrage, l'anxiété est quasi constante, elle se traite par la prescription de BZD et régresse dans la majorité des cas. De même, dans plus de 80% des cas, le sevrage s'accompagne de symptômes dépressifs pendant 2 à 4 semaines. Si les symptômes anxieux sont intenses ou s'aggravent, une prise en charge adaptée doit être mise en place, avec si besoin une hospitalisation ou l'utilisation d'un antipsychotique.

Le traitement des **troubles anxieux primaires** peut être entrepris au moment du sevrage ou juste après. Il est possible de recourir à des antidépresseurs inhibiteurs de la recapture de la sérotonine (IRS) indiqués dans le traitement de l'anxiété, ou bien de poursuivre le traitement par BZD pendant quelques semaines après le sevrage.

Le traitement des **troubles dépressifs** n'est entrepris qu'après un délai de 2 à 4 semaines de sevrage, sauf en cas de risque suicidaire, de syndrome dépressif sévère, d'existence d'antécédents familiaux de dépression, d'un état dépressif existant avant la prise d'alcool ou d'antécédents de dépression pendant les périodes d'abstinence. Les antidépresseurs tricycliques (imipraminiques) et sérotoninergiques ont fait l'objet d'études chez le patient alcoolo-dépendant. Leur efficacité parait modeste et aucun antidépresseur ne se distingue dans cette indication. Le choix de l'antidépresseur se fait donc sur des critères de tolérance.

Le sevrage d'un patient présentant un **trouble psychotique** doit se faire dans la continuité du projet thérapeutique du patient, préférentiellement dans un service de psychiatrie. Le traitement repose sur l'administration de tiapride Tiapridal® de 400 à 1200mg/j associé aux BZD s'il y a des antécédents de crises convulsives. Le traitement antipsychotique du trouble primaire est poursuivi ou repris après le sevrage. Les formes à libération prolongée doivent être privilégiées.

<u>Cas de co-dépendances</u> :

Alcool + tabac : 80 à 95% des patients alcoolo-dépendants sont fumeurs. Il est souhaitable de réaliser une prise en charge conjointe qui associe sevrage alcoolique et substitution nicotinique. En effet, l'alcool est un produit sédatif et le tabac est un produit stimulant ; l'arrêt de l'alcool et la poursuite du tabac peuvent entrainer un déséquilibre avec accroissement du besoin d'alcool.

Alcool + benzodiazépines [51] : La consommation de BZD chez les patients alcoolo-dépendants est 2 à 3 fois supérieure à celle de la population générale. Lorsqu'il existe une co-dépendance, le sevrage alcoolique se fait en premier et dans la majorité des cas en milieu hospitalier. Pendant le sevrage alcoolique, il est possible de garder la BZD déjà utilisée, en adaptant la posologie et avec une surveillance clinique accrue ; il est également possible de substituer à cette BZD une BZD de demi-vie longue pour faciliter le sevrage progressif. La posologie de la BZD est réduite de 25%, par paliers de 3 jours, pour éviter les signes de sevrage et un rebond. Une dépendance aux BZD est évoquée avec l'apparition de crises convulsives à distance de l'arrêt de l'alcool ou avec la réapparition de symptômes anxieux. Dans ce cas, il est nécessaire d'allonger la durée des paliers jusqu'à disparition des symptômes. L'arrêt des BDZ peut alors prendre plusieurs semaines.

Alcool + opiacés : Le sevrage conjoint de l'alcool et de l'héroïne se fait systématiquement en milieu hospitalier. Le traitement comporte des BZD, de la clonidine et des antalgiques. Chez le patient sous traitement de substitution (méthadone ou buprénorphine), le sevrage ambulatoire de l'alcool est possible. Les BZD associées au traitement de substitution peuvent favoriser le risque de dépression respiratoire, ce qui impose une vigilance accrue. Il n'existe pas de recommandation consensuelle dans ce cas.

Alcool + cannabis : Il n'existe pas de données concernant le traitement de sevrage de cette association.

Alcool + cocaïne : Il n'existe pas de traitement codifié pour le sevrage.

En conclusion, le sevrage des patients polydépendants repose sur l'association des modalités de sevrage de chacun des produits consommés. Il est indispensable de poursuivre longuement un accompagnement psychothérapeutique et un soutien socio-éducatif.

<u>Cas de comorbidités somatiques</u> :

Le sevrage alcoolique est essentiel pour la prise en charge de **la maladie alcoolique hépatique (MAH), des hépatites virales et de la pancréatite chronique alcoolique**. Il a un effet favorable sur ces pathologies. Le sevrage doit se faire en milieu hospitalier en cas de signes cliniques de complications (ictère, fièvre, complication œdémato-ascitique, encéphalopathie, antécédents d'hémorragie digestive par hypertension portale).

<u>Les désordres nutritionnels et de neuropathies</u> : Les rééquilibrages nutritionnels et métaboliques se font en milieu hospitalier afin de prévenir le risque vital et les séquelles lésionnelles.

La malnutrition est une complication fréquente de l'alcoolisme chronique. Elle augmente la toxicité de l'alcool au niveau hépatique et neurologique. Les apports nutritionnels équilibrés et normocaloriques sont apportés par voie orale pour corriger la malnutrition, ainsi que des vitamines (notamment vitamine B1) et des oligoéléments. Cela permet d'éviter l'acido-cétose de dénutrition et l'hypoglycémie.

L'**encéphalopathie carentielle** appelée encéphalopathie de Gayet-Wernicke est une urgence métabolique. Sa prévention par l'administration de thiamine est systématique. La voie parentérale est utilisée lors du traitement curatif ou en cas d'administration de sérum glucosé. En effet, les glucides peuvent précipiter et aggraver cette encéphalopathie, et même entrainer un syndrome de Korsakoff irréversible et létal.

L'**hyponatrémie** retrouvée chez les buveurs est de type déplétion ou dilution. La correction trop rapide de l'hyponatrémie est un facteur déclenchant de la dégénérescence cérébelleuse alcoolique et de la myélinolyse centro-pontine. L'hospitalisation est nécessaire si l'hyponatrémie est profonde ou mal tolérée au plan neurologique. Le traitement de l'hyponatrémie doit être progressif avec une restriction hydrique et un apport normosodé.

Les **atteintes neurologiques et musculaires** pourraient avoir comme origine des carences vitaminiques. La polynévrite et la myopathie alcoolique peuvent être améliorées par l'abstinence alcoolique et une nutrition adaptée.

Les complications cardiaques : Le sevrage peut améliorer la cardiomyopathie alcoolique et peut diminuer le risque de troubles du rythme. Le béri-béri cardiaque nécessite l'administration de vitamine B1 à forte dose par voie parentérale. Pendant le sevrage, la tension artérielle doit être surveillée car il y a un risque d'hypertension les premiers jours.

En conclusion, la décision du sevrage thérapeutique, le choix de ses modalités et de son organisation doivent être mûrement reflechis et discutés avec le patient, son entourage et l'ensemble de l'équipe soignante.

2. Les traitements du maintien de l'abstinence alcoolique. [52] [53]

Après le sevrage de l'alcool, afin d'éviter les rechutes, l'accompagnement des patients dans la période d'abstinence prolongée, voire de contrôle de la consommation (sobriété), repose en priorité sur un soutien psychosocial de bonne qualité basé sur une relation soigné-soignant respectueuse. Un projet thérapeutique éclairé et accepté par le patient dès le départ, un esprit de confiance permettent un suivi régulier et prolongé. En complément, l'aide médicamenteuse permet d'augmenter l'efficacité de la prise en charge. Les médicaments peuvent être utilisés seuls ou en association. Cette prise en charge doit être globale et réalisée par une équipe multidisciplinaire. Elle comprend également le traitement des comorbidités psychiatriques et somatiques.

2.1. Acamposate (Acétylhomotaurinate de calcium) Aotal®

L'acamprosate, comprimés gastro-résistants dosés à 333mg, mis sur le marché en 1987, est un **médicament réducteur de l'appétence**. C'est un dérivé d'un acide aminé, la taurine, qui a un effet gabaergique. **L'acamprosate est un agoniste gabaergique et un inhibiteur des récepteurs au NMDA.** Il interagit au niveau du complexe récepteur NMDA-canal calcique, ce qui réduit l'activité des récepteurs NMDA impliqués dans les mécanismes de la dépendance. Il bloque ainsi les effets renforçant négatifs (*craving*). L'acamprosate favorise la restauration du système gabaergique, protecteur des neurones, déprimé chez les sujets alcoolodépendants. Il stimule donc la neuromédiation inhibitrice gabaergique et antagonise la neuromédiation excitatrice glutaminergique, ce qui vient renforcer et prolonger le processus de rééquilibrage des systèmes de neurotransmission.

L'acamprosate est lentement absorbé. Il n'est pas métabolisé. Il est éliminé sous forme inchangée par voie rénale.

L'acamprosate est un **traitement de 1ère intention dans le maintien de l'abstinence alcoolique** (c'est le médicament le mieux évalué à long terme) mais son efficacité reste modérée. Ce traitement doit être pris dès le début du sevrage. La posologie usuellement utilisée est de 2 comprimés le matin, le midi et le soir chez le sujet de plus de 60 kg et de 2 comprimés le matin, 1 le midi et 1 le soir chez le patient pesant moins de 60 kg. Les comprimés sont à prendre avant ou en dehors des repas si la tolérance digestive est bonne. La durée de traitement recommandée est de 12 mois.

<u>Etudes d'efficacité et de sécurité d'emploi :</u>

Une méta-analyse[54] a étudié 17 études randomisées acamprosate vs placebo, incluant 4087 patients traités dans 14 pays. A 6 mois, le taux d'abstinence continue était significativement plus élevé dans le groupe acamprosate (36% vs 23%). A 1 an, le résultat du groupe acamprosate était bon mais non significatif comparé au placebo. Il a également été observé : une compliance au traitement améliorée de 6 %, une bonne tolérance, une diminution des GGT à 3 mois, une faible action sur le *craving*, une amélioration de la qualité de vie.

Certaines études fortement positives en terme de résultats ont en commun un faible nombre de patients inclus (N<130) ce qui leur confère une puissance statistique faible. La plus grande étude publiée, avec 581 patients inclus, ne montre pas d'efficacité significative de l'acamprosate. Il faut noter que le délai d'initiation du traitement était plus long que dans les autres études (56 jours maximum contre 28 jours), le degré de sévérité de dépendance était plus grand et il y a eu un plus grand nombre de perdus de vue. Un essai (dit Combine) mené aux USA, acamprosate 3g/j vs placebo, n'a pas montré de bénéfice lié à la prise d'acamprosate pendant 4 mois et au terme d'un suivi prolongé jusqu'à 1 an.[55]

Six essais randomisés acamprosate vs placebo ont montré que l'acamprosate augmente la proportion de patients abstinents : de 18 à 45% d'abstinence dans les groupes acamprosate, versus 5% à 25% dans les groupes placebo.

Un essai randomisé, acamprosate et soutien versus soutien seul, non aveugle, réalisé dans des conditions très proches de ce qui se fait en pratique, a évalué les problèmes liés à l'alcool grâce à un questionnaire Alcohol-Related Problem Questionnaire (ARPQ). A la fin de l'essai, 64% des patients du groupe acamprosate n'avaient plus aucun problème lié à la consommation d'alcool versus 50% dans l'autre groupe.

Les résultats de ces études sont donc mitigés.

Plus récemment, une méta-analyse Cochrane[56] publiée en 2011, évalue l'efficacité et la tolérance de l'acamprosate (N=3233) versus placebo (N=2939) pour une durée de traitement de 8 semaines à 1 an, et naltrexone (N=402) pour une durée de traitement de 12 à 16 semaines, chez les patients alcoolo-dépendants, en incluant 24 essais cliniques randomisés, contrôlés et réalisés en double aveugle. Elle conclut que :

- Associé à une prise en charge psychosociale, l'acamprosate a réduit le risque de rechute après sevrage et a augmenté la durée cumulée d'abstinence en comparaison au placebo. Aucune différence entre les 2 groupes n'a été observée concernant le taux de GGT et la reprise d'une consommation abusive d'alcool.
- Comparé à la naltrexone, aucune différence n'a été observée entre les 2 traitements sur le risque de rechute, sur la durée cumulée d'abstinence et sur la reprise d'une consommation abusive d'alcool. L'acamprosate a été associé à de plus hauts taux de GGT.
- En termes de tolérance, l'acamprosate expose à un risque plus élevé de diarrhées.

L'acamprosate a montré une efficacité pharmacologique dans l'aide au maintien de l'abstinence chez les patients avec une alcoolo-dépendance modérée mais **cette efficacité est cliniquement limitée.** L'acamprosate est le médicament le mieux étudié à long terme.

Les effets indésirables sont :

- Des affections gastro-intestinales : diarrhées (très fréquent mais modérées, dose-dépendantes, régressant spontanément ou après une diminution transitoire de la posologie) ; douleurs abdominales, nausées, vomissements (fréquent). Des affections de la peau et du tissu sous-cutané : prurit, érythème maculopapuleux (fréquent).
- Des affections des organes de reproduction : frigidité et impuissance (fréquent).
- Des affections neuropsychiques : diminution (fréquent) ou augmentation de la libido (peu fréquent), céphalées, somnolence et vertiges.
- Autres effets indésirables issus de la notification spontanée : éruptions vésiculo-bulleuses, affections du système immunitaire, réaction d'hypersensibilité.

L'acamprosate augmenterait aussi le risque de décompensation cirrhotique. Son usage prolongé est donc à éviter chez les patients cirrhotiques.

Il ne présente pas de risque d'abus.

Les contre-indications sont une insuffisance rénale sévère (du fait de l'élimination rénale de l'acamprosate), une insuffisance hépatique sévère et une hypersensibilité au produit. En cas d'insuffisance rénale modérée, l'instauration de traitement se fait à 3 comprimés par jour.

L'innocuité du produit pendant la grossesse et l'allaitement n'est pas établie. Les données chez l'animal concernant l'utilisation pendant la grossesse sont rassurantes mais les données cliniques sont insuffisantes. Le maintien de l'abstinence au cours de la grossesse étant primordial, il est envisageable d'utiliser l'acamprosate chez la femme enceinte quel que soit le stade de la grossesse. L'allaitement est déconseillé en cas de prise d'acamprosate.

Précautions d'emploi :

L'utilisation de l'acamprosate n'est pas recommandée chez les moins de 18 ans et les plus de 65 ans ; ni chez les patients présentant une insuffisance hépatique grave (absence de données cliniques).

Il convient de surveiller tout changement d'humeur chez un patient traité par acamprosate du fait qu'alcool, dépression et suicide sont étroitement liés.

Les interactions médicamenteuses sont principalement les médicaments néphrotoxiques (diminution de l'élimination rénale de l'acamprosate) et les médicaments qui exposent à un risque de dépression.

En résumé :

> L'initiation du traitement par acamprosate Aotal® doit être réalisée dès la période de sevrage et la durée de traitement doit être la plus longue possible (jusqu'à 1 an).
>
> La posologie doit être adaptée au poids du patient (6 comprimés (de 333mg)/jour si le poids est > 60 kg et 4 comprimés/jour si le poids est < 60 kg) et à la fonction rénale.
>
> La prise se fait en dehors du repas si la tolérance digestive est bonne.
>
> Les effets indésirables les plus fréquents sont les diarrhées. Il existe un risque de décompensation cirrhotique.
>
> Les contre-indications sont l'insuffisance hépatique ou rénale sévères. L'utilisation chez la femme enceinte est possible malgré le manque de données cliniques.
>
> Les interactions médicamenteuses à prendre en compte sont les médicaments néphrotoxiques et dépressiogènes. L'acamprosate n'interagit pas avec l'alcool, le traitement peut donc être poursuivi sans risque lors d'épisodes de réalcoolisation.

2.2. Naltrexone Revia®

La naltrexone, comprimés pelliculé sécables dosés à 50mg, mis sur le marché en 1997, est un **médicament réducteur de l'appétence** et des effets positifs de l'alcool. C'est un **traitement de première intention** dans le maintien de l'abstinence alcoolique. C'est un **antagoniste des récepteurs opioïdes**. Il a une action prolongée (24 à 48h, voire 72h). En cas de consommation d'alcool, les récepteurs opioïdes étant bloqués par la naltrexone, cela entraine le blocage du phénomène de renforcement positif que la consommation d'alcool entraine en augmentant la sécrétion d'opioides endogenes : la consommation d'alcool ne procure plus alors de plaisir au consommateur. La naltrexone n'entraine pas de dépendance. Elle est également utilisé, sous le nom de Nalorex®, dans le traitement de soutien en consolidation après une cure de sevrage des opiacés et en prévention des rechutes.

La naltrexone est absorbée puis métabolisée par le foie en un métabolite (le 6-β-naltrexol) qui possède une faible activité antagoniste des récepteurs morphiniques. La demi-vie plasmatique de la naltrexone est de 4 à 13h environ. Les 2 composés sont éliminés presque exclusivement par voie rénale.

La posologie recommandée dans l'AMM est **de 1 comprimé de 50 mg/jour** (après le repas) **pendant 3 mois** à commencer après le sevrage de l'alcool chez les patients alcoolo-dépendants avec une prise en charge psychologique. Les 3 premiers mois d'abstinence représentent la période où le risque de rechute est le plus élevé. Il est cependant possible de poursuivre la prescription de naltrexone jusqu'à 1 an du fait de sa sureté d'emploi et sa bonne tolérance chez les patients, mais le maintien de l'abstinence à long terme n'est pas démontrée.

Etudes d'efficacité et de sécurité d'emploi :

Une méta-analyse [57] étudie 27 essais cliniques randomisés naltrexone *vs* placebo. L'évaluation faite à 3 mois montre une efficacité de la naltrexone avec une diminution significative du taux de rechute (de 36%), une augmentation du délai de première réalcoolisation (de 13%) et une diminution du *craving*.

Cependant, il n'est pas observé de bénéfice sur la rechute à moyen terme. La naltrexone a été peu étudiée au-delà de 6 mois de traitement.

Un essai clinique randomisé [58] naltrexone *versus* placebo, sur 627 patients, n'a montré aucune différence à 4 et 12 mois de traitement.

La naltrexone réduit les effets positifs de l'alcool et l'acamprosate réduit l'hyperactivité (notamment glutaminergique). Il est alors intéressant d'évaluer les 2 traitements combinés.

Une étude randomisée[59], incluant 157 patients, comparant l'efficacité et la tolérance de l'acamprosate (6 comprimés/j) et de la naltrexone (1 comprimé/j) sur 12 mois, a montré un avantage pour la naltrexone sur le délai moyen avant rechute (c'est-à-dire une consommation supérieure à 5 verres dans la journée), sur le nombre de jours cumulés d'abstinence et sur le nombre de patients sans rechute à 1 an (41% dans le groupe naltrexone contre 17% dans le groupe acamprosate). Il n'a pas été montré de différence sur le délai moyen avant la reprise de l'alcoolisation. 8 des 77 patients du groupe naltrexone ont arrêté le traitement dont 2 à cause des effets indésirables.

Une étude[60] a été réalisée en double aveugle, sur 12 semaines, incluant 160 patients randomisés en 4 groupes : naltrexone 50 mg/j, acamprosate 1998 mg/j, naltrexone + acamprosate, placebo.il n'y a pas eu de différence entre la naltrexone et l'acamprosate sur le nombre de patients ayant rechuté. L'association des 2 traitements a été plus efficace que l'acamprosate seul mais pas plus efficace que la naltrexone seule. En termes de tolérance, il n'a pas été montré de différences entre les 4 groupes sauf pour les diarrhées et les nausées qui ont été plus importantes chez les patients du groupe naltrexone + acamprosate.

Dans un essai Combine[61], 611 patients ont été traités par naltrexone 100 mg/j et 305 par l'association naltrexone + acamprosate. A 4 mois, l'efficacité de la naltrexone n'a pas été montrée sur le nombre de jours de forte alcoolisation et sur le nombre de jour d'abstinence. L'association naltrexone + acamprosate n'a pas amélioré les résultats.

Il n'y a pas d'étude sur l'efficacité de la naltrexone chez des patients présentant une autre dépendance associée (sauf nicotinique), ou une comorbidité psychiatrique telle qu'une psychose, une démence, une dépression sévère.

Une **forme injectable de naltrexone en libération prolongée** a été testée afin d'améliorer l'observance du traitement. Dans l'essai randomisé le plus probant, 3 groupes ont été comparés sur 6 mois : 380mg de naltrexone, 190 mg de naltrexone et le placebo. Les résultats n'ont pas montré de différences entre les groupes.

Les effets indésirables décrits sous naltrexone sont des troubles digestifs : **nausées** le plus souvent (chez 8 à 34% des patients selon les études) et vomissements, douleurs abdominales, diarrhées, perte d'appétit ; des troubles neuropsychiques : somnolence, troubles du sommeil, vertiges, céphalées, nervosité, angoisse, dépressions, idées suicidaires, hallucinations ; des réactions d'hypersensibilité ; une **hépatotoxicité dose-dépendante** (une surveillance des transaminases avant et pendant le traitement est nécessaire ; le traitement doit être arrêté si elles sont supérieures à 5 fois la limite supérieure de la normale) ; des douleurs musculo-articulaires : rhabdomyolyses ; des troubles urinaires : rétention urinaire et douleurs mictionnelles et sexuels : baisse de la libido.

Les nausées et les céphalées sont les effets indésirables les plus fréquents à l'initiation du traitement. Pour réduire l'incidence des effets secondaires, il est possible d'introduire le traitement à demi-dose les 3 premiers jours.

Les contre-indications sont une insuffisance hépato-cellulaire sévère ou une hépatite aigüe, la grossesse et l'allaitement, ainsi qu'un état de dépendance aux opiacés (déclenchement d'un syndrome de sevrage sévère et prolongé pendant 2 à 5 jours). En effet, l'instauration de la naltrexone nécessite un **sevrage préalable et complet des opiacés** (à vérifier par un examen des urines) en respectant un intervalle de 5 à 7 jours après l'arrêt de l'héroïne et 10 jours après l'arrêt de la méthadone.

Les interactions médicamenteuses sont les médicaments néphrotoxiques (risque d'accumulation et d'augmentation des effets indésirables dose-dépendants), les médicaments avec des effets sédatifs, les médicaments qui exposent à un risque de dépression, les médicaments pro-convulsivants (la naltrexone abaisse le seuil épileptogène), les médicaments qui exposent aux atteintes musculaires. La naltrexone est contre indiquée avec les antalgiques opioïdes (réapparition de la douleur) et les produits de substitution à l'héroïne (induction d'un syndrome de sevrage). En cas d'anesthésie générale programmée, il est préférable d'arrêter la naltrexone au moins 48h avant.

En résumé,

La naltrexone Revia® est prescrite après le sevrage de l'alcool, à une posologie de 1 comprimé (50mg) par jour, à prendre après le repas, pendant 3 mois. La durée de prescription peut être prolongée à 1 an.

Les nausées et les céphalées sont les effets indésirables les plus fréquents à l'initiation du traitement. Il existe un risque de somnolence. La naltrexone a une hépatotoxicité dose-dépendante qui nécessite une surveillance des transaminases avant et pendant le traitement.

Les contre-indications sont l'IHC sévère, la grossesse et l'allaitement, un état de dépendance aux opiacés. Dans ce cas, un sevrage préalable et complet des opiacés doit être réalisé.

Les interactions médicamenteuses à prendre en compte sont les médicaments néphrotoxiques, DSNC, dépressiogènes, pro-convulsivants et provoquant des rhabdomyolyses. La naltrexone est contre-indiquée avec les antalgiques opioïdes et les produits de substitution aux opiacés (antagonisme d'effet). La naltrexone doit être arrêtée 48h avant une intervention chirurgicale programmée.

2.3. Disulfirame Espéral®

Le disulfirame est un médicament à effet antabuse. Il est à l'origine de crises aversives en cas de consommation d'alcool. Le disulfiram est un **inhibiteur compétitif de l'acétaldéhyde-deshydrogénase** (ALDH) bloquant ainsi le catabolisme de l'alcool au stade d'acétaldéhyde. L'accumulation d'acétaldéhyde est responsable d'un **effet antabuse**. Il se manifeste par des troubles liés à la vasodilatation périphérique (flush du visage, sueurs, soif, céphalées pulsatiles, hypotension orthostatique, sensation de malaise, de vertiges, perte de conscience, palpitations) ; des troubles digestifs (nausées, vomissements) ; des dépressions respiratoires et des bronchospasmes ; des troubles neurologiques (vision trouble, convulsions) ; des troubles cardiaques (tachycardie, arythmie). En cas d'alcoolisation massive, il peut provoquer des troubles sévères tels que **collapsus cardio-vasculaire**, alcalose, hyperkaliémie, troubles du rythme, crises d'angor, œdème pulmonaire ou cérébral, hémorragie méningée, voire **mort** subite. Il peut également y avoir décompensation d'une cardiopathie ischémique, d'une insuffisance respiratoire. Cette réaction survient chez environ 50% des patients. Elle dure normalement 30 à 60 minutes mais parfois plus.

Le disulfiram est absorbé et rapidement métabolisé par la glutathion réductase en diéthyldithiocarbamate, lui-même métabolisé par le foie, et éliminé par voie rénale. Sa durée d'action est de 48 heures après une prise unique. Le disulfiram est un inhibiteur d'enzymes hépatiques et notamment de l'isoenzyme CYP2E1 du cytochrome P450.

Le disulfiram doit être utilisé en association avec une psychothérapie pour prévenir les rechutes alcooliques soit chez des patients dont l'envie de boire est présente en permanence, et/soit chez des patients ayant besoin d'un interdit fort, et/soit lorsque les autres traitements ont échoué. L'objectif thérapeutique doit être l'abstinence totale. Le disulfiram ne fait plus partie du traitement de première intention compte tenu du **rapport bénéfices-risques défavorable** et **doit donc être réservé à des traitements ponctuels, dans des situations ciblées.** L'utilisation du disulfirame est réservée aux patients extrêmement motivés et/ou supervisés, et qui sont conscients des risques associés.

La posologie recommandée est d'une prise de 500mg (soit 1 comprimé) le matin à jeûn pendant plusieurs semaines voire plusieurs mois. Le traitement doit être débuté après au moins 24 à 48 heures d'abstinence complète. L'arrêt doit se faire progressivement (250mg puis 125mg/jour).

Etudes d'efficacité et de sécurité d'emploi :

Le nombre d'études contrôlées est faible, elles ne plaident pas en faveur de son utilisation dans le maintien de l'abstinence. Par contre, la consommation d'alcool, à la fois en quantité et en fréquence, est moindre chez les patients qui font l'expérience d'une réaction antabuse.

L'évaluation à long terme du disulfiram a été faite pendant 1 an dans un essai randomisé, portant sur 605 hommes répartis en 3 groupes : 250 mg/j de disulfiram, 1mg/j de disulfiram (quasi-placebo) et du placebo. Les patients des groupes disulfiram étaient informés du risque de symptômes désagréables en cas de prise d'alcool. Une diminution du nombre de jours d'alcoolisation pendant l'année a été remarquée seulement pour le groupe disulfiram 250mg/j. Il n'y a pas eu de différence en terme de proportion de patients totalement abstinents, ni en terme de délai jusqu'à la première alcoolisation, ni en terme d'état de santé, ni en terme de situation sociale.

Le disulfirame a également été testé sous forme **d'implants** pour tenter d'améliorer l'observance. Les mauvais résultats des études, les complications cutanées et le risque d'infections ont conduit à l'abandon de cette méthode.

Pour améliorer l'observance, une autre proposition a été faite : il s'agit de la prise du disulfiram sous le contrôle d'une tierce personne (un proche, un soignant) voir sous contrainte (sociale, professionnelle ou judiciaire).

Les effets indésirables du disulfiram seul (sans consommation d'alcool associée) :

Le disulfiram présente **une toxicité hépatique** : la survenue d'une hépatite cytolytique rare mais **grave** (pouvant même être mortelle) survenant dans les 3 premiers mois en général (de 10 jours à 6 mois). Une surveillance des transaminases doit alors être faite pendant les premiers mois de traitement. En cas d'augmentation, il est nécessaire d'arrêter le traitement.

Il peut également y avoir une fatigue en début de traitement ; des effets indésirables neuropsychiques tels que : encéphalopathies avec troubles de la concentration et de la mémoire, somnolence, anxiété, dépression, confusion, désorientation, délire paranoïaque, hallucination, ataxie, convulsions, altération de la motricité fine, paroles inarticulées, tremblements, neuropathies périphériques ; des névrites optiques qui sont régressives à l'arrêt du traitement et à la prescription de vitamines B1 et B6 (il est nécessaire de faire un fond d'œil avant l'instauration du traitement) ; des troubles digestifs et des troubles du goût (goût métallique) ; des modifications de l'odeur de la sueur et de l'haleine ; des céphalées ; des troubles sexuels ; des bronchospasmes et des réactions cutanées allergiques.

Les effets désagréables liés à **l'interaction avec la prise d'alcool** sont les signes de l'effet antabuse cités plus haut. L'information au patient concernant la survenue de l'effet antabuse en cas de consommation d'alcool est indispensable. Cet effet peut survenir avec de petites doses d'alcool, et même avec l'utilisation de produits de toilette (ou autres) qui contiennent de l'alcool. Par précaution, il faut attendre au moins 24h entre la dernière prise d'alcool et la première prise de disulfiram, et 14 jours entre la fin du traitement et une consommation d'alcool. Il est impératif de vérifier l'absence d'alcool dans les autres traitements pris.

En cas de surdosage, il peut se produire une chute tensionnelle, des troubles neuropsychiatriques excito-confusionnels, puis un coma. Son traitement repose sur la réanimation symptomatique.

Les contre-indications sont l'ingestion d'alcool dans les 24h précédentes, une insuffisance hépatique, une névrite optique, l'épilepsie, des troubles psychiques sévères, une insuffisance coronarienne, une insuffisance respiratoire sévère, un diabète, l'hypersensibilité au produit et/ou des antécédents d'hépatite due au disulfiram.

Le disulfiram est déconseillé pendant la grossesse et chez la femme en âge de procréer n'utilisant pas de moyen de contraception. L'apparition d'un effet antabuse important lors de la prise d'alcool peut entrainer des conséquences graves pour le fœtus. En cas de traitement par le disulfirame, l'allaitement est déconseillé.

Les interactions médicamenteuses sont :

-   Les médicaments qui contiennent de l'alcool ;
-   les médicaments qui augmenteraient les effets indésirables du disulfiram : les médicaments hépatotoxiques, ceux qui provoquent des troubles psychotiques, ceux qui majorent le risque de dépression, les médicaments sédatifs, ceux qui provoquent des bronchospasmes, ceux qui exposent à des neuropathies périphériques ;
-   les médicaments qui ont un effet antabuse (addition d'effets antabuses) ;
-   les médicaments qui, en cas de prise d'alcool concomitante, exposent à l'aggravation des conséquences cliniques de l'effet antabuse (augmentation du risque de troubles liés à la vasodilatation périphérique, d'hypotension artérielle, d'angor, de tachycardie, de troubles du rythme cardiaque, de convulsions). Par exemple, l'amitriptyline potentialise l'effet antabuse du disulfirame ;
-   les médicaments néphrotoxiques et l'isoniazide (accumulation de disulfirame) ;
-   le disulfirame est un inhibiteur enzymatique, d'où augmentation des concentrations plasmatiques et risque de surdosage de certains médicaments tels que les AVK, le phénytoïne, la théophylline, les antidépresseurs imipraminiques, les benzodiazépines, les médicaments métabolisés par le CYP 2E1 du cytochrome P450 (tels que le paracétamol, la dompéridone…)

En résumé,

Le disulfiram Espéral® provoque un effet antabuse en cas de consommation d'alcool associée (effet dissuasif de consommation d'alcool).

Il n'est pas un traitement de première intention du maintien de l'abstinence alcoolique (rapport bénéfice/risque défavorable).

Il doit être réservé aux patients dont l'envie de boire est permanente et/ou aux patients qui ont besoin d'un interdit fort et/ou lorsque les autres traitements ont échoué.

Il ne peut être prescrit que chez des patients extrêmement motivés et conscient des risques en cas de consommation d'alcool associé. L'objectif thérapeutique doit être l'abstinence totale.

L'effet antabuse peut apparaitre avec une très faible quantité d'alcool, le patient doit faire attention à toutes les sources d'alcool, aussi faibles soient elles (par exemple : dans la nourriture, dans certains médicaments, dans les gargarismes…) et doit même éviter d'en inhaler les vapeurs (par exemple : les parfums, les vernis, les lotions après rasage…).

La posologie est de 1 comprimé (500mg) le matin à jeun. Il peut être prescrit pendant plusieurs mois.

L'initiation du traitement se fait au minimum après 24 à 48 heures d'abstinence complète. L'arrêt du traitement doit être progressif. Il faut attendre 14 jours entre la fin du traitement et une consommation d'alcool (effet résiduel).

Les effets indésirables sont nombreux et notamment neuropsychiques. La toxicité hépatique impose de doser les transaminases pendant les premiers mois de traitement.

Les contre-indications sont nombreuses, notamment l'insuffisance hépatique, la névrite optique (nécessité de faire un fond d'œil avant l'instauration du traitement), l'épilepsie, les troubles psychiatriques, l'insuffisance coronarienne, l'insuffisance respiratoire et le diabète.

Les interactions médicamenteuses sont également nombreuses, notamment les médicaments qui augmenteraient les effets indésirables du disulfirame, les médicaments contenant de l'alcool, les médicaments qui en cas de consommation d'alcool augmenteraient les risques liés à l'effet antabuse, les médicaments métabolisés par le CYP2E1.

B. Les nouveaux traitements de la dépendance alcoolique [62]

Les traitements du maintien de l'abstinence alcoolique ayant une AMM sont peu nombreux et ont des efficacités limitées. De nouveaux traitements sont recherchés, plus efficaces et plus sûrs. Par ailleurs, le profil des patients répondeurs devrait être affiné pour choisir au mieux le traitement approprié.

Il n'y a pas eu de nouveau médicament dans le traitement de l'alcoolo-dépendance depuis 1997, mais trois nouveaux traitements sont en voie de compléter cet arsenal thérapeutique dans les prochaines années, à condition que leur efficacité et leur sécurité d'emploi soient validées.

Un arsenal thérapeutique contre l'alcoolo-dépendance plus vaste devrait permettre de lutter plus efficacement contre les diverses formes d'alcoolismes en proposant aux patients un traitement plus adapté à chacun. L'objectif est d'avoir des traitements « sur-mesure » permettant une meilleure observance, une meilleure tolérance et une meilleure efficacité pour chacun des patients alcoolo-dépendants.

1. Le baclofène Lioresal®, baclofène Zentiva® [63] [64]

1.1. Présentation – indications :

Le baclofène est un myorelaxant d'action centrale commercialisé depuis 1974 sous le nom de Lioresal® par le laboratoire Novartis ; il est depuis génériqué. Il se présente sous forme de comprimés sécables dosés à 10mg de baclofène.

Il est indiqué dans les contractures spastiques de la sclérose en plaques, des affections médullaires (d'étiologie infectieuse, dégénérative, traumatique, néoplasique) ou d'origine cérébrale. Il inhibe la transmission réflexe monosynaptique et polysynaptique au niveau de la moelle. Il a donc une action antispastique et antinociceptive. Son action concerne la relaxation des muscles squelettiques. Son action antinociceptive résulterait de la diminution de la libération de substance P au niveau des fibres sensitives de petit diamètre. La posologie recommandée est de 30 à 75 mg/jour en 3 prises, pouvant aller, en milieu hospitalier, jusqu'à 100 à 120 mg/jour. Le traitement doit être instauré à doses progressivement croissantes jusqu'à l'obtention de l'effet recherché. L'arrêt du traitement doit également se faire progressivement (des états confusionnels, maniaques ou paranoïdes, des hallucinations, des convulsions voire un état de mal épileptique et des dyskinésies ont été observés à l'arrêt brutal du traitement). Cependant, les neurologues utilisent parfois le baclofène à des doses plus importantes que celles recommandées dans l'AMM, jusqu'à 300mg/j.[65]

Le baclofène est également de plus en plus prescrit, à fortes doses, dans le maintien de l'abstinence alcoolique hors AMM. Une **recommandation temporaire d'utilisation** (RTU) a été délivrée par l'ANSM et le CNIL en mars 2014 afin d'encadrer cette prescription en attendant les résultats des études d'efficacité et d'innocuité.

1.2. Mécanisme d'action : [66]

Le baclofène est un analogue structural du GABA, plus lipophile donc mieux adapté à la diffusion dans le SNC. Le baclofène est un **agoniste sélectif des récepteurs GABA-B** centraux et périphériques (le seul disponible sur le marché en France). Rappelons que l'alcool et les benzodiazépines par exemple agissent sur les récepteurs GABA-A. Seul le stéréo-isomère lévogyre est actif, alors que le médicament commercialisé est une forme racémique. Les substances agonistes des récepteurs GABA-B ont des effets spasmolytiques certains, des effets anxiolytiques possibles et des effets addictolytiques probables.

Nous avons vu précédemment que le GABA agit sur **la libération de dopamine au niveau mésolimbique**. Cela semble être vrai pour les récepteurs GABA-A mais est-ce effectivement le cas pour les récepteurs GABA-B ? Une première hypothèse est que le baclofène agit sur les récepteurs GABA-B localisés dans le nucleus accumbens et l'aire tegmentale ventrale (circuit mésocorticolimbique). L'activation de ces récepteurs exercerait une action inhibitrice sur les neurones dopaminergiques et diminuerait l'hyperactivité de la neurotransmission glutamatergique. Une deuxième hypothèse est que le baclofène agirait en se fixant sur les récepteurs présynaptiques présents au niveau des neurones glutaminergiques de l'amygdale. L'amygdale est connue pour son implication dans le processus de réponse mnésique conditionnée à des expériences plaisantes ou déplaisantes, dans la mémorisation, dans l'anxiété, mais aussi dans le phénomène d'indifférence vis-à-vis de ce qui fait peur. Le baclofène en agissant sur les récepteurs GABA-B dans l'amygdale, déclenche une cascade d'événements qui conduisent à une inhibition glutaminergique et cela aurait un impact sur la mémoire. Les récepteurs GABA-B situés dans l'amygdale ont un rôle dans le contrôle des états anxieux. Le baclofène aurait donc des effets anxiolytiques. Ainsi, le baclofène calme l'angoisse associée à des indices contextuels de consommation d'alcool et il a la capacité de rendre indifférent à l'alcool, ce qui limite les rechutes, l'anxiété étant très souvent au centre du processus de rechute. Il faut quand même noter que lors des études, une minorité de patients ont rapporté se sentir moins bien, plus anxieux et plus irritables sous baclofène.

L'effet du baclofène serait donc de produire un état de « non-concernement » pour l'alcool et ses indices contextuels, grâce à une réduction des propriétés renforçatrices et motivationnelles de l'alcool, autrement dit l'effet du baclofène serait d'entrainer une indifférence vis-à-vis de l'alcool, contemporaine à un effet anxiolytique et myorelaxant.

Le baclofène ouvre donc un large champ de recherche. Sa capacité à créer un état d'indifférence est liée à son action sur l'amygdale ? Quel est le rôle des autres régions du cerveau connues pour jouer un rôle dans l'anxiété et contenant des récepteurs GABA-B (raphé, noyau du lit de la strie terminale, hypothalamus)? Quel est le rôle des récepteurs GABA-B de l'amygdale dans l'apparition de cette indifférence ?

1.3. Pharmacocinétique :

Le baclofène est rapidement absorbé par voie orale. Il a une faible fixation aux protéines plasmatiques (30%), une demi-vie plasmatique courte (3-4h) (ceci explique les 3 prises nécessaires par jour pour maintenir des concentrations plasmatiques peu fluctuantes) et un faible volume de distribution (0,7 à 2,4l/kg). Il est très faiblement métabolisé au niveau hépatique (il n'est donc pas nécessaire d'ajuster la posologie chez l'insuffisant hépatique). Il est principalement éliminé dans les urines (80%), surtout par filtration glomérulaire et faiblement par sécrétion tubulaire (ce qui rend efficace la dialyse en cas d'intoxication).

Les substances gabaergiques passent difficilement la barrière hémato-encéphalique. Les concentrations de baclofène présentes dans le LCR représentent environ 12% des concentrations plasmatiques. C'est donc pour forcer le passage de la BHE et donc avoir des taux intra-cérébraux efficaces, que le baclofène est utilisé à fortes doses.

1.4. Evaluation de l'efficacité et de la sécurité d'emploi du baclofène dans la prévention des rechutes alcooliques

Case report : 3 cas cliniques ont été rapportés.

Le premier cas clinique a été publié par le Dr Olivier Ameisen, un cardiologue français exerçant aux Etats-Unis, alcoolo-dépendant avec une anxiété comorbide réfractaire associée, dont tous les traitements et cures de sevrage ont échoué. Il décrit une **suppression du *craving*** permettant une abstinence totale « sans effort » pendant 9 mois, avec un contrôle de l'anxiété associée, avec des doses moyennes de 120 mg/j. Il a été jusqu'à utiliser des doses de 270 mg/j mais les a réduit du fait d'une somnolence invalidante. Il décrit également que le baclofène lui permet une **éventuelle consommation maîtrisée** d'alcool c'est-à-dire que la consommation d'un verre d'alcool ne provoque pas de rechute. Il s'agit d'un cas clinique isolé, récit de l'expérience d'un seul individu et non pas d'une étude contrôlée. Il existe de nombreux biais tels que l'évaluation de l'anxiété et du *craving* qui est subjective et n'utilise aucune échelle validée, et l'effet placebo qui doit prendre une place importante dans ce cas. Toutefois, ce cas clinique apporte de nouvelles notions : **l'utilisation possible de hautes doses de baclofène avec une bonne tolérance et la possibilité d'une consommation contrôlée d'alcool.** Cette auto-expérimentation a été suivi de la parution du livre « le dernier verre »[67] en octobre 2008. Ceci a médiatisé le rôle potentiel de cette molécule dans cette indication et a provoqué l'intérêt des alcoologues français vis-à-vis du baclofène et des patients alcoolodépendants souvent en échec thérapeutique.

Le second décrit une forte diminution de consommation permettant une consommation occasionnelle et contrôlée, avec un traitement par baclofène à des doses d'environ 100 mg/j, chez un homme présentant un **trouble dépressif associé**.

Un autre cas clinique décrit chez un **patient schizophrène** les mêmes résultats que les 2 premiers cas rapportés.

Essais cliniques non contrôlés :

La première étude d'Addolorato, en 2000, a concerné 10 hommes alcoolo-dépendants, traités par baclofène à des doses de 30 mg/j pendant 1 mois. 7 patients sur 10 sont restés abstinents à 1 mois avec disparition du *craving*. La diminution du craving à l'alcool a été observée dès la première semaine de traitement. Cet essai concerne un **petit échantillon de patients et en l'absence de point de comparaison**, il est difficile d'affirmer l'efficacité du baclofène dans cette indication.

L'étude de Flannery, en 2004, a concerné 12 patients dont 3 femmes, traités par baclofène à des doses de 30 mg/j. Certains de ces patients été traité par antidépresseurs de façon concomitante. 6 patients ont arrêté le traitement avant 1 mois dont 2 à cause des effets indésirables (l'un pour cause de sédation, confusion ; l'autre pour cause de sédation, insomnie, constipation et dépression). Les résultats ont montré une réduction significative du nombre de verres par jour de consommation et du nombre de jours de forte consommation, une augmentation des jours sans consommation d'alcool et une légère diminution de l'anxiété et du *craving*. Cependant, aucun patient n'est resté complètement abstinent durant les 12 semaines et seulement 4 sur 12 sont restés sous baclofène durant toute la durée de l'essai et ont présenté la plus forte baisse de consommation. Il apparait aussi que les patients traités par antidépresseurs sont ceux qui ont eu la plus forte diminution de consommation, il est alors possible de s'interroger sur le rôle de ces traitements associés. Il s'agit ici d'un autre **essai non randomisé, non controlé, avec un petit échantillon, sans placebo, ce qui ne permet pas d'affirmer que les résultats sont seulement dus au baclofène.** Cependant l'intérêt de cette étude réside dans sa durée, **12 semaines,** dans l'**inclusion de patients dépressifs traités par antidépresseurs** (venlafaxine et paroxétine) **ou présentant une anxiété généralisée** (critères d'exclusion dans les précédentes études), ainsi que l'**inclusion de 3 femmes.** De plus cela a permis de **tester la tolérance du baclofène vis à vis de la poursuite d'une consommation d'alcool.**

Deux séries empiriques de baclofène à haute dose, publiées en 2010:
La première série comporte 130 patients demandeurs, motivés et très informés, chez qui les traitements précédents ont été des échecs. 59% des patients présentaient une pathologie psychiatrique (cela semble diminuer l'efficacité du traitement à 6 mois) et 64% utilisaient un traitement psychotrope associé. L'augmentation des doses de baclofène s'est faite progressivement, à mesure de 30 mg par semaine. A partir de 150 mg/j, les patients été incités à gérer eux même la posologie. Il y a eu 18 perdus de vue et 12 arrêts précoces du traitement à cause des effets indésirables. Les résultats montrent, à 3 et à 6 mois, une diminution ou une suppression totale de l'envie de boire chez 92% des patients restant. A 3 mois, sur 130 patients, 38% des patients sont abstinents (arrêt total ou contrôlé de leur consommation d'alcool), 26% sont en demi-succès (diminution d'au moins 50% de leur consommation) et 36% sont en échec (rechute). A 6 mois, sur 61 patients, 53% des patients sont considérés comme abstinents, 16% sont en demi-succès et 31% sont en échec. Les effets indésirables rapportés, dans 88% des cas, correspondent aux effets indésirables connus. Aucun effet indésirable grave n'a été rapporté.
La seconde série comporte 54 patients suivis pendant 1 an. 26 patients (48%) ont cessé ou diminué leur consommation en dessous des recommandations de l'OMS. 8 patients (15%) ont arrêté le traitement à cause des effets indésirables.
En conclusion, ces séries montrent que le baclofène semble avoir un **effet anti-*craving*, or la relation dose-effet n'est pas évidente.** La balance bénéfice-risque est favorable mais la balance bénéfice-tolérance est incertaine. Il faut cependant nuancer les résultats du fait **du petit nombre de patients inclus dans ces séries et l'impression subjective très positives des médecins prescripteurs du fait de leur très grande motivation.**

En 2010, Avanesyan a présenté une étude rétrospective sur 1 an, incluant 14 patients présentant une **hépatite alcoolique,** traités par baclofène 30 mg/j. 13 patients ont arrêté de boire, **les paramètres hépatiques se sont améliorés et la tolérance du traitement a été bonne.**

Essais cliniques contrôlés :

Une étude randomisée, en double aveugle, baclofène 30 mg/j vs placebo, menée par Addolorato en 2002, a étudié l'abstinence à 1 mois de 39 patients. Elle montre les résultats suivants :
- le nombre de patients ayant quitté l'étude est plus grand dans le groupe placebo (42%) que dans le groupe baclofène (15%) ;
- pour les patients ayant achevé l'étude, le taux d'abstinence est plus grand dans le groupe baclofène (70%) que dans le groupe placebo (21%) ;
- la durée moyenne d'abstinence est plus longue dans le groupe baclofène (20 jours) que dans le groupe placebo (6 jours) ;
- la consommation quotidienne a plus fortement diminué dans le groupe baclofène (de 18 verres/jour en moyenne au début de l'étude à moins de 0,5 verres/j à 1 mois) que dans le groupe placebo (de 10 verres/j à 4 verres/j) ;
- une légère baisse du *craving* (plus importante dans le groupe baclofène) ;
- une baisse significative de l'anxiété.
Cet essai montre qu'une dose faible de baclofène (30mg/j) pourrait présenter une efficacité sur la diminution du craving et sur la diminution de la consommation quotidienne d'alcool. Cependant, ces résultats restent limités puisqu'il s'agit d'un **petit échantillon et que la courte durée (1 mois)** ne permet pas d'établir une efficacité à long terme. De plus, les pathologies telles que l'HTA, la cirrhose, ou des pathologies psychiatriques sont exclues de cette étude, bien que très souvent retrouvées chez ce type de patients, ce qui influence les résultats concernant la tolérance.

Une autre étude de la même équipe, randomisée, en double aveugle, baclofène 30 mg/j vs placebo, réalisée en 2007, a porté sur 84 **patients cirrhotiques.** L'évaluation a porté sur 12 semaines. Les taux de rechutes ont été plus faibles dans le groupe baclofène à 30 et à 60 jours. Une plus grande diminution du craving et des taux sanguins des enzymes hépatiques a été mise en évidence pour le groupe baclofène.

Ces deux études ont été menées par la même équipe, à des doses relativement faibles de 30mg/j, sur de courtes durées, les résultats obtenus d'efficacité du baclofène dans le traitement de la prévention de rechute doivent donc être interprété avec précaution.

En 2010, Garbutt a réalisé une étude randomisée, en double aveugle, baclofène 30 mg/j vs placebo, chez 80 patients, sur 12 semaines. Tous les patients ont bénéficié d'une prise en charge psycho-sociale pendant l'étude. Elle **n'a pas montré de différence** entre les 2 groupes en ce qui concerne le pourcentage de jours de forte consommation (consommation ≥ 5 verres/jour), le pourcentage de jours d'abstinence, le délai de reprise du premier verre ou le délai de reprise d'une forte consommation, ni sur le *craving*. Le baclofène a **significativement diminué l'anxiété** et la tolérance a été bonne.

Un essai thérapeutique publié en 2009 par Evans a été réalisé en double-aveugle, baclofène 40 à 80mg/j vs placebo**, en association avec de l'alcool** (environ 0,75mg/kg) portant sur des consommateurs excessifs, non dépendants (c'est-à-dire avec un *craving* faible). Il a étudié **la tolérance** du baclofène. Ce dernier **n'a pas potentialisé les effets positifs produits par l'alcool**, mais a provoqué des effets sédatifs et a altéré les performances.

Pour conclure, de nombreuses études testant l'efficacité du baclofène dans le maintien de l'abstinence ou la diminution du *craving* chez des patients alcoolo-dépendants ont été publiées. Cependant, leur **validité scientifique reste très discutable** du fait de méthodologies et de critères variables, parfois biaisés, et donc peu comparables. De plus, elles ont été réalisées sur **un faible nombre de patients, avec des doses variables de baclofène et sur des durées courtes.** Cela **ne permet pas d'affirmer l'efficacité du baclofène dans le traitement du maintien de l'abstinence** chez les patients alcoolo-dépendants. Il n'est pas non plus possible de savoir le **profil des patients répondeurs** à ce traitement.

Le baclofène n'a pas été comparé aux autres traitements du maintien de l'abstinence alcoolique.

Les études en cours : [68] [69] [70]

Des essais cliniques de qualité scientifique incontestable, qui s'appuient sur les recommandations européennes en matière d'essais thérapeutiques dans le domaine des addictions (*Guideline on the development of medicinal products for the treatment of alcohol dependance*) doivent être menées. Ceux-ci devront permettre de préciser :
- l'efficacité du baclofène dans la prévention de la rechute alcoolique, en comparaison avec les traitements de référence ;
- sa tolérance et ses effets secondaires ; son utilisation en cas de comorbidités associées ;
- la dose efficace, l'intervalle de posologie ayant le meilleur rapport bénéfice/risque ;
- la durée de traitement ;
- et éventuellement, les profils des patients répondeurs au traitement.

Deux essais cliniques multicentriques sont actuellement en cours en France. Ce sont des études randomisées, baclofène versus placebo, en double aveugle. Leur objectif est d'acquérir une meilleure connaissance des profils d'efficacité et de sécurité du baclofène à haut dosage dans la prise en charge de l'alcoolo-dépendance. Cela va permettre d'établir un rapport bénéfice/risque du médicament, qui s'il est favorable, peut aboutir à l'obtention d'une AMM dans cette indication. La population ciblée concerne des patients souffrant d'alcoolisme chronique, sujets à de nombreuses pathologies et à une mortalité naturellement élevée (co-morbidités associées). Les résultats de ces études sont prévus en 2014.

L'étude **Bacloville** a été lancée en avril 2012 sur 320 patients consommateurs d'alcool à haut risque. Elle est à financement public, elle se déroule en milieu ambulatoire et recrute des patients ayant une consommation d'alcool à haut risque. Les doses de baclofène utilisées peuvent aller jusqu'à 300 mg/j. Le suivi est de 1 an mimimum.

L'étude **Alpadir** a été lancée en octobre 2012 sur 316 patients. Elle est promue par le laboratoire Ethypharm. Le traitement est initié en milieu hospitalier. Le recrutement des patients se fait dans des centres d'addictologie hospitaliers et de ville. Les patients sont suivis en ambulatoire, après un sevrage (éventuellement fait en milieu hospitalier). La posologie cible maximum de baclofène est de 180 mg/j et peut être moindre en cas de mauvaise tolérance. La montée progressive des doses se fait sur 7 semaines. Le suivi de 6 mois est fait par des médecins spécialistes, puis le traitement est progressivement arrêté.

La sécurité des patients inclus dans ces essais n'est pas remise en cause grâce au cadre très contrôlé de ces essais qui permet le suivi particulier et très rapproché de ces patients.

La baisse de consommation d'alcool (consommation contrôlée, inferieure aux seuils définis par l'OMS) est un objectif annexe et sera donc prise en compte pour l'évaluation des diverses possibilités du traitement par le baclofène.

Les résultats de ces études sont prévus courant 2014.

Les perspectives :

Des perspectives de recherche sont ouvertes par les **modulateurs allostériques positifs du récepteur GABA-B.** Il existe sur le récepteur GABA-B un site indépendant qui a une action modulatrice de son activité par mécanisme allostérique. Certains composés vont, en agissant sur ce site, augmenter la puissance et l'efficacité du GABA ou de ses agonistes directs pour activer le récepteur GABA-B. Ces composés n'ont pas d'effet agoniste propre en l'absence de GABA. Certains sont déjà étudiés chez l'animal tel que le CGP7930, le GS39783 ou encore le BHF177.

Le baclofène a également été testé dans la prévention du syndrome de sevrage :

Les BZD sont le traitement de 1ère intention dans la prévention et le traitement du syndrome de sevrage, cependant ils exposent à un risque d'abus et de dépendance. L'intérêt du baclofène dans cette indication résiderait notamment dans l'absence d'effet indésirable addictogène (pas d'euphorie, pas de plaisir, pas de craving liés à la prise de baclofène).

Des études ont **recherché une diminution du syndrome de sevrage sous baclofène** chez l'Homme. La première, réalisée par Addolorato en 2002, portait sur 5 patients présentant des signes de sevrage important ; elle a montré une disparition rapide des signes de sevrage chez l'ensemble des patients

Une seconde étude, de la même équipe en 2006, controlée, randomisée, en simple aveugle, a comparé l'efficacité du baclofène 30 mg/j chez 18 patients vs diazépam 0,5 à 0,75mg/kg/j chez 19 patients. Les résultats montrent une **efficacité semblable** sur la réduction du syndrome de sevrage (diminution comparable d'un score d'évaluation des signes de sevrage dans les deux groupes), mais **le baclofène apparait moins efficace sur l'anxiété, la sueur, les tremblements et l'agitation au cours des premières heures**.

Une étude rétrospective sur 17 patients, avec 12 succès, montre que le baclofène peut être efficace dans l'indication du traitement du sevrage alcoolique.

Un cas clinique de delirium tremens traité avec succès par baclofène a été publié en 2003.

Ces quelques études permettent d'évoquer une efficacité du baclofène dans la prévention voire le traitement du syndrome de sevrage alcoolique, cependant il faut rester prudent sur l'interprétation des résultats obtenus à cause **du faible nombre de patients.**

Il reste à démontrer son avantage par rapport aux benzodiazépines ou en association aux benzodiazépines, qui aujourd'hui restent les produits de référence dans la prévention et le traitement du syndrome de sevrage alcoolique.

1.5. Effets indésirables et tolérance:

Les effets indésirables du baclofène utilisé dans le cadre de l'AMM sont connus et noté dans le RCP (Tableau 2).[71]

Tableau 2 : Les effets indésirables du baclofène.

Affections du système nerveux	
Très fréquent :	sédation, somnolence surtout en début de traitement
Fréquent :	confusion, vertiges, céphalées, insomnie, ataxie, tremblements
Rare :	paresthésie, dysarthrie, dysgueusie, acouphène
Fréquence indéterminée :	abaissement du seuil épileptogène chez les épileptiques, augmentation paradoxale de la spasticité chez certains patients
Affections psychiatriques	
Fréquent	état euphorique, depression, hallucinations
Affections oculaires	
Fréquent :	troubles de l'accommodation
Affections musculo-squelettiques et systémiques	
Rare :	hypotonie musculaire pouvant être corrigée par une diminution de la dose administrée en journée et par une augmentation éventuelle de la dose vespérale
Affections cardiaques	
Rare :	bradycardie
Affections respiratoires	

Fréquent :	dépression respiratoire
Affections vasculaires	
Fréquent :	hypotension
Affections gastro-intestinales	
Très fréquent :	nausées
Fréquent :	vomissements, constipation, diarrhées, sécheresse buccale
Rare :	douleurs abdominales, anorexie
Affections hépatobiliaires	
Rare :	fonction hépatique anormale (augmentation des phosphatases alcalines et des transaminases)
Affections de la peau et du tissu sous-cutané	
Fréquent :	hyperhidrose, éruption cutanée
Fréquence indéterminée :	urticaire
Affections du rein et des voies urinaires	
Fréquent :	aggravation d'une dysurie préexistante
Troubles généraux et anomalies au site d'administration	
Très frequent :	asthénie
Très rare :	hypothermie dose dépendante
Investigations	
Fréquence indéterminée :	augmentation de la glycémie

Source : RCP du baclofène Zentiva.

Les effets indésirables surviennent le plus souvent **en début de traitement lors d'une augmentation trop rapide de la posologie ou lors de l'utilisation de doses trop élevées.** Ils sont le plus **souvent transitoires** et peuvent être atténués ou supprimés par une **réduction de la posologie.** Ils sont parfois plus sévères chez les personnes âgées, ou ayant des antécédents psychiatriques ou ayant des troubles vasculaires cérébraux. Le seuil épileptogène pouvant être abaissé, des crises peuvent survenir en particulier chez les épileptiques.

Les cas de **surdosage** se traduisent par une somnolence, léthargie, coma. Des doses supérieures à 200 mg sont prédictives de delirium, coma et convulsions. Des intoxications ont été rapportées dans un contexte d'insuffisance rénale (avec accumulation du produit).
Leung a également décrit les principaux symptômes observés chez 23 patients en **surdosage** de baclofène. Le baclofène provoque surtout des troubles neurologiques (crises convulsives : 4 cas, troubles de la conscience : 8 cas, delirium : 8 cas) et cardiovasculaires (HTA : 13 cas, hypotension : 1 cas, bradycardie sinusale : 6 cas, tachycardie sinusale : 5 cas). Il a également été décrit un myosis (5 cas) ou une mydriase (7 cas) et des réflexes diminués ou absents (13 cas). [72]

Les effets indésirables liés à l'utilisation du baclofène **à haute dose** sont notifiés par les centres de pharmacovigilance :

De 2003 à 2007, l'Afssaps a demandé aux centres antipoison et de toxicovigilance de France, un premier rapport sur les cas d'exposition au baclofène. [73] Il servait à connaitre **la tolérance du baclofène à fortes doses**, à établir un **profil pharmacologique et à déterminer les doses au-delà desquelles apparaissent les premiers symptômes** en vue de la mise en place d'un Programme Hospitalier de Recherche Clinique (PHRC) « baclofène et maintien du sevrage éthylique».
Pendant la période 2003 – 2007, 291 cas d'exposition au baclofène ont été ainsi sélectionnés. Le baclofène était seul agent en cause (95 cas) ou associé à au moins un autre agent (196 cas : un

dépresseur du système nerveux central était présent dans 164 cas et un anti-épileptique dans 93 cas). Les circonstances d'expositions étaient en majorité les accidents de la vie courante quand le baclofène était le seul agent en cause, ou les erreurs thérapeutiques, que baclofène soit seul ou associé. Ces erreurs étaient souvent liées à l'accroissement posologique progressif à l'initiation du traitement.

Les doses au-delà desquelles étaient apparus les premiers signes neurologiques s'étendaient de 30 mg (somnolence) à 50 mg (délire, hallucinations, confusion). Il a également été rapporté **des signes digestifs mineurs** aux doses de 10 à 40 mg. La dose au-delà de laquelle étaient apparus **coma et convulsions était de 200 mg** (ingestion aiğüe dans un contexte suicidaire).

Parmi les 95 expositions au baclofène seul, il a été relevé 36 expositions symptomatiques, avec un **coma (6 cas), des convulsions (5 cas), des complications cardiorespiratoires (3 cas)** et 11 intoxications graves. Lorsque le baclofène est le seul agent en cause, la f**réquence des cas de convulsions est plus élevée** que lorsqu'il est associé à d'autres agents (notamment les spécialités antiépileptiques associées).

La plus grande dose n'entraînant aucun effet secondaire a pu être estimée à partir des 162 cas asymptomatiques, pour lesquels la dose supposée ingérée (DSI) a été renseignée, que le baclofène soit seul ou associé. Cette dose sans effet dépend des circonstances. Elle a été estimée à 30 mg environ pour les accidents de la vie courante, à 80 - 90 mg pour les erreurs thérapeutiques et à 100 - 200 mg pour les tentatives de suicide.

L'ANSM a demandé un deuxième rapport[74] au Comité de Coordination de Toxicovigilance (CCTV), dans un contexte d'utilisation grandissante du baclofène hors AMM, afin de mesurer un éventuel impact sur les cas notifiés aux CAPTV de la sortie du livre « Le dernier verre » en 2008.

Une étude rétrospective a été réalisée sur la période 2000-2010, dénombrant les cas d'exposition dans lesquels le baclofène était présent, en détaillant leur répartition par circonstances, leur évolution annuelle et leur sévérité. Des ajustements ont été réalisés en prenant en compte l'activité annuelle des CAPTV, le volume de ventes du baclofène et le nombre de patients traités.

Les résultats montrent une **augmentation progressive des ventes** et du nombre de patients traités par le baclofène depuis 2000, et notamment à partir de 2009. Ces constats sont chronologiquement compatibles avec l'effet de la sortie du livre et donc, avec l'hypothèse d'une utilisation accrue du baclofène en dehors des indications de l'AMM.

D'après les données analysées à partir de l'activité des CAPTV, **les cas d'exposition et les cas sévères dans lesquels le baclofène était présent sont apparus plus nombreux en 2009 et 2010** par rapport aux années antérieures (2000-2008) ; même après ajustement sur l'activité des CAPTV, sur le volume des ventes des spécialités contenant du baclofène, et sur le nombre de patients traités par baclofène pour la période 2007- 2010. Ces résultats sont compatibles avec l'impact de la sortie de l'ouvrage du docteur Ameisen en octobre 2008.

Le troisième rapport concerne le suivi national de pharmacovigilance du baclofène pour l'année 2011.[75] Ce suivi national de pharmacovigilance a été mis en place en mars 2011. Il avait pour but d'abord d'étudier **les effets indésirables du baclofène dans le traitement des addictions,** ensuite de voir si **le profil de tolérance** bien établi du baclofène dans le traitement de la spasticité est modifié par son utilisation à **haute dose** chez des patients souffrant de troubles addictifs et bien souvent de comorbidités (psychiatriques, hépatiques...), enfin de noter si d'éventuels signes d'abus ou de dépendance survenaient.

La baclofène entraine une myorelaxation, une ataxie, une anxiolyse, une hypothermie ou encore une contraction du sphincter inférieur de l'œsophage (ce qui aurait un intérêt potentiel dans le reflux gastrooesophagien). Le baclofène utilisé dans le traitement des addictions a un **profil d'effet indésirable typique des agonistes GABAergiques** tel que sédation, confusion, syndrome de sevrage et plus rarement désinhibition, troubles mnésiques, effets paradoxaux ou abus. **Mais il s'en distingue par**:

- le risque convulsif en cours de traitement (chez des personnes épileptiques ou non) ;

- Le syndrome des jambes sans repos (peut-être à cause de la down-régulation dopaminergique) ;
- les troubles musculaires paradoxaux ;
- la dangerosité du fait de l'accumulation en cas d'insuffisance rénale ;
- les troubles cardiovasculaires ;
- les troubles urinaires.

Une **poursuite de la surveillance** est nécessaire pour de nombreux effets :
- troubles neurologiques : syndrome des jambes sans repos ; déclenchement d'encéphalopathie hépatique (possibilité pour le baclofène de perdre la sélectivité GABA-B et d'agir en temps qu'agoniste GABA-A) ; troubles extrapyramidaux (peut être dus à une diminution de la dopamine au niveau nigro-strié, préférentiellement chez des patients sous neuroleptiques ou chez des parkinsoniens) ;
- accumulation en cas d'insuffisance rénale ;
- troubles cardiovasculaires ;
- troubles hépatiques ;
- interaction alcool-baclofène chez les patients non-abstinents ;
- survenue de décès (toutes causes confondues) qui s'élève à 4% des notifications.

De plus certains effets indésirables pourraient survenir. Il faut donc les prévoir et surveiller leur éventuelle apparition quoique, jusqu'à présent, les études ne les aient pas rapportés :
- abus, pharmacodépendance, recherche d'effet plaisant ;
- syndrome amotivationnel (par down régulation dopaminergique) ;
- hémorragies digestives et/ou duodénales (par stimulation de la sécrétion acide) ;
- syndrome de sevrage sérotoninergique.

La sous-notification importante (moins de 0,5% des cas déclarés alors que les chiffres communément admis sont de l'ordre de 5 à 10%) est un frein à la bonne connaissance du profil de sécurité du baclofène dans le traitement des addictions. Elle est probablement due à la culpabilisation des prescripteurs amenés à prescrire hors-AMM. Face à cela, on peut avancer que **la nouvelle loi relative au renforcement de la sécurité sanitaire prévoit un signalement systématique de tous les EI dans le cadre de l'utilisation hors AMM**. Cet écueil à la bonne évaluation du risque pourrait être en partie levé par la création d'un **registre national**.
Les effets indésirables du baclofène ne remettent pas en question la poursuite de son utilisation hors AMM dans le traitement des addictions.

Dernièrement, <u>le rapport du comité technique de pharmacovigilance présente les résultats du suivi national de pharmacovigilance du baclofène dans son utilisation hors-AMM dans le traitement de l'alcoolo-dépendance pour l'année 2012.</u>[76]
En 2012, le nombre de comprimés de baclofène vendus a progressé de 52% par rapport à l'année 2011. **La proportion de l'usage hors AMM dans le traitement de l'alcoolo-dépendance correspondrait à environ 50% des ventes de baclofène.** Les doses utilisées sont très hétérogènes avec une dose médiane de 120 mg par jour. Les principaux prescripteurs sont des addictologues, psychiatres et généralistes ; cependant le profil des prescripteurs reste mal caractérisé.
Au cours de l'année 2012, 263 cas (93 graves et 170 non graves) correspondant à 405 effets indésirables ont été rapportés dans le traitement des addictions, soit 163 cas de plus que pour l'année 2011. Cette augmentation peut s'expliquer par une moindre sous-notification et/ou une augmentation de la fréquence de survenue des effets indésirables, augmentation liée à l'élargissement de l'utilisation du baclofène.
Les types d'effets indésirables les plus souvent rapportés sont les troubles neurologiques (33,6%), les troubles psychiatriques (21,2%) et les troubles gastro-intestinaux (10,1%). Comparativement à l'augmentation des chiffres de vente (x 1,5), une **nette progression** des effets attendus a été observée, en particulier pour les effets indésirables neurologiques (troubles mnésiques, x 7) et psychiatriques (troubles dépressifs x 10, syndrome de sevrage x 10, abus et dépendance x 8). Les troubles mnésiques

61

et l'abaissement du seuil épileptogène en cours de traitement, en particulier lors d'alcoolisation, sont confirmés.

Au cours de la période étudiée, **de nouveaux signaux ont été observés**. Ils témoignent **d'un profil d'effets indésirables différent du baclofène dans le traitement des addictions** : troubles sensitifs et sensoriels (24), erreurs de prise (19), xérostomie (16), insomnie (14), décompensation maniaque (14), accidents (11), syndrome de sevrage sur le mode confusionnel et hallucinatoire se rapprochant du delirium tremens alcoolique (10), sudation excessive (10), abus-dépendance (8) et syndrome oedémateux (5).

D'autres signaux plus faibles émergent également et devront faire l'objet d'une surveillance à l'avenir : hypertriglycéridémie (3), prise de poids (3), troubles anxieux paradoxaux (3), rétrécissement du champ visuel (2), allongement du QT en cas de surdosage (2), diabète insipide en cas de surdosage (2), syndrome d'apnée du sommeil (2 dont 1 à réévaluer).

Ces nouveaux signaux témoignent de notre **connaissance limitée des diverses fonctionnalités du récepteur GABA-B dont la pharmacologie, complexe, n'est pas encore élucidée**.

Certains effets indésirables déclarés apparaissent clairement comme des **effets indésirables qui limitent l'utilisation du baclofène** : décompensation maniaque, dépression et risque suicidaire, risque convulsif, tendance aux abus de toutes sortes.

Le suivi national pour l'année 2012 **ne confirme pas certains signaux attendus** du fait de la pharmacologie du produit, tels que les troubles extrapyramidaux, les syndromes des jambes sans repos, le syndrome amotivationnel, l'hémorragie digestive, le syndrome sérotoninergique ou l'abus à des fins dopantes par analogie avec le GHB. Certains signaux émergeant dans le rapport précédent - tels que les cancers et les troubles hématologiques - ne sont pas confirmés mais doivent toutefois faire l'objet d'une surveillance.

Les préconisations du comité de pharmacovigilance sont :
- la poursuite du suivi national de pharmacovigilance et l'encouragement à la notification spontanée ;
- l'accès à une RTU (Recommandation Temporaire d'Utilisation) qui permettra la mise en place de mesures de minimisation des risques (orientation des patients vers des centres d'excellence, diffusion d'une information de sécurité validée, stimulation de la notification spontanée) ;
- la reprise de l'analyse des études de phase 1 et 2 déposées par les laboratoires, en se posant la question de la nécessité d'études complémentaires lors de l'utilisation de doses élevées ;
- l'harmonisation et l'**actualisation des RCP** afin de **mentionner les « nouveaux signaux »** les plus fréquemment notifiés :

 o A la rubrique « mise en garde et précaution d'emploi » : risque de décompensation maniaque, risque de dépression et de passage à l'acte suicidaire ;

 o A la rubrique « effets indésirables » : syndrome oedémateux, sécheresse buccale, troubles anxieux paradoxaux, syndrome d'apnée du sommeil ;

 o A la rubrique surdosage : diabète insipide, allongement du QT.

En conclusion, le profil d'effets indésirables du baclofène utilisé à hautes doses dans le traitement des addictions est différent de celui du traitement de la spasticité. La tolérance générale semble bonne mais certains effets indésirables sont préoccupants voire limitants. La publication des résultats des essais cliniques en cours devrait permettre de déterminer plus précisément le rapport bénéfices-risques de l'utilisation du baclofène dans le traitement de l'alcoolo-dépendance.

1.6. Contre-indications :

Les contre-indications à l'utilisation du baclofène sont :
-   L'hypersensibilité au produit ou au gluten ;
-   Les enfants de moins de 6 ans (forme pharmaceutique inadaptée) ;

- La grossesse (CI relative) ;
- L'insuffisance rénale sévère ;
- L'épilepsie non stabilisée ;
- L'ulcère gastro-intestinal actif ;
- Les maladies cardio-vasculaires non compensées ;
- L'insuffisance respiratoire ;
- Le syndrome d'apnée du sommeil d'origine centrale ou non appareillé ;
- Les maladies psychiatriques (troubles bipolaires) ;
- Les patients sous méthadone, sous trithérapie anti-VIH ;
- Les patients de 70 ans et plus.

Contrairement à la naltrexone et l'acamprosate, le baclofène **ne présente pas de contre-indication en cas de cirrhose éthylique,** ce qu'il faut souligner puisqu'il concerne une population à la fonction hépatique souvent altérée.

1.7. Précautions d'emploi et interactions médicamenteuses

- Utilisation prudente chez les patients insuffisants rénaux (**évaluation de la fonction rénale** nécessaire avant l'instauration du traitement) ou hépatiques, ayant des antécédents d'ulcère gastrique ou duodénal, de troubles psychiatriques, d'états confusionnels, de dépression, d'affection vasculaire cérébrale, d'insuffisance respiratoire.

- Chez les patients épileptiques, poursuivre le traitement anti-épileptique et renforcer la surveillance (car le baclofène diminue le seuil épileptogène).

- En cas d'affections hépatiques ou de diabète, des **contrôles réguliers des transaminases, des phosphatases alcalines ou de la glycémie** sont nécessaires.

- Une surveillance particulière des **fonctions respiratoires et cardio-vasculaires** est essentielle chez les patients souffrant de maladies cardio-pulmonaires ou de parésie des muscles respiratoires.

Interactions médicamenteuses :

Une surveillance particulière est nécessaire en cas d'association avec :
- les dépresseurs du SNC (augmentation du risque sédatif). L'altération de la vigilance rend dangereuse la conduite d'un véhicule ou l'utilisation d'une machine, augmente le risque de chute chez les personnes âgées, et le risque de troubles cognitifs.
- les médicaments qui diminuent le seuil épileptogène (majoration du risque de convulsions)
- les antihypertenseurs (risque d'hypotension artérielle)
- les antidépresseurs tricycliques (risque d'augmentation de l'hypotonie musculaire)
- les médicaments dépressiogènes (majoration du risque de dépression)
- les médicaments augmentant le risque d'ulcère gastro-duodénaux (le baclofène stimule la sécrétion acide de l'estomac)
- la Lévodopa (troubles neuropsychiques tels que des confusions, des hallucinations, des nausées et des céphalées)
- le lithium (risque d'hyperkinésie)
- la mémantine (la mémantine altère les effets du baclofène)

1.8. Les points d'information successifs et les recommandations émis par l'ANSM (anciennement l'Affsaps).

Tout d'abord en juin 2011, l'Afssaps met en garde sur l'utilisation hors AMM du baclofène dans le traitement de l'alcoolo-dépendance [77] **car le bénéfice du traitement n'est pas démontré à ce jour et les données de sécurité d'emploi sont limitées.** En effet, la méthodologie des études observationnelles réalisées (utilisation de posologies variables et le plus souvent supérieures aux posologies normalement utilisées) ne permet pas de conclure à l'efficacité du baclofène dans ce traitement. De plus, les études cliniques comparatives en double insu versus placebo actuellement disponibles sont de courte durée (4 à 12 semaines), avec peu de patients et n'ont évalué qu'une posologie de 30 mg par jour (Addolorato 2002, Addolorato 2007, Garbutt 2010), ce qui ne permet pas de conclure à l'efficacité du baclofène dans le traitement du maintien de l'abstinence alcoolique. De plus, il existe peu de données sur la sécurité d'emploi du baclofène à des doses supérieures à celles évaluées et autorisées (celles de l'AMM), en association avec l'alcool ou en association avec un autre médicament chez les patients alcoolo-dépendants. Enfin, les données de pharmacovigilance sont essentiellement françaises et limitées en raison d'une forte sous-notification des effets indésirables survenant dans cette utilisation hors AMM. L'agence a alors mis en place un suivi national renforcé de pharmacovigilance en mars 2011 et incite les professionnels de santé et les patients à déclarer (au CRPV) les effets indésirables constatés lors de l'utilisation du baclofène dans le cadre d'une alcoolo-dépendance.

Puis en juin 2012, le point d'information de l'ANSM [78] expose les **nouvelles données relatives à l'utilisation et à la sécurité d'emploi du baclofène dans le traitement de l'alcoolo-dépendance.** L'efficacité du baclofène dans l'alcoolo-dépendance n'est toujours pas démontrée à ce jour même si de nouvelles données observationnelles montrent des **bénéfices cliniques chez certains patients.** Cependant, ces données ne permettent pas de définir la fourchette thérapeutique optimale, ni le schéma d'adaptation des doses. L'agence rappelle que « la prise en charge de l'alcoolo-dépendance implique une approche globale par des médecins expérimentés dans le suivi de ce type de patients dépendants. Le recours au baclofène doit être considéré au cas par cas ; avec une adaptation posologique individuelle afin de garantir dans le temps la dose utile pour chaque patient ». De plus, il doit y avoir une surveillance rapprochée de la réponse thérapeutique et de la survenue d'éventuels effets indésirables. Les résultats du premier bilan annuel de pharmacovigilance n'apportent aucun signal remettant en cause la poursuite de l'utilisation du baclofène dans cette indication mais présument d'une sous-notification des effets indésirables, rendant **non évaluable le profil de sécurité** de l'utilisation du baclofène dans cette indication.

Finalement, **une Recommandation Temporaire d'Utilisation (RTU) est accordée, après l'avis favorable de la Commission Nationale Informatique et Libertés (CNIL), par l'Agence Nationale de Sécurité du Médicament (ANSM), en mars 2014, pour le baclofène dans le traitement de l'alcoolo-dépendance**. [79] [80] En effet, l'ANSM a estimé que l'utilisation du baclofène pouvait permettre de répondre à un besoin thérapeutique non couvert (échec des autres thérapeutiques disponibles) et que le rapport bénéfice/risque pouvait être présumé favorable. La RTU est une procédure dérogatoire et exceptionnelle destinée à encadrer et sécuriser des prescriptions non conformes à l'AMM en attendant les résultats des études en cours. Elle est valable 3 ans. Elle offre un cadre d'utilisation sécurisé aux médecins et aux patients.

La RTU est assortie d'**un protocole de suivi des patients** [81] (téléchargeable sur le site de l'ANSM) qui définit **les modalités pratiques de prescription, de délivrance, d'administration et de surveillance** des patients, qui doivent être par ailleurs accompagnés d'une prise en charge psycho-sociale. Le protocole décrit les modalités de **recueil des données** issues de cette surveillance (notamment les données d'efficacité, de sécurité d'emploi et les conditions réelles d'utilisation du médicament dans l'indication

64

dérogatoire visée par la RTU) afin d'améliorer la connaissance sur le médicament et d'inciter le laboratoire à déposer une demande d'extension d'indication.

Les modalités de prescription, de dispensation et d'administration:

Dans le cadre de la RTU, le baclofène pourra être **prescrit après échec des autres traitements disponibles** chez les patients alcoolo-dépendants dans les <u>deux indications</u> suivantes :

- Aide au maintien de l'abstinence après sevrage chez des patients dépendants à l'alcool ;
- Réduction majeure de la consommation d'alcool jusqu'au niveau faible de consommation tel que défini par l'OMS chez des patients alcoolo-dépendants à haut risque.

D'autres traitements du maintien de l'abstinence alcoolique ne doivent pas être prescrits en même temps que le baclofène. Cependant, tout autre traitement peut être prescrit selon l'état du patient, en tenant compte du risque d'interactions médicamenteuses.

<u>Les contre-indications</u> à la prescription sont principalement :

- Présence de troubles neurologiques ou psychiatriques graves (épilepsie ou maladie de parkinson non contrôlées, schizophrénie, troubles bipolaires ou dépression sévère) ;
- Insuffisance rénale, cardiaque, pulmonaire ou hépatique sévère ;
- Porphyrie ;
- Intolérance au baclofène ou à ses excipients ou allergie au blé ;
- Addiction à d'autres psychotropes (sauf tabac et alcool) ;
- Femmes enceintes (les femmes en âge de procréer doivent avoir une contraception efficace) ;
- Conduite de véhicules ou utilisation de machines pendant la période d'ajustement posologique ;
- Situation sociale rendant le suivi aléatoire.

En résumé, en dehors de l'allergie et de la grossesse, les contre-indications sont des pathologies sévères, non contrôlées.

La restriction de prescription à des malades souffrant de troubles psychiatriques pose question car la majorité des patients alcooliques en souffre à des degrés divers. Les psychiatres souhaiteraient pouvoir prescrire ce traitement à leurs patients dans le cadre de la RTU et à des doses possiblement supérieures à 180mg/j.

<u>La posologie</u> quotidienne initiale devra être débutée à 15 mg par jour avant une augmentation très progressive (+5 mg par jour, puis +10 mg par jour) par paliers de 2-3 jours jusqu'à obtention d'une éventuelle réponse clinique (effet attendu). Cette réponse et son délai d'apparition sont très variables d'un patient à l'autre et nécessitent un suivi rapproché. Selon la survenue d'effets indésirables, la posologie pourra être stabilisée ou diminuée progressivement. Tous les détails pratiques sont développés dans le protocole de suivi.

A partir de la posologie de 120 mg/jour, un deuxième avis doit être sollicité auprès d'un collègue expérimenté dans la prise en charge de l'alcoolo-dépendance (psychiatre, addictologue ou tout médecin ayant une formation et une expérience particulière dans le champ de l'alcoolo-dépendance).

Pour toute posologie supérieure à 180 mg/j (120 mg/j si patient de plus de 65 ans), un avis collégial au sein d'un CSAPA (Centre de Soins d'Accompagnement et de Prévention en Addictologie) ou d'un service hospitalier spécialisé en addictologie est requis.

Dans le cadre de cette RTU, la posologie de 300 mg/jour ne devra jamais être dépassée.

La dose efficace de baclofène est très variable d'un individu à l'autre. Elle varie de 30 à plus de 400 mg/j. D'après l'enquête « baclofène et alcoolisme » menée fin 2012, 64% des personnes ont besoin d'une dose supérieure à 120mg/j et près de 30% d'une dose supérieure à 200mg/j.

La RTU ne précise pas dans quelle mesure le prescripteur peut adapter les horaires des prises ou les doses (comprimés supplémentaires à la posologie prescrite de base, que le patient peut prendre en fonction de son *craving*).

Une fois l'objectif atteint, une diminution de posologie doit être envisagée et régulièrement réévaluée, chaque patient devant bénéficier de la **posologie minimale efficace adaptée**. Chez les patients ne présentant aucune réponse clinique, le traitement devra être arrêté de manière progressive afin d'éviter un syndrome de sevrage.

Les effets indésirables rapportés avec le baclofène dans le traitement de l'alcoolo-dépendance sont très fréquents (plus de 80% des patients traités) et ils s'ajoutent aux effets indésirables décrits dans le RCP dans le cadre de l'AMM. Ce sont notamment :

- Des troubles neuropsychiatriques (sédation, paresthésies, acouphènes, troubles dépressifs, comportement suicidaire, syndrome confusionnel, vertiges, étourdissements, troubles de l'équilibre, décompensation maniaque, trouble du sommeil, crises convulsives, syndrome de sevrage) ;
- Des fractures, chutes et accidents de la voie publique ;
- Des troubles gastro-intestinaux (nausées, diarrhées, vomissements, douleurs abdominales, anorexie, constipation, sécheresse buccale) ;
- Des troubles cutanés (érythème, urticaire, hyperhydrose) ;
- Des troubles musculo-squelettiques (hypotonie, myalgies, crampes, contractures) ;
- Des troubles rénaux et urinaires (dysurie, pollakiurie, incontinence) ;
- Des troubles cardio-vasculaires (hypotension, bradycardie) ;
- Des troubles métaboliques (hypertriglycémie, effet sur la glycémie, effet sur le poids) ;
- Des troubles respiratoires (syndrome d'apnée du sommeil, troubles pulmonaires).

Les interactions médicamenteuses avec le baclofène : le risque de chute est important lors de l'utilisation du baclofène (sédation, hypotension, hypotonie, vertiges), l'utilisation de médicaments majorant ce risque doit être évitée dans la mesure du possible (médicaments antihypertenseurs, sédatifs, etc.). L'effet sédatif est également majoré en cas de consommation d'alcool.

La prescription doit comporter **la mention « Prescription hors AMM »**. La durée de prescription est de **1 mois maximum.**

Les prescriptions dans le cadre des RTU peuvent donner lieu à remboursement, après avis de la HAS. Pour l'instant, le baclofène utilisé dans le cadre de cette RTU ou hors AMM, reste **non remboursé.**

Les modalités de suivi des patients et de recueil des données relatives au patient :

Une **fiche de suivi** médical spécifique à chacune des visites (fiche d'initiation du traitement ou fiche d'entrée dans le suivi dans le cadre de la RTU pour les patients déjà sous traitement par baclofène, puis fiche de suivi) doit être complétée et transmise, par le prescripteur, dans le cahier de recueil de données, par voie informatique sécurisée (avec *log in* et mot de passe) sur le portail électronique dédié https://www.rtubaclofene.org. La collecte de ces données "en vie réelle" et leur synthèse complètera les résultats des essais cliniques. Ces informations confidentielles seront analysées par les laboratoires pharmaceutiques et régulièrement transmises à l'ANSM qui assure la surveillance nationale de l'utilisation du baclofène.

Lors de la visite initiale, le patient doit être informé de l'absence de conformité à l'AMM de la prescription, de l'absence d'alternative médicamenteuse appropriée, des risques encourus et des contraintes et bénéfices susceptibles d'être apportés par le médicament, des modalités de signalement des effets indésirables, ainsi que des conditions de prise en charge par l'assurance maladie. Cette information permet au patient de faire un choix éclairé sur le traitement (cf « note d'information destinée au patient dans le cadre de la RTU » à remettre au patient avant toute prescription).

Les consultations doivent être bi-mensuelles pendant la phase de progression posologique, puis ensuite au minimum mensuelle jusqu'à l'arrêt du traitement. Chaque mois, **une attestation mensuelle de traitement** est à remettre au patient.

Les données recueillies à chaque consultation portent notamment sur l'évaluation de la consommation d'alcool, l'évaluation du *craving*, les résultats des dosages des transaminases et GGT et les effets indésirables développés par le patient.

Les effets indésirables graves ou qui sont considérés d'intérêt particulier, suspectés d'être en lien avec l'utilisation du médicament doivent être signalés auprès du centre régional de pharmacovigilance (CRPV) via le formulaire Cerfa prévu à cet effet.

L'arrêt du traitement se fait grâce à une diminution posologique par paliers progressifs (10 à 15 mg tous les 2 jours) en 1 à 4 semaines. La raison de l'arrêt doit être notée sur la fiche de suivi.

En résumé,

> Le baclofène Liorésal® est un myorelaxant d'action centrale, agoniste sélectif des récepteurs GABA-B. Il possède une AMM dans le traitement des contractures spastiques de la sclérose en plaques, des affections médullaires ou d'origine cérébrale. Il possède désormais une RTU dans le traitement de l'alcoolo-dépendance (dans l'aide au maintien de l'abstinence après sevrage chez des patients dépendants à l'alcool et dans la réduction majeure de la consommation d'alcool jusqu'au niveau faible de consommation tel que défini par l'OMS chez des patients alcoolo-dépendants à haut risque) en cas d'échec des traitements de référence. Toutes les modalités de prescription, de dispensation, d'administration, de suivi et de recueil des données relatives au patient sont décrites dans le document téléchargeable sur le site de l'ANSM : « Recommandation temporaire d'utilisation (RTU) du baclofène dans l'alcoolo-dépendance. Protocole de suivi des patients ». Le baclofène, par son action sur les récepteurs GABA, entraine une indifférence du patient vis-à-vis de l'alcool.

L'instauration et l'arrêt du traitement doit se faire progressivement. L'augmentation posologique doit se poursuivre jusqu'à l'obtention de l'effet recherché (indifférence vis-à-vis de l'alcool) mais avec un maximum autorisé à 300mg/j. Elle doit être adaptée en fonction de la tolérance. Il existe une forte variation interindividuelle de la dose efficace. Un encadrement médical rapproché est nécessaire au bon suivi du patient, notamment lors de la phase de montée posologique.

Le baclofène doit être pris en 3 prises par jour, pendant les repas. La durée de traitement optimale n'est pas encore définie.

Il a une faible métabolisation hépatique ce qui permet la prescription chez les patients cirrhotiques. Cependant, l'insuffisance hépatique sévère est une contre-indication à son utilisation, ainsi que les autres pathologies (neuropsychiatriques, rénales, cardiaques et pulmonaires) sévères non contrôlées. Le baclofène est contre-indiqué pendant la grossesse et les femmes en âge de procréer doivent utilisées une contraception efficace. La conduite d'un véhicule et l'utilisation de machines est fortement déconseillé en début de traitement.

Les effets indésirables sont nombreux et, dans le cadre du traitement de l'alcoolo-dépendance, sont différents de ceux décrits dans le RCP dans le cadre de l'AMM. Les effets indésirables le plus souvent rapportés sont des troubles neurologiques, psychiatriques et gastro-intestinaux. La vitesse d'augmentation posologique doit être adaptée aux effets indésirables ressentis par le patient. Certains risques apparaissent lors d'une utilisation à fortes doses tels que la décompensation maniaque, la dépression et le passage à l'acte suicidaire, le risque convulsif, ainsi que toutes les formes d'abus. Ces effets indésirables limitant doivent être étroitement surveillés.

Il existe de nombreuses précautions d'emploi notamment chez les patients insuffisants rénaux ou chez ceux ayant des ATCD de troubles neuropsychiatriques, ainsi que chez les épileptiques (abaissement du seuil épileptogène).

La surveillance comporte le dosage des transaminases et GGT, de la glycémie chez les diabétiques, de la surveillance des fonctions respiratoires et cardio-vasculaires chez les patients à risque cardio-pulmonaire.

Les interactions médicamenteuses sont nombreuses : les médicaments qui augmentent le risque sédatif, qui diminuent le seuil épileptogène, qui provoquent une hypotension artérielle, une hypotonie musculaire, une dépression, un ulcère gastroduodénal, etc. Il faut prendre en compte les interactions avec la lévodopa, le lithium, la mémantine, les antidépresseurs tricycliques, etc.

2. Le nalméfène Selincro® [82] [83] [84]

Le nalméfène (nalmefene hydrochloride dihydrate) a une structure très proche de la naltrexone. C'est un **modulateur du système opioïde**. Il a une activité **antagoniste sur les récepteurs mu** et delta et une activité agoniste partielle sur les récepteurs kappa. Il a une action sur le système cérébral de la récompense et permettrait ainsi de réduire l'envie de boire et donc la consommation d'alcool.

Le nalméfène administré par voie orale est rapidement absorbé. Son absorption est augmentée et légèrement retardée lorsqu'il est pris avec des aliments à forte teneur en graisses, mais il est peu probable que cette modification soit cliniquement pertinente. Il est largement distribué dans l'organisme (Vd = 3200L) et sa fixation aux protéines plasmatiques est de 30%. Il passe facilement la barrière hémato-encéphalique. Le nalméfène est rapidement métabolisé, principalement en nalméfène-3-O-glucuronide, majoritairement par l'intervention de l'enzyme UGT2B7 (UDP-Glucuronosyltransferase-2B7) et dans une moindre mesure par les enzymes UGT1A3 et UGT1A8. Ses métabolites n'ont qu'une très faible activité. Il est également métabolisé pour une faible part en nalméfène-3-O-sulfate, qui a une activité identique au nalméfène, par le CYP3A4/5. Le nalméfène et ses métabolites sont majoritairement éliminés par voie rénale. Sa demi-vie est d'environ 12,5h. Le nalméfène présente un coefficient d'extraction hépatique élevé.

Le nalméfène est indiqué pour aider à <u>réduire la consommation d'alcool</u> chez les adultes présentant une dépendance à l'alcool et ayant une consommation à haut risque, c'est à dire qui consomment plus de 60 g par jour (pour les hommes) et plus de 40 g par jour (chez les femmes). Ces personnes ne doivent **pas présenter de symptômes physiques de sevrage et ne doivent pas nécessiter un sevrage immédiat.** Le nalméfène doit être prescrit **en association avec un suivi psychosocial continu** axé sur l'observance thérapeutique et la réduction de la consommation d'alcool. Le nalméfène doit être initié uniquement chez les patients pour lesquels une consommation d'alcool à risque élevé persiste 2 semaines après l'évaluation initiale (cf les modalités de prise).

Le nalméfène apporte une <u>nouvelle option thérapeutique</u> dans le traitement de l'alcoolo-dépendance, mais surtout il apporte un nouveau projet de soins fondé non pas sur le sevrage alcoolique complet mais sur la **réduction de la consommation quotidienne.** La réduction de la consommation d'alcool peut être un objectif intermédiaire sur la voie de l'abstinence.

La commission européenne a délivré une **AMM européenne pour Selincro® le 25 février 2013.** Le Selincro® devrait être commercialisé, sous forme de comprimés dosés à 18mg, dans les premiers pays européens mi-2013. Un plan de pharmacovigilance accompagnera la commercialisation du médicament. En France, l'ANSM n'a pas délivré d'AMM française pour le Selincro® pour le moment. La HAS a considéré que le service médical rendu était modéré et l'amélioration du service médical rendu mineur. Les modalités de prix et de remboursement restent à définir. Il n'y aura pas de restriction de prescripteur. Une procédure de suivi du médicament en vie réelle sera mise en place pour faire une réévaluation à un an.

<u>Evaluation de l'efficacité et de la sécurité d'emploi (études) :</u> [85]

Deux études préliminaires de Mason ont étudié, pendant 12 semaines, l'efficacité du nalméfène à plusieurs dosages (de 10 à 80 mg) vs placebo dans la réduction de la consommation d'alcool chez un petit nombre de patients. Les résultats montrent une diminution du nombre de verres consommés dans les groupes nalméfène (sans différence significative selon les dosages utilisés) et un plus faible taux de rechute comparé aux groupes placebo. La tolérance du nalméfène a été jugée acceptable.

Une autre étude avec la même méthodologie, a porté sur 270 patients traités par nalméfène 5, 20, 40 mg ou placebo, associé à un renforcement motivationnel. Tous les patients ont diminué leur consommation d'alcool (diminution du nombre de jours de forte consommation et du *craving*) mais sans différence significative entre les groupes. Il a été observé un plus fort nombre de sorties d'essai dans les groupes traités par nalméfène mais sans différence significative. Les effets indésirables les plus fréquents sont l'insomnie, les vertiges, la confusion et les nausées. Les résultats de ces études préliminaires sont contradictoires.

Une autre étude de 2007 a évalué l'efficacité du nalméfène dans la réduction des fortes consommations d'alcool. Le traitement n'a pas été donné systématiquement, à dose fixe, mais **a été pris à la demande,** juste avant la consommation d'alcool. Cette étude inclut 403 patients ayant des difficultés à contrôler leur consommation répartis en 2 groupes : nalméfène 10 à 40 mg/jour ou placebo. Le suivi a duré 28 semaines. Dans tous les cas, une intervention psychosociale été associée. La consommation d'alcool a diminué dans les 2 groupes mais significativement plus dans le groupe nalméfène, cependant cette diminution de consommation reste modeste. Cette diminution de consommation a été évaluée par le nombre moyen de jours de forte consommation par mois, le nombre de verres par semaine et le nombre de verres par jour. Le taux plasmatique d'enzymes hépatiques (ALAT et GGT) a été davantage diminué dans le groupe traité par nalméfène. A la fin de ce suivi, 57 patients du groupe nalméfène ont été à nouveau randomisés sous placebo ou nalméfène pour un nouveau suivi de 24 semaines. Les sujets sous placebo ont réaugmenté leur consommation. Les patients sous nalméfène ont maintenu leur résultat. Les effets indésirables les plus fréquents qui ont été observé sont les nausées, les malaises, l'insomnie, la fatigue, les vertiges et la confusion.

Une étude de Drobes a étudié **l'effet de la naltrexone et du nalméfène** (2 médicaments antagonistes des opioïdes) **sur le *craving* et les effets subjectifs après ingestion d'une dose modérée d'alcool** chez des sujets alcoolo-dépendants non traités et des buveurs sociaux. Les patients ont été répartis en groupes : naltrexone 50mg/j, nalméfène 40mg/j et placebo. Le traitement a été donné pendant 7 jours avant la prise d'alcool. Les patients ont ensuite étaient mis en situation où ils ont reçus un verre d'alcool (0,4 mg / kg pour les hommes, 0,34 mg / kg pour les femmes). Les effets de la dose d'alcool sur le désir subjectif, la stimulation et la sédation ont été mesurés avant d'avoir libre accès à l'alcool. Les patients alcoolo-dépendants ont ressenti un *craving* plus important que les buveurs sociaux avant et après la consommation d'alcool et une stimulation induite par l'alcool plus importante. Les 2 médicaments ont supprimé l'augmentation initiale de *craving* induit par l'alcool et de la stimulation chez des personnes alcooliques qui ne tentent pas activement de réduire leur consommation.

Les études ayant permis l'obtention de l'AMM européenne du selincro® sont des études cliniques contrôlées et randomisées, en double aveugle vs placebo, sur une période de 6 à 12 mois.
Les patients ont été sélectionné lors d'une visite de sélection, ils devaient avoir une consommation d'alcool à haut risque mais pas d'antécédents de delirium tremens, d'hallucinations, de convulsions, de comorbidités psychiatriques significatives ou d'anomalies significatives de la fonction hépatique, et ne pas présenter de symptômes de sevrage. Puis une deuxième visite, 2 semaines plus tard, a permis de choisir les patients qui auront maintenu une consommation à risque élevé comme la population cible, et seront alors randomisés.
Deux études (**ESENSE1 et ESENSE2**) évaluent le traitement pendant 6 mois et il y a une étude sur un an. Au total, les études incluaient 1 941 patients, dont 1 144 traités par Selincro® 18 mg selon un schéma posologique dépendant des besoins du patient. Le traitement qui était prescrit en fonction des besoins du patient, a entraîné une prise de Selincro® en moyenne un jour sur deux.
Le Selincro® était initié en même temps qu'un suivi psychosocial (type BRENDA).
L'efficacité de Selincro® a été mesurée sur deux critères principaux d'évaluation : la modification, entre l'état initial et 6 mois, du **nombre de jours de consommation excessive par mois** (HDD : *Heavy Drinking Days*) (c'est-à-dire un jour où la consommation était ≥ 60 g d'alcool pur chez l'homme et ≥ 40 g chez la femme) et la modification, entre l'état initial et 6 mois, de la **consommation totale d'alcool par jour** (TAC : *Total Alcohol Consumption*).
Dans toutes ces études, la proportion de patients étant sortis de l'étude était supérieure dans le groupe Selincro® par rapport au groupe placebo.
La diminution des HDD et de la TAC dans les 3 études ont été significativement plus importante dans les groupes nalméfène comparé aux groupes placebo. Il est montré une **réduction de 40% de la consommation d'alcool dès le premier mois et de 60% à 6 mois**. Cela prouve l'efficacité du nalméfène dans la réduction de consommation d'alcool chez des patients n'ayant pas réussi à diminuer leur consommation entre la sélection et la randomisation (c'est-à-dire avec une aide non pharmacologique).
Les limites de l'étude sont les critères de sélection des patients, l'étude n'est pas faite sur la population totale mais sur une population cible dont les analyses ont été faites à postériori.

Les effets indésirables rapportés sont les suivants:

- Les troubles du métabolisme et de la nutrition : Diminution de l'appétit et perte de poids (fréquent) ;
- Les affections psychiatriques : Insomnie (très fréquent) ; troubles du sommeil, état confusionnel, impatiences, baisse ou perte de la libido (fréquent) ; hallucination (auditives, tactiles, visuelles et somatiques), dissociation (fréquence indéterminée) ;
- Les affections du système nerveux : sensation de vertige, céphalée (très fréquent) ; somnolence, tremblements, perturbation de l'attention, paresthésie et hypoesthésie (fréquent) ;
- Les affections cardiaques : tachycardie, palpitations (fréquent) ;
- Les affections gastro-intestinales : nausées (très fréquent) ; vomissements, sécheresse buccale (fréquent) ;
- Les affections de la peau et du tissu sous-cutané : hyperhidrose (fréquent) ;
- Les affections musculo-squelettiques : contractures musculaires (fréquent) ;
- Les troubles généraux : asthénie, malaises, sensation d'état anormal (fréquent).

La fréquence des effets indésirables est classée comme suit : très fréquent ($\geq 1/10$), fréquent ($\geq 1/100$ à < 1/10), peu fréquent ($\geq 1/1\,000$ à < 1/100), rare ($\geq 1/10\,000$ à < 1/1\,000$), très rare (< 1/10\,000$), ou fréquence indéterminée (ne peut être estimée sur la base des données disponibles).

Les effets indésirables les plus fréquents (nausées, sensations vertigineuses, insomnies et céphalées) ont été dans leur majorité **d'intensité légère ou modérée**. Ils sont survenus **à l'initiation du traitement et ont été de courte durée.** La plupart des effets indésirables ont disparu lors de la poursuite du traitement. Des états confusionnels et, rarement des hallucinations ou dissociations ont été rapportés dans les études cliniques.

La majorité de ces effets étaient d'intensité légère ou modérée, survenaient à l'initiation du traitement et étaient de courte durée (de quelques heures à quelques jours), faisant penser à une psychose alcoolique, un syndrome de sevrage alcoolique ou un trouble psychiatrique comorbide.

En cas de surdosage :

Certaines études ont utilisé des doses de nalméfène allant jusqu'à 90 mg/jour pendant 16 semaines ou encore 108 mg/jour pendant plus de 2 ans. Il n'a pas été observé de modification des effets indésirables dans ce contexte, cependant les données sont limitées.
De plus, il a été rapporté que la prise d'une seule dose de 450 mg de nalméfène n'a entraîné de modification ni de la pression artérielle, ni du rythme cardiaque, ni du rythme respiratoire ni de la température corporelle.
La prise en charge d'un surdosage repose sur une surveillance médicale et un traitement symptomatique.

Les contre-indications sont :

- Patients ayant une hypersensibilité à la substance active ou à l'un des excipients (intolérance au galactose, déficit en lactase ou syndrome de malabsorption du glucose et du galactose (maladies héréditaires rares) ;
- Patients prenant des analgésiques opioïdes, ayant des antécédents récents de dépendance aux opioïdes, présentant des symptômes aigus du syndrome de sevrage aux opioïdes ou patients pour lesquels une consommation récente d'opioïdes est suspectée (antagonisme d'effet);

- Patients présentant une insuffisance hépatique sévère ou une insuffisance rénale sévère ;
- Patient ayant un antécédent récent de syndrome de sevrage aigu à l'alcool (incluant hallucinations, convulsions et delirium tremens).

Précautions d'emploi :

En cas **d'administration d'opioïdes** programmée (par exemple, utilisation d'analgésiques opioïdes lors d'une intervention chirurgicale programmée), le traitement par nalméfène doit être interrompu une semaine avant l'administration prévue d'opioïdes. Lorsque des opioïdes doivent être administrés en urgence à un patient sous nalméfène, la dose d'opioïdes utilisée doit être plus importante pour obtenir l'effet désiré et doit être déterminée au cas par cas. Une étroite surveillance du patient (et notamment les symptômes de dépression respiratoire) doit être mise en place.

Le nalméfène n'a pas été étudié chez des patients atteints de **troubles psychiatriques instables**. Il convient d'être prudent lors de la prescription de nalméfène chez des patients atteints d'une pathologie psychiatrique en cours (un trouble dépressif majeur par exemple).

Les données sont limitées chez les patients ayant des **antécédents de crises convulsives**, y compris les convulsions liées au sevrage alcoolique. La prudence est recommandée à l'initiation du traitement par nalméfène chez ces patients.

Le nalméfène est majoritairement métabolisé par le foie et principalement excrété dans les urines. Il convient d'être prudent et de mettre en place un suivi plus rapproché (avec des contrôles plus fréquents) chez les patients souffrant d'une **insuffisance hépatique légère ou modérée ou souffrant d'une insuffisance rénale légère ou modérée.** Cependant, aucune adaptation posologique n'est nécessaire. De plus, il faut être particulièrement vigilant chez les patients ayant un taux plasmatique de transaminases (ALAT et/ou ASAT) supérieur à 3 fois la limite supérieure de la normale car ces patients n'ont pas été inclus dans les études.

La prudence est recommandée lorsque le nalméfène est prescrit **chez des patients âgés de plus de 65 ans** car les données cliniques sont limitées chez ce type de patients. Cependant, aucun ajustement posologique n'est recommandé chez ces patients.

L'utilisation du nalméfène n'est recommandée ni **chez la femme enceinte** (peu de données) ni **chez la femme allaitante** (excrétion du nalméfène et de ses métabolites dans le lait chez l'animal).

Aucune donnée sur la sécurité et l'efficacité du nalméfène **chez les enfants de moins de 18 ans** n'est disponible.

Le nalméfène n'évite pas les effets enivrants de l'alcool.

Interactions médicamenteuses :

L'association avec des médicaments puissants **inhibiteurs de l'enzyme UGT2B7** (par exemple, diclofénac, fluconazole, acétate de médroxyprogestérone, acide méclofénamique) peut significativement augmenter l'exposition au nalméfène. Des conséquences sont peu probables lors d'une utilisation occasionnelle mais il faut prendre en compte l'augmentation potentielle de l'exposition au nalméfène en cas de traitement concomitant à long terme avec un inhibiteur puissant de l'UGT2B7.

Inversement, l'administration concomitante d'un **inducteur de l'UGT** (par exemple, dexaméthasone, phénobarbital, rifampicine, oméprazole) peut potentiellement induire des concentrations plasmatiques infrathérapeutiques de nalméfène.

Il y a une diminution d'efficacité des **opioïdes** pris simultanément au nalméfène (antagonisme d'effet). Le prescripteur doit prévenir les patients qu'il est important d'informer leurs professionnels de santé de la dernière prise de Selincro® en cas de nécessité d'utilisation d'opioïdes. La prudence est recommandée lors de l'utilisation de médicaments contenant des opioïdes (par exemple les analgésiques opioïdes, les traitements de substitution aux opiacés, les médicaments contre la toux …).

<u>Modalités de prise :</u>

Les modalités de prise sont calquées sur la méthodologie des derniers essais cliniques.

Avant une éventuelle instauration de traitement, le médecin doit évaluer l'état de santé général du patient, sa dépendance à l'alcool et son niveau de consommation (d'après les indications du patient).

Le patient doit alors noter sa consommation d'alcool pendant les 2 semaines suivantes. Si le patient a maintenu une consommation trop élevée malgré les conseils donnés, il est alors possible d'instaurer un traitement par nalméfène.

La prise se fait à la demande du patient, « en cas de besoin », lorsqu'il ressent l'envie de consommer de l'alcool. La prise du comprimé se fait de préférence 1 à 2h avant le moment où la personne est susceptible de commencer à boire. Il est donc nécessaire que le patient anticipe la prise d'alcool. Si le patient a commencé à boire sans avoir pris un comprimé de nalméfène, il est possible de le prendre dès que possible.

La prise de nalméfène peut être quotidienne mais la **dose maximale est de 1 seul comprimé (de 18mg) par jour**.

Les données relatives à l'utilisation de ce traitement sont issues d'études menées sur 6 mois à 1 an. Au-delà de cette durée, il faut donc être prudent sur l'utilisation de ce traitement.

Le comprimé de selincro® doit être administré par voie orale, il doit être avalé entier sans être divisé ni écrasé (le nalméfène peut provoquer au contact direct de la peau une réaction cutanée).

En résumé,

> Le nalméfène Selincro® est un modulateur du système opioïde (activité antagoniste sur les récepteurs mu et delta et activité agoniste partielle sur les récepteurs kappa). Il est indiqué pour aider à <u>réduire la consommation d'alcool</u> chez les patients ayant une consommation à haut risque et ne présentant pas de symptômes de sevrage. Il doit être initié uniquement chez les patients qui n'ont pas réussi, 2 semaines après l'évaluation initiale, à réduire leur consommation d'alcool malgré les conseils donnés. Il possède une AMM européenne et sera prochainement commercialisé en France.
>
> <u>La prise</u> se fait à la demande du patient, « en cas de besoin », lorsqu'il ressent l'envie de consommer de l'alcool. La prise peut être quotidienne mais la dose maximale est de 1 seul comprimé (18mg) par jour.

Les effets indésirables les plus fréquents sont des nausées, des vertiges, des insomnies et des céphalées. Les effets indésirables observés ont été dans leur majorité d'intensité légère ou modérée, sont survenus à l'initiation du traitement et ont été de courte durée.

Les contre-indications sont les patients ayant un antécédent récent de syndrome de sevrage aigu à l'alcool, une insuffisance hépatique ou rénale sévère, une hypersensibilité au produit ou aux excipients.

Des précautions doivent être prises chez les patients atteints de troubles psychiatriques instables ou d'un trouble dépressif majeur et en début de traitement chez les patients ayant des antécédents de crises convulsives. En cas d'insuffisance hépatique ou rénale légère ou modérée, aucune adaptation posologique n'est nécessaire mais cependant le suivi doit être plus rapproché. L'utilisation du nalméfène n'est recommandée ni chez la femme enceinte ni chez la femme allaitante.

Les interactions médicamenteuses sont les opioïdes (analgésiques opioïdes, traitement de substitution aux opiacés, médicaments contre la toux sèche...) (antagonisme d'effet), les médicaments puissants inhibiteurs ou inducteurs de l'enzyme UGT2B7. En cas d'administration d'opioïdes programmée, le traitement par nalméfène doit être interrompu une semaine avant l'administration prévue d'opioïdes.

3. L'oxybate de sodium ou GHB (γ-hydroxy-butyrate) Alcover® [86]

L'oxybate de sodium est un sel de sodium du gamma-hydroxybutyrate (GHB), il est également appelé sodium 4-hydroxybutyrate. C'est un analogue structural du GABA. Le GHB est une substance endogène, métabolite du GABA mais peut aussi être un précurseur dans le métabolisme du GABA. Il a deux sites d'action distincts dans le SNC : les récepteurs spécifiques GHB-R (identifiés pour la première fois en 2003 et qui ont de nombreuses homologies fonctionnelles avec le récepteur GABA-B) et les récepteurs GABA-B. C'est un agoniste des récepteurs GABA-B. Il a des effets sédatifs, anxiolytiques et myorelaxants. Le GHB semble moduler directement ou indirectement l'activité d'autres neurotransmetteurs, notamment celle des systèmes dopaminergique (mésolimbiques) et sérotoninergiques centraux. Les effets sont dose-dépendants et il existe une forte variabilité interindividuelle.

Par voie orale, le GHB est rapidement absorbé et les pics de concentration plasmatiques sont atteints en 25 à 45 min. Le métabolisme hépatique est presque complet avec un effet de premier passage hépatique important (la biodisponibilité absolue du GHB est d'environ 30 %). Seuls moins de 2 % de GHB sont excrétés sous forme inchangée dans les urines. Le GHB traverse rapidement la barrière hémato-encéphalique. Il ne se fixe pas de manière significative aux protéines circulantes. Le GHB ne semble pas provoquer d'effet inducteur ou inhibiteur métabolique. Sa transformation est inhibée compétitivement par l'alcool. Son élimination est rapide, sa demi-vie plasmatique est de 20 à 30 min. Le délai et la durée d'action (entre 1 et 4 h) sont donc courts. Il n'a pas été observé de modifications pharmacocinétiques significatives chez les patients alcoolo-dépendants sans insuffisance hépatique. Cependant en cas de cirrhose et notamment avec ascite, la demi-vie est augmentée (environ 60 min), mais celle-ci reste limitée et la risque d'accumulation est faible ; il faut néanmoins utiliser des posologies faibles et maintenir une surveillance régulière.

Le GHB est un dépresseur du SNC, il est utilisé comme adjuvant anesthésique (Gamma-OH®, injectable IV) et pour diminuer les attaques de sommeil diurne dans le traitement de la narcolepsie-catalepsie (Xyrem®, solution buvable).

Il est indiqué dans le traitement de la dépendance alcoolique (sevrage et prévention de la rechute) en Italie (depuis 1991) et en Autriche (depuis 1999) sous le nom d'**Alcover®** en solution buvable. En France, il n'est pas commercialisé dans cette indication.

Le GHB sous forme de sels (de sodium ou de potassium) sous forme liquide ou sous forme de poudre est détourné de son usage. En effet, le GHB est utilisé comme drogue récréative produisant à faible dose un état de désinhibition et d'euphorie proche de l'ivresse. Cependant, à plus forte dose, il provoque un état hypnotique et des amnésies. Il est ainsi appelé « drogue du viol » car il se mélange facilement à l'alcool, est inodore et incolore et a un goût très léger.

Le GHB a également été utilisé comme complément alimentaire par les body-builders dans les années 1980 car il stimule la production d'hormone de croissance et aurait ainsi des effets anabolisants, mais cette utilisation a été interdite dans les années 1990.

<u>Les études d'évaluation de l'efficacité et de la sécurité d'emploi du GHB dans le traitement de l'alcoolisme :</u> [87]

- <u>En prévention et en traitement du syndrome de sevrage :</u>

Chez l'Homme, une étude contrôlée, en double aveugle, GHB 50 mg/kg *versus* placebo a été faite sur 23 patients. Le GHB a rapidement réduit les signes du sevrage pendant les 7 heures d'observation alors que sous placebo les signes augmentaient.

Trois études randomisées, GHB 50 mg/kg/j *versus* diazépam 0,5 à 0,75 mg/kg/j, ont été faite sur une période de 10 jours et 3 semaines. Les 2 traitements sont efficaces pour réduire les signes de sevrage. Les résultats concernant le contrôle de l'anxiété sont mitigés, en revanche le GHB semble mieux améliorer l'agitation et les signes dépressifs. Il est à noter dans ces études le faible nombre de patients inclus.

Deux méta-analyses de la collaboration Cochrane faite en 2010 [88] et 2011 [89], concluent d'abord à une efficacité du GHB 50 mg/kg/j comparé au placebo dans le traitement du syndrome de sevrage de l'alcool, mais conclut ensuite qu'**il n'y a pas assez de preuves d'efficacité et de bonne tolérance du GHB qui n'a pas mis en évidence de différences fortes par rapport au placebo, aux BZD et aux anticonvulsivants.**

Avec ce peu d'études, faites sur un faible nombre de patients, il est impossible de conclure sur l'efficacité et la tolérance du GHB dans la prévention et dans le traitement du sevrage alcoolique.

Les résultats d'une étude nomée GATE 1 incluant 127 patients et étudiant l'efficacité du GHB Alcover® dans le traitement du syndrome de sevrage sont en cours de revue par un journal scientifique international pour etre prochainement publiés.

- <u>En prévention de la rechute :</u>

Selon la première méta-analyse Cochrane, le GHB a montré une supériorité par rapport au placebo sur le taux d'abstinence à 3 mois (mais pas à 6 mois et à 1 an) ; sur la consommation contrôlée ; sur les rechutes ; sur le nombre de verres consommés par jour et sur la diminution du score de *craving*.

L'étude GATE 2, en double aveugle, inclue 314 patients alcoolo-dépendants. Elle a confirmé l'efficacité du GHB *versus* placebo dans la prévention des rechutes et le maintien de l'abstinence totale sur le long terme.

L'étude GUM (*GHB – Use and Misuse*) est une étude rétrospective longitudinale menée en Italie sur 604 patients alcoolo-dépendants sévères, dont certains présentaient des co-addictions ou des comorbidités psychiatriques marquées, traités par GHB entre 2005 et 2007 au sein de centres spécialisés d'alcoologie du Nord de l'Italie. Cette étude a confirmé l'efficacité et la sureté de l'oxybate de sodium à des doses de 50 à 100 mg/kg/jour dans le <u>traitement du syndrome de sevrage alcoolique et de l'état de manque</u> (81% des sujets traités ont été désintoxiqués avec succès) et dans <u>la prévention des rechutes et le maintien de l'abstinence</u> (plus de 75% des patients ont été abstinents ou consommateurs modérés sur un suivi de 6 et 12 mois à compter du début du traitement). Les cas de mésusages du produit ont été très limités et pratiquement absents chez les patients ne présentant pas de co-addiction. Ces patients ont pour une majorité pris le traitement à domicile. Les résultats complets de l'étude feront prochainement l'objet d'une publication dans une revue scientifique.

En 2006, dans une étude ouverte, randomisée, portant sur 86 patients, sur 12 mois, aucune différence significative n'a été montrée entre les groupes GHB, naltrexone et disulfiram sur la diminution de consommation et l'amélioration de l'abstinence.

Dans une étude randomisée de 35 patients, GHB 50 mg/kg/j *versus* naltrexone 50 mg/j, sur une durée de 3 mois, le GHB a été plus efficace sur le nombre de patients abstinents. Cependant, les reprises d'alcool dans le groupe GHB ont toujours conduit à une consommation excessive contrairement au groupe naltrexone. Dans une autre étude, il n'a pas était mis en évidence de différence entre les groupes GHB et naltrexone.

L'association GHB + naltrexone a également été étudiée, elle s'est avérée plus efficace que chacun des traitements pris séparément.

En conclusion, l'évaluation du GHB dans la prévention de la rechute chez les patients alcoolo-dépendants reste faible. Si le GHB semble plus efficace que le placebo dans le maintien de l'abstinence et notamment sur le *craving*, les études ne permettent pas de conclure.

Le GHB semble aussi efficace que la naltrexone et le disulfiram dans le traitement du maintien de l'abstinence.

Il est généralement bien toléré et le risque d'abus est faible lorsqu'il est prescrit aux doses recommandées et lorsqu'il y a une surveillance médicale continue stricte et/ou d'un membre de la famille désigné.

D'autres études avec un nombre de patients inclus plus important et avec une qualité méthodologique satisfaisante sont nécessaires pour évaluer l'efficacité du GHB *versus* placebo et *versus* les traitements de référence ou en association avec les traitements de référence dans la prévention des rechutes.

En fonction des doses, il est possible d'observer les <u>effets indésirables</u> suivants : céphalées, nausées, vomissements, vertiges (très fréquemment rapportés (19,6 % des patients à la dose de 50 mg/kg/j et 53% à la dose de 100 mg/kg/j d'après la méta analyse Cochrane), souvent légers et transitoires), sensations d'ébriété, asthénie, confusion, convulsions, agitation, hypothermie, diarrhées, rhinites, bouche séche, myalgies, insomnies, hallucinations, troubles de la conscience… Les effets indésirables, parfois graves, sont souvent associés à un usage inadapté de l'oxybate de sodium.

Une étude rétrospective sur 195 patients utilisant du GHB à forte dose (jusqu'à 300 mg/kg/j en 3 à 8 prises) depuis quelques semaines ou années a rapporté des effets indésirables légers (vertiges, vomissements, nausées) chez 81,5% des patients ; 15,4% ont présenté un effet indésirable de gravité modérée (anesthésie générale avec bradypnée, réactions psychotiques, convulsions, et surtout diarrhée) ; aucun événement grave n'a été observé et 15 % des patients ont présenté un mésusage (augmentation des posologies, épisodes d'intoxication aigüe, dépendance).

De faibles doses (de 20 à 30 mg/kg) sont susceptibles de provoquer euphorie ou au contraire somnolence et troubles de la mémoire, ce qui laisse penser que l'oxybate de sodium possède une faible marge de sécurité.

Il peut apparaitre un **syndrome de sevrage** à l'arrêt brutal du traitement. Il s'apparente cliniquement à celui de l'alcool et des médicaments sédatifs/hypnotiques. Les troubles végétatifs seraient relativement faibles et transitoires, les symptômes psychotiques plus durables. Le syndrome de sevrage à l'arrêt du traitement peut être parfois très violent avec tremblements, tachycardie intermittente, état anxieux, agitation, insomnie, hallucinations (auditives et visuelles), état confusionnel, délire, hypersudation et hypertension. Aucune crise convulsive n'a été observée, mais un décès a été signalé. Ces symptômes apparaissent 1 à 6 heures après la dernière prise, atteignant un pic au cours des 24 premières heures et peuvent persister jusqu'à 14 jours. Des symptômes de sevrage prolongés ont également été décrits, avec anxiété persistante, dépression, insomnie et déficits cognitifs, pouvant persister plusieurs mois. Le traitement de première intention est l'utilisation de BZD à fortes doses, et en 2ème intention, l'utilisation possible du baclofène comme agoniste GABA-B à doses dégressives.[90]

Il faut rappeler que le GHB est détourné de son utilisation comme drogue récréative et qu'il a un **potentiel addictogène** démontré. L'usage régulier de GHB induit une tolérance acquise et une dépendance. Selon les études, 2,6 à 14,9 % des patients ont rapportés la survenue d'un *craving* pour le GHB et un mésusage avec augmentation de sa posologie (jusqu'à 6 ou 7 fois la dose prescrite). Le mésusage du GHB est plus élevé chez les alcoolo-dépendants en rémission d'une dépendance à la cocaïne ou à l'héroïne, **l'administration de GHB chez ces patients n'est donc pas souhaitable.** Cependant, elle est possible chez les patients présentant seulement une alcoolo-dépendance ou bien ceux qui ont un traitement de substitution par méthadone.

Le surdosage de GHB induit rapidement bradycardie, myoclonies, convulsions, dépression respiratoire pouvant aller jusqu'à l'arrêt respiratoire et troubles de la conscience pouvant aller jusqu'au coma profond. Il n'existe pas d'antidote spécifique. En cas de surdosage, un traitement symptomatique et une surveillance étroite sont nécessaires. Les effets s'estompent brutalement dans les 6 à 8 heures suivant la prise de GHB.

En conclusion, l'oxybate de sodium à des doses de 50 mg/kg/j semble assez bien toléré avec des **effets indésirables fréquents mais bénins**. Cependant la question du risque de mésusage (mauvaise utilisation ou abus) est préoccupante et d'autant plus que les patients alcoolo-dépendants sont plus vulnérables vis-à-vis des conduites addictives. **L'évaluation de sa tolérance dans des études plus approfondies est nécessaire.**

Le laboratoire D&A Pharma, dont l'activité principale est le développement de traitements dans le domaine des addictions, a développé une forme solide (granulés) d'oxybate de sodium afin de limiter les risques de mésusage. Le laboratoire a déposé des dossiers d'enregistrements pour ce produit auprès de l'ANSM et d'autres pays européens en vue d'une commercialisation dans l'Union Européenne dans l'indication du sevrage et du maintien de l'abstinence alcoolique.

Une **étude clinique multicentrique de phase IIb/III est en cours** afin de confirmer l'efficacité et l'innocuité de l'oxybate de sodium sous forme solide dans le traitement de la dépendance alcoolique (sevrage et maintien de l'abstinence alcoolique) et de déterminer la dose la plus efficace et la mieux tolérée. Il s'agit d'une étude en double aveugle, randomisée, oxybate de sodium à 4 dosages différents *versus* placebo, pendant 3 mois. Elle inclut 495 patients en Europe dont 150 patients (dans une vingtaine de centres spécialisés) en France. Le recrutement des patients se fait par un numéro vert (0805 210 010) ou par courrier électronique (contact@da-pharma.com).

Le laboratoire D&A Pharma a mené **une étude d'interaction entre l'alcool** [91] (alcoolémie à 1,3 g/L) et l'oxybate de sodium **sous forme solide** (2,25 g soit une dose 30 à 80 % fois supérieure à la dose normalement prescrite) sur 24 volontaires sains. Plus d'une vingtaines de tests psychomoteurs ont été réalisés pour préciser les effets de ces substances, seules ou associées, sur les fonctions du SNC. La prise d'oxybate de sodium entraine des effets sédatifs de faible intensité, la prise d'alcool entraine des effets sédatifs plus marqués et l'association des deux n'entraine **pas de synergie ou de potentialisation tangible**. Cette étude d'interférence a affirmé le **bon profil de sécurité et de tolérance** du produit, y compris en cas de rechute et donc de prise d'alcool pendant le traitement.[92]

L'oxybate de sodium ne devrait pas être prescrit en médecine générale. Il devrait etre classé comme stupéfiant et la prescription devrait se faire sur ordonnance sécurisée (comme l'est déjà le Xyrem®).

En résumé,

L'oxybate de sodium (GHB) Alcover® est un analogue structural du GABA, agoniste des récepteurs GABA-B mais il agit également sur ses récepteurs spécifiques (GHB-R). Le GHB est un dépresseur du SNC utilisé comme adjuvant anesthésique (Gamma-OH®) et pour diminuer les attaques de sommeil diurne dans le traitement de la narcolepsie-catalepsie (Xyrem®). Il est utilisé sous forme liquide dans le traitement de la dépendance alcoolique (sevrage et prévention de la rechute alcoolique) en Italie et en Autriche (Alcover®) depuis une quinzaine d'années. Une nouvelle étude européenne sur l'efficacité et l'innocuité du produit sous forme sèche (granulés) dans le traitement de la maladie alcoolique est en cours ; elle devra permettre la demande d'une AMM française dans cette indication. La forme sèche permettra d'éviter les détournements d'usage, le GHB étant connue comme drogue récréative, également appelée « drogue du viol ».

L'oxybate de sodium devrait être utilisé à une dose de 50 mg/kg/j en 3 à 6 prises. Il existe une forte variabilité interindividuelle des effets.

Les effets indésirables les plus fréquents sont les vertiges, nausées, vomissements et céphalées. Il n'y a pas de synergie des effets indésirables, notamment sédatif, en cas de consommation concomitante d'alcool.

L'arrêt du traitement doit se faire progressivement afin d'éviter l'apparition d'un syndrome de sevrage.

En raison de son potentiel addictogène, son utilisation devrait être déconseillée chez les personnes présentant des troubles psychiatriques ou ayant des antécédents de dépendance à la cocaïne ou à l'héroïne (sauf s'il y a un traitement de substitution en place) et un suivi étroit des patients devra etre réalisé du fait du potentiel addictogène du GHB et de la vulnérabilité des patients alcoolo-dépendants au mésusage des substances psychoactives.

En cas de cirrhose (notamment avec ascite), une adaptation posologique et une surveillance accrue sont nécessaires.

C. Les autres molécules à l'étude [93]

D'autres molécules sont testées dans le traitement de l'alcoolo-dépendance (dans la prévention des rechutes alcooliques et/ou dans le traitement du syndrome de sevrage). C'est le cas du topiramate Epitomax®, de la gabapentine Neurontin®, de l'ondansétron Zophren®, ou encore de l'aripiprazole Abilify®.

Les antiépileptiques GABAergiques :

Le topiramate et la gabapentine [94] sont des antiépileptiques GABAergiques. Ils seraient efficaces dans le maintien de l'abstinence alcoolique mais aussi dans le traitement du sevrage (au même titre que les anticonvulsivants déjà employés en pratique). De nombreuses études ont été menées sur l'efficacité des antiépileptiques GABAergiques dans le traitement de l'alcoolisme ; le topiramate semble le plus prometteur.

Le topiramate augmente la neurotransmission gabaergique et antagonise les récepteurs du glutamate de type AMPA et kaïnate au niveau du nucléus accumbens, ce qui réduit la libération de dopamine du « système de récompense ». Le blocage de ces récepteurs pourrait **réduire les rechutes associées aux stimuli conditionnés**. De plus, le topiramate inhibe faiblement l'anhydrase carbonique présente dans le SNC. Cette enzyme est responsable de la conversion du dioxyde de carbone en acide carbonique, substance chimique jugée responsable du goût plaisant des boissons gazeuses. En inhibant cette enzyme, le goût de la bière et des autres boissons gazeuses devient déplaisant.

Le topiramate est peu métabolisé. De ce fait, il entraine peu d'interactions d'ordre pharmacocinétique et peut donc être plus aisément utilisé chez les patients souffrant d'insuffisance hépatique.

Il a été évalué chez des patients alcoolo-dépendants *versus* placebo dans quelques essais à court terme qui montrent son efficacité sur la consommation d'alcool (réduction de la consommation par jour, du nombre de verres par jour de consommation, du nombre de jours de forte consommation, du taux plasmatique de GGT, du *craving* et augmentation des jours d'abstinence, de la sensation de bien-être et de la qualité de vie). Une méta-analyse de 2010 a conclu que le topiramate était plus efficace que le placebo en réduisant le pourcentage de jours de forte consommation (de 23,2%) et en augmentant le nombre de jours d'abstinence (de 2,9 jours). Le topiramate a également été testé *versus* le traitement de référence : la naltrexone. Aucune différence significative n'a été montrée, dans deux études randomisées, entre les groupes naltrexone et topiramate. Seule une tendance à une réduction plus forte du *craving* sous topiramate a été notée.

Les qualités neuroprotectrices du topiramate rendent une utilisation sur le long terme possible, chez des patients ayant un taux élevé de rechutes. Le topiramate aurait une action stabilisatrice supposée de la stimulation neuronale liée à l'alcoolisme chronique.

Cependant, certains effets indésirables sont préoccupants tels que les effets oculaires (myopie aigue, glaucome aigu liés au déplacement du cristallin et de l'iris vers l'avant). **La balance bénéfice-risque semble donc être défavorable dans le traitement de l'alcoolo-dépendance.**

L'ondansétron est un antiémétique sérotoninergique. C'est un antagoniste sélectif des récepteurs $5HT_3$ de la sérotonine. Ces récepteurs régulent l'activité dopaminergique du « système de récompense ».

3 essais cliniques testant l'efficacité de l'ondansétron dans le traitement du maintien de l'abstinence alcoolique sont disponibles. L'ondansétron aurait une **efficacité significative chez les patients avec un alcoolisme à début précoce** ce qui correspond aux patients de type B selon la classification de Babor.[95] Cela évoque un lien avec les caractéristiques génétiques des patients. La dose efficace n'est pas déterminée mais l'effet ne semble pas être dose-dépendant. L'ondansétron associé à un traitement de référence (naltrexone) a été testé *versus* placebo chez des patients présentant un alcoolisme à début précoce. Cette association montre une meilleure efficacité que le placebo. Des associations entre polymorphisme de gènes codant les récepteurs de neurotransmetteurs impliqués dans les conduites addictives et la réponse au traitement ont été mises en évidence dans une étude, l'ondansétron n'étant efficace que chez les patients ayant un certain **polymorphisme du gène du transporteur de la sérotonine**.

L'ondansétron est métabolisé au niveau hépatique. En cas d'insuffisance hépatique modérée ou sévère, il est nécessaire de réduire la posologie et ne pas dépasser 8 mg/j.

<u>L'aripiprazole</u> est un neuroleptique dérivé de la quinolinone indiqué dans le traitement de la schizophrénie. C'est un agoniste partiel au niveau des récepteurs dopaminergiques D_2 et des récepteurs sérotoninergiques $5HT_{1A}$; c'est aussi un antagoniste des récepteurs $5HT_{2A}$.

Les résultats des études concernant l'efficacité de l'aripiprazole dans le maintien de l'abstinence alcoolique sont variables. Certaines études ne montrent aucune différence *versus* placebo sur le nombre de jours d'abstinence, sur le nombre de sujets n'ayant pas de fortes consommations, sur le délai de reprise du premier verre. Cependant, le nombre de verres par jour de consommation a été significativement plus faible chez les patients traités par aripiprazole. L'aripiprazole pourrait être intéressant **chez les patients alcoolo-dépendants impulsifs** et contrôlant très peu leur consommation. En effet, dans une étude versus placebo, il a été montré que l'aripiprazole a permis de diminuer la consommation spontanée chez ce type de patients. Les auteurs considèrent que le médicament a permis de « casser le lien » entre le premier verre et la poursuite de la consommation. L'aripiprazole n'aurait pas d'action sur le *craving* des patients.

Du fait de sa forte métabolisation hépatique par le CYP 3A4 et le CYP 2D6, il existe de nombreuses interactions médicamenteuses avec l'aripiprazole. Les nombreuses précautions d'emploi rendent délicat son utilisation chez certains patients.

La recherche de nouveaux traitements de la maladie alcoolique permettra d'élargir l'arsenal thérapeutique existant. Les futurs traitements seront ciblés sur des profils de patients particuliers, appelés profils de patients « répondeurs » au traitement, en fonction de critères biologiques, génétiques, comportementaux, ou encore de neuro-imagerie. Cela permettra d'obtenir une meilleure réponse thérapeutique, moins de rechutes et un meilleur rapport bénéfice/risque.

Conclusion sur les traitements de la maladie alcoolique :

Les résultats sur l'efficacité des traitements disponibles (baisse de consommation d'alcool et des rechutes) semblent modestes. Cependant, **certaines molécules semblent prometteuses** dans le traitement de l'alcoolo-dépendance et viendraient élargir l'arsenal thérapeutique disponible.

Il y a un **véritable changement de paradigme concernant les objectifs et les modalités de traitement** : la réduction et le contrôle de la consommation *versus* l'abstinence totale, la prise du traitement « à la demande » du patient, le choix de la molécule guidé par des critères objectifs psychosociaux, biologiques, ...

Les perspectives de recherche dans les traitements de l'alcoolo-dépendance concernent le **profil des patients répondeurs** aux différents traitements. Cette recherche de profils de patients est faite par l'étude des données psychosociales (âge de début de l'alcoolisme, *binge drinking*, ...), des facteurs biologiques (facteurs génétiques, ...), des éléments cliniques associés (comorbidités psychiatriques, ...) ou encore des données de neuroimagerie.

Dans toutes les études publiées, tous les patients sont améliorés, quels que soient les traitements proposés, placebo compris, ce qui prouve que **l'accompagnement psycho-social** est la base de la prise en charge des conduites addictives. De même, **le rôle de l'entourage** parait primordial pour soutenir le patient dans son parcours de soin et dans l'apprentissage d'un nouveau mode de vie.

III. Le rôle du pharmacien d'officine dans la prise en charge des patients présentant un trouble lié à la consommation d'alcool. [96] [97]

L'alcool est un produit découvert et utilisé depuis très longtemps. Il a acquis une image sociale de force, de virilité, de partage, de convivialité et même, de médicament. Ces références sont ancrées dans la mémoire collective. De plus, s'y ajoute de réels effets psychotropes (euphorie, désinhibition, plaisir, anxiolyse, sédation....). Mais l'alcool est un produit à double impact. D'une part, c'est un redoutable toxique cellulaire responsable de pathologies aiguës et chroniques. D'autre part, c'est aussi un produit psychotrope, susceptible de modifier le comportement de façon ponctuelle ou durable. Pour une grande partie de la population générale, il n'existe pas de regard intermédiaire entre les effets positifs de la consommation d'alcool et la vision négative portée sur l'alcoolisme et les alcooliques. C'est peut-être pour cette raison que la société française est ambiguë sur ce problème et qu'elle encourage et facilite les multiples occasions de boire tout en rejetant voire **déniant ce dramatique problème de santé publique** que représente la consommation excessive d'alcool. En effet, en 2009 en France, l'alcool a été responsable de **49 000 décès (soit 134 décès par jour)** notamment par cancers, maladies cardio-vasculaires, pathologies digestives, pathologies mentales et comportementales ou encore par accidents, suicides et homicides. **L'alcool représente la 1ère cause de mortalité prématurée, la 2ème cause de mortalité évitable après le tabac et la 3ème cause de mortalité globale.**[98]

La consommation moyenne d'alcool en 2009 en France des personnes de plus de 15 ans est estimée à **12,4 litres** d'alcool pur par an et par habitant[99], soit **27 grammes d'alcool par jour**, soit environ trois verres. Rappelons que l'OMS estime les seuils de consommation d'alcool présentant un risque à plus de 2 verres/jour pour les femmes et 3 verres/jour pour les hommes en dehors des situations à risque particulier. La consommation des français semble donc excessive par rapport aux seuils de consommation définis comme entrainant un moindre risque.

Cette consommation est **en baisse** depuis 50 ans mais la France reste un des pays ayant le plus fort niveau de consommation d'alcool au monde. De plus, si la consommation quotidienne est en baisse, les comportements **d'alcoolisation ponctuelle importante** (cinq à six verres en une seule occasion) se sont développés depuis quelques années, notamment chez les jeunes.

Le pharmacien, en tant que professionnel de santé et ayant de nombreux contacts avec la population, a une place de choix, avec les médecins généralistes, dans la **prévention et l'information du « risque alcool »**. Par ces nouvelles missions, le pharmacien a pour rôle de **dépister précocement** les buveurs excessifs et de leur proposer une **« intervention brève »** dans le but de prévenir les risques pour leur santé et de réduire les dommages induits par une consommation d'alcool excessive. Les patients susceptibles de présenter une alcoolo-dépendance doivent être, quant à eux, orientés vers des professionnels et/ou des structures adaptés pour une prise en charge optimale.

A. Le rôle du pharmacien dans la prise en charge du patient ayant des problèmes d'alcool : les obligations, les avantages, les inconvénients et les obstacles.

Le pharmacien a des devoirs professionnels qui sont définis dans le Code de la Santé Publique (CSP)[100] et le code de déontologie. Certains articles s'appliquent au rôle du pharmacien dans la prévention du « risque alcool » :

Art R. 4235-2 du CSP : « le pharmacien exerce sa mission dans le respect de la vie et de la personne humaine. Il doit contribuer à **l'information et à l'éducation du public en matière sanitaire et sociale**. Il contribue notamment à la **lutte contre la toxicomanie**, les maladies sexuellement transmissibles et le dopage » ;

Art R. 4235-5 du CSP: « le **secret professionnel** s'impose à tous les pharmaciens dans les conditions établies par la loi ». En effet, la confidentialité est indispensable afin de pouvoir discuter de sujets « sensibles » et d'obtenir la confiance des patients.

Art R. 4235-8 du CSP : « les pharmaciens sont tenus de **prêter leur concours aux actions entreprises par les autorités compétentes en vue de la protection de la santé** ».

La loi HPST « Hôpital, Patients, Santé et Territoires » du 21 juillet 2009 donne de nouvelles perspectives aux missions et au rôle du pharmacien d'officine, qu'elle consacre comme un acteur à part entière du système de soins. Ainsi, l'article L. 5125-1-1 A du CSP définit les missions des pharmaciens d'officine. Il mentionne qu'ils "**contribuent aux soins de premier recours**" (qui englobent notamment l'éducation pour la santé, la prévention et le dépistage) et "**peuvent participer à l'éducation thérapeutique et aux actions d'accompagnement de patients**". Ils participent également « **à la coopération entre professionnels de santé** ».

Le pharmacien a un rôle important à jouer dans la sensibilisation et l'information du public, la prévention et le dépistage des maladies. Pour cela, il peut s'y impliquer notamment en :
- participant aux **campagnes de sensibilisation et d'information** sur des sujets de santé publique ;
- **transmettant des informations** scientifiquement validées sur les moyens de prévention, sur les maladies, ... en ayant le souci de délivrer un message adapté et accessible au public. La remise personnalisée de **brochures d'information** peut être très utile pour renforcer les messages ;
- relayant les campagnes de dépistage des maladies ;
- repérant les personnes à risque et les orientant vers une consultation médicale.

Le pharmacien doit également aider le patient à la compréhension de sa maladie et de ses traitements. Pour adhérer à la proposition de traitement, le patient doit comprendre les mécanismes de sa maladie, l'action de ses médicaments, les bénéfices escomptés et les effets indésirables potentiels. **Le contenu des informations doit être adapté pour répondre aux besoins d'information du patient**. Il convient d'évaluer au préalable ce que le patient sait au sujet de sa maladie et de son traitement en vue de renforcer ou rectifier les données comprises par le patient. L'utilisation de différents outils (dessin, schéma, brochure informative ou explicative, notice ...) peut s'avérer utile pour faciliter la compréhension du patient. Il est important de s'assurer de cette dernière en demandant au patient de reformuler ce qu'il a retenu des informations transmises.

Le Cespharm et l'INPES proposent une sélection d'outils pratiques à caractère éducatif (affiches, brochures d'information, fiches techniques et dossiers documentaires sur des thèmes majeurs de santé publique,...) qui sont téléchargeables ou disponibles à la commande sur le site www.cespharm.fr dans la rubrique « catalogue » et sur le site www.inpes.sante.fr dans la rubrique « rechercher des documents ».

Il est également possible de se renseigner auprès de l'Association Nationale de Prévention en Alcoologie et Addictologie (ANPAA) http://www.anpaa.asso.fr , la Fédération des Acteurs de l'Alcoologie et de l'Addictologie (F3A) http://www.alcoologie.org, la Société Française d'Alcoologie (SFA) http://www.sfalcoologie.asso.fr .

Les pharmaciens disposent de nombreux atouts pour intervenir dans l'éducation pour la santé et dans l'éducation thérapeutique du patient :
- leur proximité géographique (23000 pharmacies sur l'ensemble du territoire) ;
- leur accessibilité et leur disponibilité sur de longues plages horaires ;
- leurs contacts fréquents avec le public (4 millions de personnes franchissent chaque jour les portes des officines) ;
- leur connaissance globale du patient (contexte familial et socioprofessionnel, contact avec l'entourage, historique médicamenteux, ...) ;
- une relation de confiance instaurée avec le patient ;
- leur crédibilité auprès du public en tant que professionnel de santé ;
- leur formation à la fois scientifique et pratique.

Les avantages :
Le pharmacien, dans ses missions de santé publique, par ses nombreuses compétences, fournit un travail de qualité. Il est dans une démarche **d'amélioration de la pratique professionnelle**.

Grâce à ses nouvelles missions, le pharmacien est un interlocuteur privilégié, il **gagne en confiance** et **fidélise** sa patientèle.

La prise en charge des troubles liés à la consommation d'alcool est multidisciplinaire ; le pharmacien est **au centre du réseau de soin** et il est un partenaire pour les médecins (médecins généralistes, médecins du travail, addictologues...), les sages-femmes, les infirmiers libéraux, les nutritionnistes, les éducateurs, les assistants sociaux...

Les inconvénients et obstacles :
Cependant, certaines difficultés sont présentes et bloquent la bonne conduite de ces missions :

Tout d'abord, **le temps passé, l'absence de reconnaissance** par les pouvoirs publics et **l'absence de rémunération spécifique**, ou encore **le manque de formation** sur des sujets précis (comme l'alcoologie ou plus généralement l'addiction).

Puis, **le sentiment d'inutilité ou d'inefficacité** d'une intervention thérapeutique chez les « malades de l'alcool », le processus de prise en charge étant très long, les résultats n'étant pas immédiats et les échecs et rechutes étant fréquentes (surtout chez les dépendants).

Le pharmacien se trouve face au sujet de l'alcool qui est **socialement implanté** dans notre pays ; la consommation excessive est souvent **dédramatisée** par les patients et le **déni** est souvent présent comme processus de défense chez les dépendants.

Il doit également éviter, en parlant de la relation du patient à l'alcool, de créer un « conflit » avec ce dernier car, dans un système libéral, il est indispensable de maintenir de bonnes relations avec ses clients.

Le pharmacien doit aussi faire face à ces propres **contre-attitudes** et à celles des autres professionnels de santé avec qui il devra travailler en collaboration.

Les résultats d'une enquête[101] témoignent de la difficulté des professionnels de santé, médecins comme pharmaciens, de **parler de l'alcool avec leurs patients**. Les pharmaciens qui parlent spontanément d'alcool à leurs clients sont une minorité (3,8 %) et nombreux sont ceux qui déclarent n'avoir jamais l'occasion de le faire (44,2 %). Ils sont par ailleurs assez réservés sur l'importance de leur rôle dans la lutte contre la consommation excessive d'alcool : moins d'un tiers d'entre eux considère ce rôle comme important ou très important, près des deux tiers (60,7 %) le considèrent comme limité et près d'un pharmacien sur dix (8,6 %) pense qu'il ne joue aucun rôle.

B. Rappel des notions de base utiles en alcoologie

Le pharmacien doit connaitre certaines notions indispensables à la bonne prise en charge des buveurs excessifs et alcoolo-dépendants. Parmi celles-ci : la pharmacocinétique de l'alcool, la notion de verre standard et de seuils de consommation à risque, les différentes catégories de consommateurs et les conduites d'alcoolisation.

1. Pharmacocinétique de l'éthanol et taux d'alcoolémie. [102]

L'absorption de l'alcool se fait par diffusion simple au niveau de l'estomac (20% environ) et de l'intestin grêle (80% environ). A jeûn, le pic d'alcoolémie est atteint rapidement (environ une demi-heure après l'ingestion). En cas d'ingestion de nourriture, la vidange gastrique est ralentie par la fermeture du pylore et par la réduction de la motricité gastrique ; cela entraine un pic d'alcoolémie plus tardif (au bout d'une heure environ) et moins élevé. De plus, il existe une différence selon le sexe : le délai de la vidange gastrique est plus important chez les femmes.

La **distribution** de l'alcool est très rapide (la demi-vie de distribution est d'environ 7 minutes) et se fait dans tout le secteur hydrique de l'organisme. Les concentrations dans les différents organes sont très rapidement équilibrées avec les concentrations sanguines. L'alcool ne se lie pas aux protéines plasmatiques. L'alcool ne se solubilise pas dans les graisses et les os. Les variations du rapport masse grasse / masse maigre infuencent le volume de distribution de l'alcool. Ainsi, le volume de distribution est différent selon le sexe (en moyenne 0,60 L/kg chez la femme et 0,70 L/kg chez l'homme) et selon l'âge (en vieillissant, la masse grasse augmente). Chez la femme enceinte, l'alcool franchit facilement la barrière placentaire.

L'élimination se fait grâce à deux voies : l'oxydation enzymatique (le métabolisme) et l'excrétion sous forme inchangée.

Le métabolisme de l'alcool est essentiellement hépatique (80%). Le rein et le tractus gastro-intestinal interviennent également pour une faible part (quoique cette part puisse devenir significative dans certaines circonstances) dans le métabolisme de l'alcool. Dans ce cas, il s'agit du <u>métabolisme non hépatique.</u>

<u>Le métabolisme hépatique</u> fait intervenir 2 oxydations successives (Figure 7) :

- <u>l'éthanol</u> est d'abord transformé en <u>acétaldéhyde</u> grâce à <u>trois voies enzymatiques</u> :
  - **la voie de l'alcool-déshydrogénase** (ADH) qui est la voie principale,
  - **la voie microsomale** (MEOS *Microsomal Ethanol Oxidizing System*) qui fait intervenir principalement l'isoenzyme du cytochrome P450 de type 2E1 (et en moindre part les CYP 1A2 et 3A4) : c'est une voie secondaire qui intervient pour 30 à 50% dans l'oxydation de l'alcool,
  - et **la voie de la catalase** qui est une voie accessoire, mineure (< 2%).

Les voies annexes sont mises en œuvre lorsque la voie principale est saturée, notamment lors des consommations excessives, répétées, chroniques ou massives.

Une partie de l'éthanol peut également être oxydée par une **voie radicalaire**, résultant de l'attaque de l'éthanol par des radicaux hydroxyles ($^•$OH) générés au cours du métabolisme de l'éthanol. Cette voie a plus récemment été décrite et son importance est encore mal connue.

- L'acétaldéhyde est ensuite oxydé en <u>acétate</u> par <u>l'aldéhyde déshydrogénase</u> (ALDH).

<u>Figure 7</u> : Métabolisme hépatique de l'éthanol.

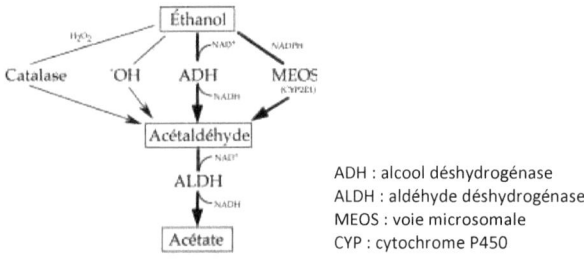

ADH : alcool déshydrogénase
ALDH : aldéhyde déshydrogénase
MEOS : voie microsomale
CYP : cytochrome P450

Source : INSERM, les effets de l'alcool, 2001.

L'acétate produit est ensuite incorporé dans le cycle de Krebs pour aboutir à la production d'eau et d'énergie.

<u>Les facteurs influençant le métabolisme</u> :

Il existe différentes sous-classes d'isoenzymes de l'ADH (5 classes) et de l'ALDH (1, 2 et 5) dont l'affinité pour le substrat et la vitesse maximale d'activité varient. C'est par ce phénomène que 50% de la population asiatique, dotés d'une activité ALDH déficiente, présentent une intolérance à l'alcool en raison de l'accumulation de l'acétaldéhyde. Cela entraine alors un effet antabuse.

Le CYP2E1 est inductible par l'alcool (par stabilisation de l'enzyme par son substrat et donc par la diminution de la dégradation de l'enzyme). La conséquence est une oxydation plus rapide de l'alcool (de 10 à 20%). Cela se produit chez les buveurs excessifs chroniques. Mais cette accélération du métabolisme est en partie compensée par une diminution de l'activité de l'ADH.

Par ailleurs, les hormones sexuelles sembleraient influencer le métabolisme de l'alcool, d'où une différence de métabolisme entre l'homme et la femme ; cependant les résultats des études sont contradictoires.

<u>L'effet de premier passage</u> :

C'est le métabolisme initial qui transforme une fraction de substance avant que celle-ci n'atteigne la circulation générale. Pour l'éthanol, cela représente 5 et 20% de la dose ingérée. Les enzymes responsables de ce premier métabolisme (ADH) sont contenues dans la muqueuse digestive et dans le foie (l'alcool passe par la veine porte). L'effet de premier passage est amplifié par la nourriture (car le temps de passage dans l'estomac est plus long).

<u>L'élimination</u> :

L'alcool est éliminé sous forme inchangée dans l'air expiré, les urines, la sueur, le lait maternel (avec dans ce dernier cas, des concentrations en alcool 10% plus élevées que dans le plasma, en raison de la plus grande teneur en eau du lait).

L'estimation de l'alcoolémie se fait par la mesure des concentrations d'alcool dans l'air expiré (alcoolémie = concentration dans l'air expiré x 2100).

<u>L'alcoolémie</u> est la quantité d'alcool par litre de sang. Elle s'exprime en g/L et se calcule en utilisant la formule de Widmark qui en donne une valeur approchée:

L'alcoolémie est égale au rapport :

$$\frac{quantité\ d'alcool\ ingéré\ (en\ g)}{poids\ en\ eau\ du\ sujet\ (en\ kg)}$$

c'est-à-dire que l'alcoolémie est égale à :

$$\frac{nombre\ de\ verres\ standard\ x\ 10\ g}{poids\ corporel\ (en\ kg) x\ K}$$

(K étant le coefficient de diffusion. Il est égal à 0,6 chez la femme et 0,7 chez l'homme)

La courbe d'alcoolémie est représentative de ces processus d'absorption et d'élimination de l'alcool. La droite qui représente l'élimination de l'alcool a une pente décroissante régulière qui traduit une décroissance de l'alcoolémie de 0,15 g/L/h.

L'alcoolémie varie en fonction de l'alcool ingéré, du poids et du sexe (Figure 8), mais également en fonction du repas (Figure 9), du degré d'accoutumance, de la génétique du sujet… L'élimination de l'alcool est **très variable en fonction des personnes et des situations** et il est alors difficile de la prévoir avec exactitude.

Figure 8 : Evolution du taux d'alcoolémie en fonction du temps et du sexe.

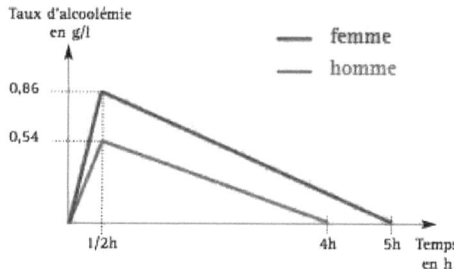

Source : hepatoweb.com

Cette courbe représente l'alcoolémie pour une consommation de 3 verres standards chez un homme et une femme, en dehors d'un repas. L'alcoolémie d'un homme sera plus faible par rapport à celui d'une femme ayant consommé la même quantité d'alcool et le temps pour revenir à une alcoolémie nulle sera plus court.

Figure 9 : Evolution du taux d'alcoolémie en fonction du temps et du repas.

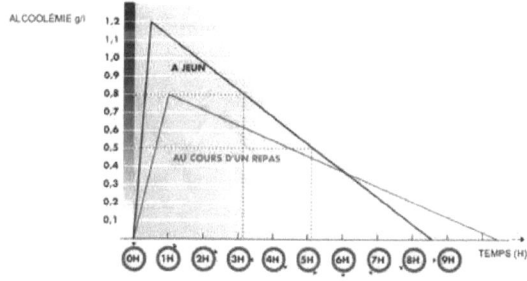

Source : site de l'ANPAA.

Cette courbe permet de voir, pour une même quantité d'alcool ingérée, la différence de taux d'alcoolémie lors de la prise conjointe ou non d'un repas. A jeun, le pic apparait plus rapidement et l'alcoolémie est plus importante, alors que lors d'un repas, le pic apparait de façon retardée et l'alcoolémie est moindre.

2. Le verre standard et les seuils de risque définis par l'OMS

Le verre standard correspond à une Unité Internationale d'Alcool (UIA). Il contient 10 g d'alcool pur. Le verre standard correspond au verre servi dans un bar (il ne correspond pas forcément au verre servi à la maison). Cela correspond par exemple à 10 cl de vin à 12°, à 25 cl de bière à 5°, à 2,5 cl de digestif à 45°, à 7 cl d'apéritif à 18°.

Il existe des supports d'information (livrets de l'INPES par exemple) qui permettent de convertir aisément en « verres standard » le contenu de différents emballages, bouteilles ou canettes.

Il est également possible de calculer la <u>quantité d'alcool absorbée</u> en grammes grâce à la formule :

$$\frac{\text{quantité en centilitres x degré d'alcool x 0,8 (densité de l'alcool)}}{10}$$

L'OMS définit les **seuils de consommations** d'alcool à partir desquels apparaissent une toxicité pour l'organisme et un risque pour le consommateur. Il est alors possible de parler de « **risque alcool** ». Au delà de ces seuils, on parle de consommation excessive.

Les seuils de consommation définis par l'OMS au-dessous desquels il faut se situer pour que le « risque alcool » soit acceptable sont les suivants :

- pas plus de 21 verres par semaine pour l'usage régulier chez l'homme (3 verres par jour en moyenne) ;
- pas plus de 14 verres par semaine pour l'usage régulier chez la femme (2 verres par jour en moyenne) ;
- pas plus de 4 verres par occasion pour l'usage ponctuel.

L'OMS recommande également de s'abstenir au moins un jour par semaine de toute consommation d'alcool.

<u>Ces seuils n'assurent pas avec certitude l'absence de tout risque</u> mais sont des compromis entre un risque considéré comme acceptable individuellement et socialement, et la place de l'alcool dans la société et les effets considérés comme positifs d'une consommation modérée.

<u>Ces seuils n'ont donc pas de valeur absolue</u> car chacun réagit différemment selon sa corpulence, son sexe, sa santé physique et son état psychologique, ainsi que selon le moment de sa consommation. Ils constituent donc de **simples repères** et ils doivent être **abaissés dans diverses situations**. A savoir :

1) *En cas de situation à risque* : conduite de véhicule, travail sur machine dangereuse, poste de sécurité, situation qui requiert vigilance et attention, etc.
2) *En cas de risque individuel particulier* :
   - consommation rapide et/ou associée à d'autres produits, notamment psychotropes (qui potentialisent souvent rapidement les effets eux-même psychotropes de l'alcool);
   - pathologies organiques et/ou psychiatriques associées, notamment celles qui impliquent la prise d'un traitement médicamenteux ;
   - modification de la tolérance du consommateur en raison de l'âge, du faible poids, du sexe, des médications associées, de l'état psychologique, etc. ;
   - situations physiologiques particulières : grossesse, états de fatigue, etc.

Ces seuils donnent une approximation des doses à partir desquelles un risque apparait pour le consommateur. Cependant, du fait de la grande variabilité interindividuelle et de la grande multitude des situations (jeunes, femmes enceintes…), il est obligatoire de ne pas s'arrêter aux quantités consommées mais **d'adapter son discours** de prévention **au contexte**. D'ailleurs, ces repères de consommation, ou seuils à ne pas dépasser, varient en fonction des agences sanitaires et des pays.

Ces seuils ne sont donc en aucun cas des normes ou des moyennes de consommation recommandée, ce sont des **repères de consommation.** Il ne s'agit pas de doses éliminant tout danger. Cela permet aussi à tous les professionnels de santé d'avoir les mêmes repères.

Une affiche (Figure 10) de la campagne de prévention de 2004 de l'Inpes « Alcool : votre corps se souvient de tout » résume ces différentes notions de verres standard et de seuils de risque.

Figure 10 : Afiiche de la campagne de prévention « Alcool : votre corps se souvient de tout ».

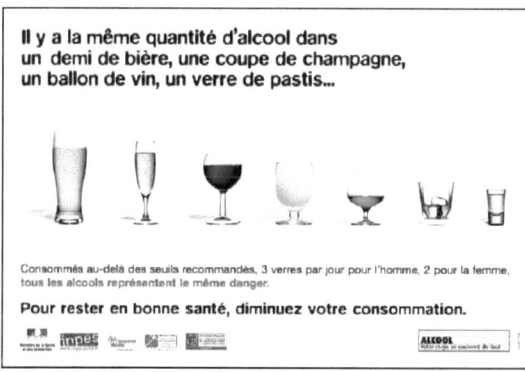

Source : Inpes.

3. Les différentes catégories de buveurs et de conduites d'alcoolisation

Il existe 2 modèles de classification : le modèle catégoriel (décrit dans le DSM IV et le CIM 10) et le modèle dimensionnel (décrit dans le DSM V).

Dans le modèle catégoriel, la pyramide de Skinner (Figure 11) présente les différentes catégories de consommateurs et les conduites à tenir dans chacun des cas.

Figure 11 : Pyramide de Skinner.

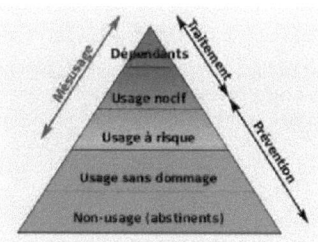

Source : Kreter M, Batel P. Dossier l'alcoolisme. Le généraliste n°2358.

<u>Les différentes catégories de consommation :</u>

Le non-usage est l'absence de consommation d'alcool. On parle dans ce cas de non-consommateurs ou d'abstinents (primaires ou secondaires) ; ils représentent environ 10% de la population.

L'usage sans dommage (ou usage simple) est une conduite d'alcoolisation qui ne provoque ni complications somatiques ni dommages. Cette consommation d'alcool est prise en dehors de toute situation à risque ou de risque individuel particulier. On parle dans ce cas de consommateurs « modérés » ; ils représentent environ 65% de la population.

Le mésusage regroupe l'usage à risque, l'usage nocif et l'usage avec dépendance.

L'usage à risque correspond à une consommation d'alcool supérieure aux seuils de risque définis par l'OMS et non encore associée à une dépendance ou à un quelconque dommage médical, psychique ou social, mais susceptible d'en induire à court, moyen et/ou long terme. On parle dans ce cas de consommateurs excessifs « à risque » ; ils représentent environ 10% de la population.

L'usage nocif (ou abus) est une conduite d'alcoolisation excessive, variable dans ses modalités, caractérisée par l'existence d'au moins un dommage d'ordre somatique, psychique ou social induit par l'alcool, et l'absence d'alcoolo-dépendance. On parle dans ce cas de consommateurs excessifs « à problèmes » ; ils représentent environ 10% de la population.

L'usage avec dépendance est une conduite d'alcoolisation caractérisée par une perte de la maîtrise de sa consommation par le sujet. Cette dépendance est double : physique (caractérisée par le syndrome de sevrage et la tolérance) et psychique (désir irrépressible de boire ou *craving*). On parle dans ce cas de consommateurs alcoolo-dépendants ; ils représentent environ 5% de la population.

<u>Quelles actions mettre en place ?</u>

La prévention primaire (information sur les risques liés à la consommation d'alcool) est utile pour les non-consommateurs et les consommateurs modérés.

La prévention secondaire (réduction des risques et prévention des dommages) est utile pour les consommateurs excessifs à risques et à problèmes. Une diminution de consommation est souhaitable.

Les interventions brèves, qui seront développées dans le chapitre suivant, sont les plus efficaces chez les consommateurs excessifs à risque et à problèmes.

Une prise en charge thérapeutique (soins) est souhaitable pour les alcoolo-dépendants et la **prévention tertiaire** (éducation thérapeutique) est utile. L'objectif thérapeutique est souvent l'abstinence.

La prise en charge thérapeutique par des traitements psycho-comportementaux et médicamenteux sont souvent nécessaires pour les alcoolo-dépendants, mais également pour les consommateurs à problèmes (c'est-à-dire avec un usage nocif et avec des dommages présents).

Le **modèle dimensionnel**, plus récent, présente un nouveau concept de « trouble de l'usage de l'alcool ». La sévérité du trouble est définit en fonction du nombre de symptômes identifiés. Ce **continuum de degrés de sévérité** est plus proche de la réalité clinique. En effet, le trouble de l'usage de l'alcool est un processus continu, d'installation lente et insidieuse. Le patient peut évoluer d'un degré de sévérité à l'autre sans discontinuité. Un alcoolo-dépendant ou une personne ayant un trouble sévère peut revenir à un trouble de sévérité moindre et l'objectif de consommation contrôlée peut lui être proposé.

C. Connaitre les risques d'une consommation excessive d'alcool pour informer la population.[103] [104] [105] [106] [107] [108]

Fournir à la population des informations sur les risques liés à la consommation d'alcool (ou « risque alcool ») a pour but de diminuer la survenue de pathologies liées à cette consommation, en provoquant un changement de comportement vis-à-vis de celle-ci.

La consommation d'alcool en France, même si elle diminue depuis 40 ans, reste l'une des plus élevée dans le monde[109]. Elle est estimée à un peu moins de 30 g d'alcool (soit 3 verres standard) par jour et par personne de plus de 15 ans.

À partir des données déclaratives du Baromètre santé 2005[110], il a été estimé que la **consommation quotidienne** de boissons alcoolisées concernait 13,7 % des Français âgés de 12 à 75 ans. Celle-ci s'avère presque trois fois plus fréquente chez les hommes que chez les femmes (20,3 % *versus* 7,3 %). L'écart des quantités bues est également très marqué selon les sexes : les hommes qui déclarent consommer de l'alcool ont bu en moyenne 2,6 verres dans la journée lors de la dernière consommation contre 1,8 verre pour les femmes. La consommation quotidienne déclarée d'alcool est plus fréquente quand l'âge est plus important (39 % des 65-75 ans *versus* 3% des 20-25 ans). Cependant, **les quantités bues lors d'une consommation** sont nettement plus importantes parmi les jeunes adultes (environ 3 verres bus lors de la dernière journée de consommation chez les 15-25 ans *versus* 1,9 chez les 65-75 ans).

L'impact de la consommation excessive d'alcool sur la santé publique en France est important, en termes de **mortalité, de morbidité et de dommages sociaux.**

Une consommation d'alcool excessive, aiguë et/ou chronique, est une cause fréquente de **décès prématuré**. Le risque relatif de décès en cas d'alcoolo-dépendance est de l'ordre de 3 pour les hommes et de 5 pour les femmes ; il est plus élevé chez les personnes jeunes (< 40 ans), chez lesquelles il atteint 6 pour les hommes et 10 pour les femmes.

En 2009, l'alcool est responsable de **49 000 décès en France** majoritairement masculins. Trois pathologies sont directement imputables à la toxicité de l'alcool (cirrhoses alcooliques, cancers des voies aérodigestives et psychoses alcooliques) et représentent 23 000 décès/an. Il y a également 7 600 décès/an qui peuvent être attribués à l' « alcoolisme passif ». Ce sont les accidents de la route ou du travail, les violences, les homicides... (Tableau 3).

Tableau 3 : Nombre de décès (et fraction de décès) attribuable à l'alcool en 2009 suivant la pathologie et le sexe.

Cause de décès	Hommes	Femmes	Total
Cancers	11 197 (12%)	4 003 (6%)	15 200 (10%)
Maladies cardiovasculaires	9 523 (14%)	2 710 (3%)	12 233 (8%)
Maladies digestives	5 627 (45%)	2 145 (20%)	7 772 (33%)
Autres maladies	3 441 (13%)	634 (5%)	4 075 (9%)
Cause externe (accidents, suicides, chutes, homicides)	5 545 (25%)	2 609 (18%)	8 154 (22%)
Inconnue, mal spécifiée	1 250 (16%)	363 (5%)	1 613 (11%)
Total	36 584 (13%)	12 465 (5%)	**49 048** (9%)

Source : GUÉRIN S., LAPLANCHE A., DUNANT A. et HILL C., « Alcohol-attributable mortality in France », *European Journal of Public Health*, online first March 4, 2013.

La fraction de décès attribuable à l'alcool permet de mesurer la part de ces décès dus à l'alcool lorsque d'autres facteurs de risque interviennent. Au total, 13% des décès masculins et 5% des décès féminins sont attribuables à l'alcool. Les calculs sont effectués séparément pour chaque sexe car la proportion de consommateurs d'alcool, chez les hommes et chez les femmes, est très différente.

L'alcool représente, en France, la **1ère cause de mortalité prématurée, la 2ème cause de mortalité évitable après le tabac et la 3ème cause de mortalité globale.**

En Europe, l'alcool est au 3ème rang des facteurs de risque de morbidité et de mortalité prématurée (Figure 12).

Ce graphique montre l'importance des facteurs de risque tels que le tabac et l'alcool en termes d'années de bonne santé perdues pour la population générale. L'alcool fait perdre environ 5 années de bonne santé au niveau de la population générale. Les consommateurs excessifs représentant environ ¼ de la population générale, cela signifie qu'un consommateur excessif d'alcool perd en moyenne 20 années de bonne santé. Ces années de mauvaise santé représentent un coût économique et social important.

Figure 12 : Les facteurs de risques de morbidité et de mortalité prématurée en Europe.

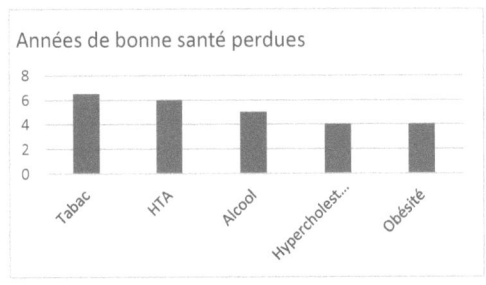

Source : OMS, 2002.

Quels sont les effets de l'exposition à l'alcool au niveau des différents organes ? Quel est le rôle de l'alcool dans le développement des diverses affections (maladies cardiovasculaires, cancers, cirrhose du foie, anomalies fœtales) ? Quels sont les mécanismes d'apparition de ces pathologies ?

Le profil d'effets indésirables d'une consommation d'alcool est à la fois **dose-dépendant** et soumis à une **grande variabilité individuelle**. Une expertise collective sur l'alcool a été réalisée par l'Inserm en 2001[111]. Elle montre les effets néfastes de l'alcool sur la santé mais également les effets bénéfiques que l'alcool produit à petites doses selon certains travaux. Il est donc difficile de d'établir des **doses-seuil** d'alcool susceptibles d'entrainer des effets secondaires. L'expertise démontre en effet la **diversité des effets selon le sexe, l'âge, la corpulence, les facteurs de risque associés** (pathologie hépatique par exemple) ; mais également **selon les modes de consommation, les habitudes alimentaires et les prédispositions génétiques**. Ainsi, il apparaît indispensable de tenir compte de ces différents éléments dans les campagnes d'information et de prévention (pour mieux adapter les messages de prévention).

Les effets de l'alcool sur la santé constituent aujourd'hui encore un lourd problème de santé publique. Le Comité français d'éducation pour la santé (CFES) estime à **5 millions le nombre de personnes ayant en France des problèmes médicaux, psychologiques ou sociaux en relation avec une consommation excessive d'alcool** et entre 2 et 3 millions le nombre de personnes dépendantes à l'alcool.[112]

1. **Les risques à court terme** : l'intoxication éthylique aiguë ou ivresse

Les alcoolisations aigues, qui conduisent à l'ivresse, ont une utilité individuelle (psychologique) et sociale non négligeable mais ne sont pas sans danger. En effet, elles provoquent des effets somatiques et psychiques chez le consommateur ainsi que des problèmes sociaux tels que les accidents ou les violences.

1.1. Les différents types d'ivresses

Deux types d'ivresses sont à distinguer : les ivresses « ordinaires » et les ivresses « pathologiques ».

L'ivresse « ordinaire » évolue en 3 phases : l'excitation, l'ébriété, puis la dépression.

- o **La phase d'excitation psychomotrice** : elle se caractérise par une impression de facilité intellectuelle et relationnelle, une hyperexpansivité, une perte du contrôle supérieur et la libération d'une tendance instinctive.
- o **La phase d'incoordination** ou l'**ébriété** : elle se caractérise par une démarche instable, des gestes incoordonnés et dysmétriques (dus au syndrome cérébelleux), une parole bredouillante, une pensée embrouillée, une perte de l'autocritique, et des signes végétatifs tels que nausées, vomissements et diarrhée.
- o **La phase comateuse** est liée à une dépression qui s'exprime par un endormissement. Quelquefois, l'ivresse évolue vers le coma en cas d'alcoolémie massive.

Les ivresses « pathologiques » : elles peuvent être excitomotrices, hallucinatoires, délirantes, ou convulsivantes. Ces ivresses « pathologiques » entrainent des troubles graves du comportement, le plus souvent à type d'agitation et d'agressivité. Elles ont une évolution plus prolongée que l'ivresse ordinaire et se terminent souvent par un **coma**. Elles s'accompagnent souvent d'une amnésie transitoire (« *black out* » ou « trous noirs »). Dans quelques cas, un tableau clinique caractérisé par des illusions et des hallucinations acoustico-verbales (appelées « hallucinose des buveurs de Wernicke ») succède à cette ivresse. L'évolution se fait habituellement vers la guérison en quelques jours voire quelques semaines.

Cas particuliers : [113]

Le *binge drinking* : ce terme anglo-saxon désigne une « conduite d'alcoolisation massive dans un temps très court » que l'on peut appeler « alcoolisation ponctuelle importante » (API). Il s'agit d'une consommation frénétique avec recherche intentionnelle d'ivresse. C'est une consommation excessive, ponctuelle et festive, de plus en plus courante chez les jeunes, souvent en groupes. Les effets qui en découlent sont une perte de contrôle, des comportements violents et impulsifs, pouvant se révéler dangereux pour les autres mais également pour soi-même (accidents, victimes de rixes, de manipulations et de violences physiques, morales ou sexuelles). Ces excès peuvent provoquer des traumatismes, des troubles respiratoires, un coma éthylique et un décès dans certains cas exceptionnels. Ce mode de consommation, relativement nouveau mais en pleine expansion, est encore mal évalué d'un point de vue sanitaire. Il toucherait plus d'un jeune sur deux âgé de 17 ans.

La « *neknomination* » (terme issu de l'expression « *to neck a drink* » signifiant « boire cul sec ») : c'est un phénomène apparu récemment sous la forme d'un défi lancé par un internaute à ses contacts sur les réseaux sociaux, pour les inciter à se filmer en buvant, d'une traite, un verre d'alcool. Une fois le défi relevé, les internautes concernés invitent leurs propres contacts à en faire de même et ainsi de suite. Cela explique la propagation rapide du phénomène. Les jeunes sont majoritairement touchés par ce phénomène et cinq d'entre eux en sont dèjà décédées en Irlande et en Grande Bretagne.

1.2. Les effets somatiques d'une alcoolisation aiguë [114]

Les effets indésirables d'une consommation aiguë d'alcool sont surtout constitué de :

- troubles neuropsychiques : lenteurs de réaction, somnolences, troubles de la coordination, ataxies, paroles inarticulées, labilités émotionnelles, altérations du jugement, trous de mémoire, troubles cérébelleux avec des troubles de l'équilibre ; troubles oculomoteurs : nystagmus, diplopies, visions troubles, mydriases ; convulsions ; confusions, états d'hébétude, comas, dépression respiratoires, morts ;
- troubles digestifs : nausées, vomissements, avec en cas de coma éthylique, possibilité d'inhalations du contenu gastrique pouvant être mortelles ;
- troubles hydroélectrolytiques : sueurs, déshydratations, hypokaliémies, hypomagnésémies ;
- troubles métaboliques : acidoses, hypoglycémies ;
- troubles cardiovasculaires : hypotensions artérielles ; tachycardies ; infarctus du myocarde ; troubles du rythme cardiaque dont fibrillations auriculaires ;
- incontinences ;
- hypothermies ;
- insuffisances de la fonction érectile.

1.3. Les risques de l'alcoolisation aiguë en terme de santé publique

L'effet le plus préoccupant de l'alcoolisation aigüe est la **toxicité fonctionnelle au niveau du** SNC. L'intoxication éthylique aiguë provoque des modifications comportementales : à faibles doses, l'alcool a un effet **psychostimulant excitant** et entraîne une **désinhibition** du comportement ; à plus fortes doses, l'alcool a un effet **sédatif**. Ces modifications comportementales sont probablement dues au rôle de l'alcool dans la fluidification des membranes et la modification d'affinité et de fonctionnement des récepteurs du GABA et de l'acide glutaminergique, entrainant des variations de flux des ions Cl$^-$ et Ca^{++} à travers les canaux membranaires respectifs, accélérant ou freinant les transmissions synaptiques. Les troubles de vigilance, à type de confusion, peuvent aller jusqu'au coma éthylique (quelque fois fatal). En cas de coma, l'hospitalisation est nécessaire. Ces troubles s'accompagnent d'un syndrome cérébelleux responsable de troubles de l'équilibre et de la parole. Les troubles cognitifs apparaissent également à partir d'une faible alcoolémie (0,50 g/L) et comprennent des troubles mnésiques, des troubles de la perception et de la résolution des problèmes.

La **dose-seuil** qui entraine l'apparition de ces effets est imprécise, mais **faible**. Ainsi, les perturbations provoquées par l'alcool apparaissent à un faible taux d'alcoolémie égal à environ 0,3 g/L et se généralisent avec apparition d'une modification du comportement à partir d'un taux d'alcoolémie égal à environ 0,5 g/L, ce qui correspond environ à une consommation de trois verres pour un homme et de deux verres pour une femme.

L'intoxication éthylique aiguë est **la cause principale de la dangerosité sociale** de l'alcool en termes de santé publique, à cause principalement de son effet désinhibiteur. Cette importance est probablement sous-estimée. Les effets de l'intoxication alcoolique aigüe en termes de **problèmes sociaux** sont principalement **les accidents** (domestiques, de la circulation, du travail) et **les violences** (blessures pendant les bagarres, violences familiales, comportements criminels et délictuels et suicides). On estime que l'alcool est impliqué dans 50% des rixes, 50 à 60% des actes de criminalité, 20% des délits, 10 à 20% des accidents du travail.

Les accidents

L'alcool est fortement impliqué dans les accidents de la circulation, les accidents du travail, les accidents domestiques, les rixes ou bagarres, les noyades, les chutes mortelles ou encore les brulûres mortelles.

Les accidents de la circulation :

L'alcool, même à de faibles taux d'alcoolémie (0,5 g/L), entraine des perturbations perceptives, cognitives et motrices. Le traitement de l'information, la vigilance, l'attention et la perception sont alors affectés. Sous l'effet de l'alcool, on observe un **rétrécissement du champ visuel** (une réduction de la vision périphérique ou « effet de tunnel »), un **allongement du temps de réaction**, une altération des réactions dans les manœuvres d'urgence, des changements dans les fonctions oculomotrices (mouvements oculaires, nystagmus), une diminution de la vision en profondeur et de l'évaluation des distances, une modification de la perception de la vitesse, une difficulté à fixer les points de repère immobiles et à suivre les objets mobiles, une perturbation de la vigilance, de la mémoire, y compris de la mémoire visuelle immédiate et différée, un ralentissement du traitement de l'information, de la coordination des manœuvres et du suivi des trajectoires. Le risque est augmenté lors de la conduite de nuit. Les conséquences sur la conduite varient fortement d'un individu à l'autre, en fonction des consommations habituelles, de l'expérience de conduite et de la fatigue. Néanmoins, les accidents sont surtout dus à l'effet désinhibiteur avec la modification des **comportements de prise de risque**.

Les accidents de la circulation sont particulièrement graves. En 2002, en France, la prévalence d'alcoolisation aigue (avec une alcoolémie ≥ 0,8 g/L) en cas d'accidents mortels se situe entre 30 et 37% et en cas d'accidents corporels entre 10 et 16%. Le risque relatif de survenue d'un décès par accident de la circulation est **10 fois plus élevé** pour une alcoolémie entre 0,8 et 1,2 g/L par rapport à une alcoolémie à 0,5 g/L. L'alcoolisation est très fortement associée aux accidents de nuit et au milieu rural. Les hommes en état d'alcoolisation représentent 11 % des conducteurs accidentés, les femmes 1,5%. L'alcool est associé à **environ 2 700 décès et à 24 000 blessures sur la route par an.**

À alcoolémie égale, le risque d'accident de la route est plus élevé **pour un jeune** que pour un adulte. L'accident de la route est une **cause importante de mortalité prématurée chez les jeunes.** On estime que l'alcool est associé à environ 670 décès et à 7 500 blessures sur la route par an chez les 15-25 ans.

Néanmoins, grâce aux **campagnes de prévention routière**, le nombre d'accidents avec alcoolisation a diminué depuis 30 ans. Les stratégies de prévention doivent intégrer les différents aspects du risque. Certaines en s'intéressant à **la prise de risque** essaient de renforcer les aspects positifs des alternatives à l'ivresse ; d'autres en s'intéressant au **risque perçu** soulignent les décalages entre les estimations subjectives d'un état d'alcoolisation et la réalité de l'alcoolémie ; d'autres enfin en ciblant **les dynamiques de groupe** de pairs peuvent amener un individu à accepter un risque qu'il ne désire pas réellement.

L'objectif des mesures de sécurité routière et de santé publique est donc de cibler 3 comportements :
- éviter de boire et de conduire si l'on est conducteur (« boire ou conduire, il faut choisir »);
- éviter de monter dans un véhicule dont le conducteur est alcoolisé si l'on est passager (les passagers sont également concernés par l'insécurité routière) ;
- ne pas laisser des amis ou des parents conduire sous l'influence de l'alcool.

Les accidents du travail :

Les problèmes liés à la consommation d'alcool en milieu du travail sont mal connus. L'Association nationale de prévention de l'alcoolisme (Anpa) (2000-2001) estime que l'alcool pourrait être responsable de 10 à 20 % des accidents du travail, toutes les catégories socio-professionnelles étant touchées. Le rôle du médecin du travail est primordial dans la prise en compte de ces problèmes d'alcool au travail.

La violence :

La personne alcoolisée peut être l'agresseur (notamment dans les violences familiales) ou la victime (notamment les femmes). **Les violences dues à l'alcoolisation aiguë sont nombreuses**. On peut citer : les accidents, les comportements criminels (les homicides volontaires ou involontaires, les crimes et délits contre les enfants, les crimes et délits sexuels, les incendies volontaires), les coups et blessures volontaires ou involontaires, les rébellions et outrages, les dégradations d'objets d'utilité publique, les vols, la violation de domicile et les bris de clôture ou encore les suicides. La conséquence de ces violences est souvent l'admission des blessés dans les services d'urgence.

L'existence d'une **relation causale directe entre l'alcool et la violence** n'a jamais été démontrée intégralement et il semble certain que cette relation causale ne serait pas systématique. L'alcool serait seulement un facteur favorisant l'expression agressive chez certains individus et en certaines circonstances. L'agression alcoolisée doit être envisagée comme un processus intégrant les interactions entre la personne, la situation et les effets de la dose d'alcool consommée.

L'agressivité augmenterait avec la dose consommée, cependant de très fortes doses entrainent plutôt une inhibition et/ou une sédation. Lors d'actes violents, le rôle éventuel de l'alcool se combinerait avec de **nombreux facteurs psychologiques, psychiatriques et sociologiques**. L'alcool permettrait de s'affranchir des normes sociales et en particulier de lever l'inhibition des comportements agressifs et sexuels. Lors d'une alcoolisation excessive, il y a une perte de la maitrise de soi. **Néanmoins, l'alcool ne suffit pas à causer l'agression ; des indices contextuels s'y ajoutent**, comme la menace physique, l'altération de l'estime de soi, l'hostilité ou la frustration.

Trois hypothèses de gravité et de persistance cherchent à établir des relations entre les doses d'alcool et les effets sur les comportements : la persistance (l'agresseur alcoolisé **continue à exercer sa violence** alors qu'un agresseur sobre s'arrêterait), l'absence de discernement (les actes d'agression après consommation d'alcool seraient **moins adaptés aux circonstances et aux normes sociales** que ceux d'individus sobres) et l'élection (l'ajout d'alcool en toutes circonstances **augmenterait le risque de réponse agressive**).

Le suicide est une forme de violence, envers soi-même. Une consommation d'alcool permettrait la désinhibition et faciliterait le passage à l'acte.

Pour conclure, l'état actuel des connaissances ne permet pas de présumer l'apparition des violences chez des consommateurs d'alcool, quelles que soient leurs habitudes et les quantités consommées.

2. **Les risques à long terme :** les effets de l'alcoolisation chronique et les alcoolopathies ou « maladies de l'alcool ».

L'intoxication alcoolique **chronique** est responsable d'un **excès de morbidité et de mortalité** par cancers, hépatopathies, atteintes du système nerveux central ou périphérique, maladies cardiovasculaires ou anomalies du développement chez l'enfant exposé *in utero*. Elle est également responsable de troubles psychiques et de troubles sociaux (notamment conjugaux et professionnels). Cependant, un faible niveau de consommation aurait un rôle protecteur pour les coronaropathies et la survenue d'un diabète de type 2.

Le risque de dommage pour la santé induit par la consommation d'alcool **varient** toutefois en fonction de la vulnérabilité du consommateur (rôle de facteurs génétiques et environnementaux : sexe, nutrition, comorbidités, structures psychiques, etc.), de son mode et surtout de son niveau de consommation ainsi que de la durée de l'usage.

Le calcul des risques relatifs (RR) permet de mesurer l'augmentation des risques de décès chez les buveurs par rapport à des non-buveurs (Tableau 4).

Tableau 4 : Risques relatifs de décès suivant la pathologie et les quantités d'alcool consommées.

Cause de décès		Dose en grammes par jour		
		25	50	100
Cancer	Cavité buccale	1,8	3,0	6,7
	Pharynx	2,0	3,8	11,6
	Œsophage	2,8	5,1	11,0
	Côlon et rectum	1,2	1,4	1,8
	Foie	1,2	1,4	1,8
	Larynx	1,5	2,1	3,8
	Sein	1,3	1,7	3,0
Maladies cardiovasculaires	Maladies hypertensives ♂	1,3	1,6	2,6
	Maladies hypertensives ♀	1,3	1,8	2,8
	Cardiopathie ischémique	0,8	0,9	1,1
	Arythmie cardiaque	1,7	2,1	3,1
	Accident vasculaire cérébral hémorragique	1,1	1,2	2,4
	Accident vasculaire cérébral ischémique	0,9	1,1	1,5
Maladies digestives	Cholélithiase	0,8	0,6	0,4
	Pancréatite	1,1	1,4	4,8
Diabète et épilepsie	Diabète de type 2	0,7	0,8	1,5
	Épilepsie et mal épileptique	1,4	1,9	3,4
Accidents et violences		1,1	1,3	1,6

Source : GUÉRIN S., LAPLANCHE A., DUNANT A. et HILL C., « Alcohol-attributable mortality in France », *European Journal of Public Health*, online first March 4, 2013.

Un RR > 1 signifie que les buveurs encourent un risque de décès plus élevé que les non-buveurs. Un RR < 1 indique à l'inverse un effet protecteur de l'alcool, le risque de décès étant alors inférieur chez les buveurs que chez les non-buveurs.

Ces données montrent que les sur-risques de décès augmentent avec les quantités consommées, mais également qu'ils apparaissent le plus souvent à partir de de faibles doses consommées (25 g/j soit 2 verres et demi par jour). Ce sur-risque existe également pour les personnes qui, sans boire quotidiennement, consomment la même quantité d'alcool mais de façon concentrée (par exemple le week-end).

Les pathologies provoquées par la consommation d'alcool chroniques sont les suivantes :

2.1. Les alcoolopathies somatiques :

Les complications somatiques peuvent toucher **tous les organes** avec des impacts hépato-digestifs et neuropsychiatriques particuliers. Les conséquences sur la santé de la consommation d'alcool sont souvent **reconnues tardivement**.

a. Action de l'alcool sur le système nerveux et pathologies neuropsychiatriques

La toxicité de l'alcool sur le système nerveux s'envisage à deux niveaux : **la toxicité fonctionnelle** en cas d'alcoolisation aigüe et la **toxicité lésionnelle** en cas d'alcoolisation chronique. La **toxicité fonctionnelle**, dans laquelle des **effets aigus** persistent tant que l'alcoolémie reste élevée puis disparaissent ensuite. Ces effets peuvent avoir des conséquences graves à court terme (troubles du comportement, accidents, violences) mais n'entraînent pas de séquelles. En revanche, la **toxicité lésionnelle entraine des effets chroniques** qui résultent d'une consommation prolongée d'alcool. Ces effets **persistent même après arrêt de la consommation** et sont susceptibles de laisser des **séquelles** définitives.

Il n'existe pas de relation bien établie entre la **durée** de la consommation, l'**importance** de celle-ci et l'**apparition** des troubles neurologiques.

Cependant, le « binge drinking » ou « ivresse expresse » et les alcoolisations aiguës semblent plus nocives, à quantité d'alcool égale, pour le système nerveux central, que des consommations régulières.

Les complications neurologiques semblent être dues à <u>plusieurs mécanismes</u> :
- des effets cellulaires : l'alcool modifie la fluidité membranaire et l'activité de nombreux récepteurs (GABA, NMDA, dopaminergiques, sérotoninergiques, cholinergiques, enképhalinergiques) ;
- des lésions anatomiques : la consommation d'alcool à long terme modifie la morphologie cérébrale. Il y aurait une perte neuronale ;
- des carences nutritionnelles : carences en vitamines (notamment la thiamine) et en minéraux ;
- des syndromes de sevrage non traités : lors des syndromes de sevrage, il existe une hyperactivité des récepteurs NMDA responsable de l'excitotoxicité.

- **Les lésions cérébrales**

<u>L'atrophie cérébrale</u> : Elle est due à la **toxicité directe** de l'alcool sur le cerveau. Elle se manifeste par la **perturbation des fonctions cognitives,** de gravité variable, avec diminution ou perte de la mémoire et des facultés intellectuelles, pouvant aller jusqu'à la **démence.** Ces troubles portent essentiellement sur la mémoire, l'apprentissage, la vitesse psychomotrice, la compétence visio-spatiale, la capacité d'abstraction, et sur les fonctions plus élaborées telles que la stratégie d'organisation des tâches. Ces troubles sont dus à la toxicité directe de l'alcool sur les neurones, particulièrement au niveau du cortex. Les troubles cognitifs concernent plus de la moitié des personnes alcoolo-dépendantes, parmi lesquelles les patients jeunes et exempts de toute autre pathologie. On peut donc considérer que **les troubles cognitifs constituent la complication la plus fréquente de l'usage de l'alcool.**
L'alcoolisation chronique est **la troisième cause de démence** après la maladie d'Alzheimer et les infarctus cérébraux.
Toutefois, il est difficile de déterminer à quel **seuil** d'alcoolisation ces troubles apparaissent. Ils ont surtout été observés chez des personnes admettant une consommation supérieure à 60 g/jour.
Ces troubles ont des conséquences graves car ils contribuent à la désocialisation des patients ; ils peuvent rendre difficile le maintien d'une activité professionnelle, notamment lorsque celle-ci nécessite l'apprentissage de tâches nouvelles. Ces altérations sont **lentement résolutives** en cas d'abstinence, mais pas totalement.

<u>L'atrophie cérébelleuse</u> ou syndrome cérébelleux (atteinte du cervelet) : Elle est due à une **avitaminose B1** ou à la **neurotoxicité directe de l'alcool**. Elle est principalement responsable de troubles de l'équilibre et de la marche. Ces troubles semblent peu réversibles.

Dans les cas les plus graves, l'alcool peut causer une encéphalopathie de Gayet-Wernicke, qui peut évoluer vers un syndrome de Korsakoff dont l'évolution est le plus souvent irréversible.

L'encéphalopathie de Gayet-Wernicke est due à une avitaminose B1. Elle se caractérise par une triade clinique : paralysies oculomotrices, troubles de la conscience, ataxie-hypertonie. C'est une urgence médicale. Elle peut être guérie ou prévenue par l'administration de thiamine.

Le syndrome de Korsakoff succède au syndrome de Wernicke ou peut survenir de manière inopinée. Il est alors d'installation rapide. Il se caractérise par une altération massive de la mémoire antérograde qui peut s'accompagner de fausses reconnaissances, de fabulation, de troubles de l'humeur et d'apathie. La mortalité due à ce syndrome est élevée.

D'autres lésions cérébrales, rares, peuvent être observées en cas de consommations massives : la maladie de Marchiafava-Bignami, la myélinolyse centropontine, ou encore l'encéphalopathie pseudo-pellagreuse (pellagre) (due à une avitaminose PP).

L'encéphalopathie hépatique : C'est une **encéphalopathie métabolique** observée chez les malades atteints d'une cirrhose. Elle se caractérise par un astérixis (*flapping tremor*) puis par un **syndrome confusionnel**, et enfin par un **coma**.

Les accidents vasculaires cérébraux : Pour des consommations régulières > 60 g/jour, le risque relatif de survenue des AVC est élevé (de l'ordre de 4), modéré pour les infarctus cérébraux, et important pour les hémorragies cérébrales. Pour des consommations régulières entre 1 et 5 verres/jour, le risque relatif des AVC (quels qu'ils soient) n'est pas augmenté. Pour les consommations de 1 à 2 verres/jour, l'existence d'un effet protecteur (RR<1) serait possible en ce qui concerne les infarctus cérébraux.

Les mécanismes explicatifs peuvent être l'hypertension artérielle induite par l'alcool, les troubles du rythme cardiaque et les cardiomyopathies, les anomalies plaquettaires observées chez les buveurs excessifs, et l'inobservance thérapeutique, responsable d'évolution défavorable en cas de diabète ou d'HTA.

- **Les lésions périphériques** : elles sont présentes chez 10% des buveurs chroniques excessifs.

La neuropathie alcoolique ou polynévrite des membres inférieurs ou polyneuropathies :

C'est une atteinte nerveuse et musculaire. Elle se manifeste par des signes sensitifs (crampes et hypoesthésie douloureuse), des signes moteurs (parésie puis paralysie) et végétatifs (hyperhydrose). Une atrophie musculaire distale s'installe rapidement.

La consommation excessive d'alcool est la **seconde cause de polyneuropathie** après le diabète en Europe. Les causes de ces lésions seraient l'avitaminose B1 et la toxicité directe de l'alcool. La **régression** est lente à l'arrêt de la consommation d'alcool. Elle peut être totale ou partielle. Il faut y associer une vitaminothérapie B et une rééducation motrice. Pendant les premières semaines d'abstinence, il peut y avoir une recrudescence des douleurs, du fait de la levée de l'action antalgique de l'alcool.

La névrite optique alcoolique (rétrobulbaire) : L'alcoolisation chronique peut entrainer **des lésions des nerfs optiques.** Elles se caractérisent par une dyschromie, une baisse de l'acuité visuelle et parfois des troubles du champ visuel. La cécité reste exceptionnelle. Tout appareillage est impossible puisque c'est le nerf qui est touché. Avec l'abstinence, la régression des troubles est lente et souvent incomplète.

- **Les autres troubles neuro-psychiatriques**

Les crises convulsives : La prévalence des crises convulsives chez les consommateurs d'alcool est de l'ordre de 4%. Les crises convulsives peuvent être dues : à une cause épileptogène (traumatisme crânien, antécédents d'épilepsie (épilepsie préexistante à l'alcoolo-dépendance), AVC, antituberculeux, antidépresseurs…), au sevrage, à l'intoxication aiguë (ivresse convulsivante, rare), ou sans cause décelable. On parle d'épilepsie alcoolique en cas de crises convulsives répétées, sans cause décelable. Le traitement de fond repose sur l'abstinence alcoolique.

Les perturbations de la conscience : Les principales causes de **confusion, obnubilation et coma** observés chez les buveurs excessifs sont le coma éthylique, l'encéphalopathie de Gayet-Wernicke (avitaminose B1), l'encéphalopathie pseudo-pellagreuse (avitaminose PP ou B3), le coma post-critique (convulsion de sevrage, épilepsie alcoolique etc.), l'hématome sous-dural (post-traumatique), l'hypoglycémie, l'hyponatrémie, les AVC ou l'intoxication médicamenteuse associée.

Les hallucinations, les illusions et le délire : Les hallucinations sont souvent visuelles (58%) ou auditives (16%). Elles peuvent survenir aussi bien dans le cadre de l'intoxication alcoolique que lors du sevrage (notamment en cas de *delirium tremens*). Ces hallucinations peuvent persister quelques jours. Exceptionnellement, elles peuvent persister pendant plusieurs mois, c'est ce que l'on appelle l'hallucinose chronique des buveurs de Wernicke. Les hallucinations et/ou le délire, peuvent être la conséquence de l'alcoolisation chronique ou bien d'une psychose antérieure (ce qui nécessite la prise en charge par un psychiatre).

Les troubles de l'humeur : Ils sont très présents chez les consommateurs chroniques excessifs. Les **symptômes anxieux** sont présents chez 98% des alcoolo-dépendants alors que la prévalence et le risque relatif de survenue d'anxiété, dans la population générale, sur la vie entière, serait de 19%. Par ailleurs, 98% des alcoolo-dépendants présenteront au cours de leur vie des **symptômes dépressifs**. La prévalence et le risque relatif de dépression chez les consommateurs d'alcool est de 40% (32,5% chez les alcoolo-dépendants et 7,5% chez les consommateurs non dépendants).

Les troubles du sommeil : les **insomnies** sont très fréquentes chez les buveurs excessifs.

En conclusion, il existe de **multiples complications neurologiques** liées à une consommation prolongée d'alcool. La dose quotidienne seuil et la durée de consommation entraînant une apparition de ces troubles ne sont pas connues. Toutefois, **les niveaux de consommation seraient relativement élevés**. La plus fréquente des complications neurologiques est l'atteinte des fonctions cognitives, la forme sévère étant le syndrome de Korsakoff. Ces troubles ont **des conséquences sociales graves**. Ils sont réversibles partiellement ou en totalité et incitent à une démarche thérapeutique volontariste. Leur mécanisme est complexe : toxicité propre de l'alcool, effets indirects (en particulier carence en thiamine), effet nocif des syndromes de sevrage non traités et répétés.

b. Les maladies de l'appareil digestif

• Les troubles hépatiques

Le foie est le principal organe du métabolisme de l'éthanol. Lors d'une consommation chronique d'alcool, on peut observer diverses atteintes telles que **la stéatose hépatique, l'hépatite alcoolique, et la cirrhose alcoolique.** Ces lésions peuvent être diversement associées et sont nommées les « maladies alcooliques du foie » (MAF) ou hépatopathies alcooliques. De plus, le risque relatif de survenue d'un carcinome hépatocellulaire (CHC) ou **cancer du foie** est très élevé. Il survient le plus souvent à la suite d'une cirrhose.

Les mécanismes impliqués dans le développement des maladies hépatiques chroniques d'origine alcoolique ne sont pas connus, mais semblent complexes. Le stress oxydant et l'intervention de cytokines semblent jouer un rôle dans les MAF.

La fréquence de ces maladies est liée à la dose, à la durée et au mode d'alcoolisation. De plus, divers facteurs génétiques et environnementaux contribuent à l'expression variable des MAF.

La prévalence des diverses lésions hépatiques chez les buveurs excessifs est assez mal connue car rares sont les études comprenant des biopsies hépatiques systématiques. La fréquence de cirrhose est 7 fois plus élevée chez les consommateurs excessifs que dans la population générale. 40 à 80% des patients atteint de cirrhose décèdent dans les 5 ans. Les MAF et les cirrhoses du foie dues à l'alcool représentent plus de 7 000 décès par an en France. Cependant, le taux de mortalité par cirrhose alcoolique est en baisse continue depuis les années 1970.

Le risque de survenue d'une MAF augmente à partir d'une consommation de 30 à 60 g d'alcool/jour. Le risque de développer une cirrhose augmente de manière **exponentielle** par rapport à la consommation moyenne quotidienne d'alcool. Le **seuil** de consommation d'alcool au-delà duquel le risque est multiplié par 3 à 4 (chez une personne en bonne santé) est d'environ 20-30 g/jour chez les femmes et 40-50 g/jour chez les hommes.

La cirrhose alcoolique est une maladie de **constitution progressive**. Le temps nécessaire au développement d'une cirrhose est estimé à 20-25 ans. L'âge moyen des patients au moment du diagnostic est de 50-60 ans. L'augmentation du taux d'apparition d'une cirrhose est d'environ 10 % pour une durée de consommation de 5 à 10 ans, et de 50 % pour une durée supérieure à 15 ans. La mortalité par cirrhose alcoolique est maximale pour la tranche d'âge 55 - 74 ans.

Le risque d'atteinte hépatique est supposé être **plus faible chez le consommateur intermittent** que chez le régulier, en raison d'une possible régénération du foie dans les périodes d'abstinence.

La toxicité hépatique de l'éthanol est la même quel que soit son **mode de présentation**. Toutefois, des études épidémiologiques suggèrent que le risque de cirrhose pourrait être diminué chez les consommateurs de vin. En effet, le vin contient, en quantité variable, des **polyphénols** qui sont des composés possédant un pouvoir antioxydant. Parmi ces polyphénols, on trouve le resvératrol qui a montré des propriétés antioxydantes, antiprolifératives et antifibrosantes, mais qui a une très faible biodisponibilité. Ces résultats restent controversés.

La **vulnérabilité** hépatique vis-à-vis de l'alcool est très variable. Seuls 10 à 30 % des consommateurs excessifs développent une cirrhose. L'alcool est nécessaire mais peut-être pas suffisant pour la constitution d'une hépatopathie alcoolique.

Différents facteurs interviennent dans la vulnérabilité hépatique vis-à-vis de l'alcool :

- **La prédisposition génétique** (existence de différents polymorphismes des enzymes du métabolisme de l'éthanol) ;
- **Le sexe** : Les femmes sont plus sensibles à l'hépatotoxicité de l'alcool que les hommes. Elles développent une cirrhose pour une quantité d'alcool consommée et une durée d'alcoolisation moindres; leur risque relatif de cirrhose est multiplié par 2 par rapport aux hommes. Les mécanismes à l'origine de cette sensibilité accrue ne sont pas connus avec précision ;
- **L'âge :** l'influence de l'âge sur la survenue d'une MAF est mal connue. Par analogie avec les hépatopathies chroniques virales dans lesquelles la rapidité de progression augmente avec l'âge, il est possible de faire la même hypothèse avec l'alcool ;
- **Le statut nutritionnel** : la malnutrition aggraverait la toxicité hépatique de l'alcool. Certaines études montrent que la malnutrition est corrélée à la sévérité de l'hépatopathie alcoolique, à la survenue de complications organiques (ascite, ictère), et à la mortalité. La **valeur énergétique** de l'alcool est de 7 Kcal par gramme. La part calorique due à l'alcool pourra soit majorer l'apport calorique total quotidien (en cas d'absence de modification du régime alimentaire) soit se substituer à une fraction des apports alimentaires (cas le plus fréquent), mais les calories apportées par l'alcool sont considérées en partie comme peu utiles car peu stockées. De plus, les boissons alcooliques contiennent peu de **nutriments**. Enfin, l'alcool, par son propre métabolisme et par les inductions métaboliques qu'il provoque, va **augmenter la demande en cofacteurs, en particulier vitaminiques**, dont les besoins physiologiques quotidiens ne sont déjà pas toujours couverts par l'alimentation. En ce qui concerne les **micronutriments**, il a été rapporté, chez les patients alcooliques non cirrhotiques, une baisse de l'activité de la glutathion peroxydase (-20 %) et des concentrations plasmatiques et érythrocytaires de sélénium (-30 %) et de vitamine E (-10 %), tous enzymes ou nutriments participant de manière active au système de défense antioxydant. Dans une étude cas-témoins, l'*Odd Ratio* de cirrhose des buveurs excessifs (définis par une consommation > 50 g/j) était augmenté en cas de déficit d'apport en vitamines B1 et B12 et majoré en cas d'excès de vitamine A et de fer. **Le surpoids** (défini par un IMC supérieur à 27) pendant au moins 10 ans, serait un facteur de risque indépendant (RR environ égal à 3) de stéatose, d'hépatite alcoolique et de cirrhose.
- **L'existence d'une infection virale concomitante :** Les infections par les virus hépatotropes (VHB et VHC) sont fréquentes chez les consommateurs excessifs d'alcool. La prévalence des marqueurs sériques du virus de l'hépatite B (VHB) varie entre 15 et 25%, c'est-à-dire qu'elle est 3 à 5 fois supérieure à celle de la population générale, et est encore plus grande en cas de cancer du foie associé. Le VHB joue un rôle majeur dans le développement du carcinome hépatocellulaire (CHC) chez les cirrhotiques consommateurs excessifs d'alcool. L'infection par le virus de l'hépatite C (VHC) est également fréquente chez les consommateurs excessifs d'alcool (environ 10 %). L'association alcool-infection par le VHC est particulièrement nocive, le risque de survenue d'une cirrhose est multiplié par 3 en cas de consommation d'alcool excessive, et il a également été démontré une augmentation du risque de CHC. Au total, les infections par les virus à tropisme hépatique peuvent participer, chez les sujets consommateurs excessifs d'alcool, à la constitution de la cirrhose par des mécanismes qui leur sont propres. De plus, la consommation d'alcool est un facteur aggravant l'évolution des hépatites chroniques d'origine virale.
- **Les interactions médicamenteuses :** L'hépatotoxicité potentielle de certains médicaments est accrue en cas d'alcoolisation chronique. Des hépatites aiguës (ictériques, voire graves) peuvent survenir chez des personnes recevant des doses thérapeutiques usuelles, par exemple de paracétamol ou d'isoniazide.

Les complications des MAF sont les hypertensions portales et les hémorragies digestives, ces dernières pouvant être mortelles par rupture de varices œsophagiennes.

Pour conclure, quelles que soient les lésions hépatiques, une abstinence prolongée ou une sobriété drastique améliore considérablement le pronostic à long terme.

- **Les troubles pancréatiques**

L'alcoolisation chronique est responsable d'environ 80% des **pancréatites chroniques** et d'environ 50% des **pancréatites aiguës** observées en France. Cependant, ce sont des affections **rares**. La vulnérabilité individuelle vis-à-vis de l'alcool est expliquée en partie par un régime riche en protides, en lipides, et à la durée de consommation d'alcool. Les pancréatites chroniques sont 10 fois plus fréquentes chez l'homme que chez la femme. Aucune différence n'a été montrée en fonction du mode d'alcoolisation (permanent ou irrégulier), ni en fonction du type de boissons. L'âge moyen du diagnostic de la maladie est environ 40 ans. Pendant une période de 5 à 10 ans, il existe des douleurs abdominales et fréquemment des **pseudo-kystes** qui nécessitent des interventions chirurgicales. Puis, sur une longue période, les douleurs vont spontanément disparaitre tandis que les **calcifications** pancréatiques, **l'insuffisance pancréatique exocrine et endocrine** vont se développer. Un **diabète** survient alors, avec ses complications propres.

L'abstinence améliore les effets du traitement chirurgical et la survie à long terme, mais ne fait pas forcément disparaitre les douleurs, et les lésions canalaires continuent à évoluer. L'alcool ne **serait pas impliqué dans la survenue des cancers** du pancréas.

- **Les troubles digestifs**

  - Bouche et glandes annexes

En cas d'alcoolisation chronique, il est possible d'observer une **atteinte des glandes salivaires** (atteinte des glandes parotides et hypertrophie glandulaire bilatérale) avec une augmentation de la concentration plasmatique en amylase salivaire (2 à 4 fois la normale). Le risque de **cancer** de la bouche, du pharynx et du larynx est élevé. En cas de gêne à la déglutition, de dysphagie, de douleurs ou de dysphonie, un examen ORL est conseillé. Les personnes alcooliques ont souvent **un état dentaire médiocre**, dû en partie à une mauvaise hygiène buccale.

  - Œsophage

Le risque relatif de **cancer de l'œsophage** augmente avec la seule consommation d'alcool (RR= 18 pour une consommation d'alcool > 80g/j), et de façon synergique en cas d'association avec une consommation de tabac (RR= 44 pour une consommation d'alcool > 80g/j et une consommation de tabac > 20 cigarettes/j). L'alcoolisation aiguë modifie le péristaltisme et le fonctionnement du sphincter inférieur de l'œsophage, ce qui favorise le **reflux gastro-œsophagien**. L'œsophagite est ainsi une complication fréquente. Des **dysphagies** sont rapportées chez des malades ayant une polyneuropathie alcoolique ou encore une myopathie pharyngée.

  - Estomac et duodénum

Chez les personnes présentant une consommation alcoolique chronique, ou parfois en cas d'alcoolisation aiguë massive, des **érosions aiguës multiples** peuvent survenir. Elles se traduisent par des douleurs et des saignements pouvant aller jusqu'à **une gastrite érosive hémorragique**. Il ne semble pas y avoir de lien de causalité entre la consommation d'alcool et la **maladie ulcéreuse** ; cependant, les ulcères résistants aux traitements médicamenteux sont plus fréquents en cas de consommation d'alcool. La prévalence d'*Helicobacter pylori* dans la muqueuse gastrique des consommateurs chroniques d'alcool est élevée. La consommation d'alcool n'est **pas un facteur de risque pour la survenue de cancers** gastriques et de cancer du cardia. Chez les consommateurs chroniques d'alcool (75-80 g/j), une **gastrite chronique antrale** (symptomatique ou non) est fréquemment observée.

- Intestin grêle, côlon, rectum

L'alcoolisation aiguë et chronique est responsable de **perturbations concernant la motilité, l'absorption, la sécrétion intestinale** et de **lésions histologiques** sur tout l'intestin. La **diarrhée** est rapportée chez 10 à 55% des buveurs (en cas d'ivresse sévère, au cours du syndrome de sevrage ou lors d'une consommation chronique d'alcool). Lors d'une alcoolisation chronique, la **malabsorption intestinale** (notamment des vitamines) expliquerait en partie la **malnutrition** retrouvée chez un petit nombre d'alcooliques. La consommation alcoolique chronique est un facteur modéré de **cancer du côlon et du rectum** (RR=1,1). Une différence selon le sexe ou le type de boisson n'a pas été démontrée.

- Hémorragie digestive

Les **hémorragies digestives** d'origine haute, extériorisées ou non, micro- ou macroscopiques, sont fréquemment retrouvées chez les buveurs chroniques. En cas de cirrhose, les principales lésions observées sont la **rupture des varices œsophagiennes et/ou les érosions et ulcérations de la muqueuse gastrique et duodénale**. En l'absence de cirrhose, les principales lésions observées sont les ulcérations du syndrome de Mallory-Weiss et les érosions aiguës de la gastrite hémorragique (qui surviennent fréquemment en cas d'absorption d'alcool et d'aspirine).

c. Les maladies cardio-vasculaires

Les conséquences morbides de la consommation d'alcool sur l'appareil cardio-vasculaire sont complexes. Une consommation régulière excessive (supérieure à 60 g/j) augmente la mortalité par myocardiopathie, troubles du rythme, hypertension artérielle, AVC ou par mort subite. Une consommation régulière et modérée semble diminuer la mortalité par maladies coronariennes.

- **L'hypertension artérielle (HTA)**

L'alcool présente une action hypertensive à partir d'une consommation chronique de 30 g/j. Une augmentation de 10 g d'alcool/jour s'accompagne d'une augmentation de 1 à 2 mm Hg pour la systolique et de 1 mm Hg pour la diastolique. En revanche, une prise aiguë d'alcool s'accompagne d'une chute tensionnelle dans les heures qui suivent, avec un effet rebond qui persiste plusieures heures. Les mécanismes par lesquels la prise d'alcool agit sur la tension artérielle sont mal connus, des hypothèses portent sur l'effet sur les catécholamines ou sur la diminution de la concentration intracellulaire de sodium.

Il ne semble pas exister d'effet bénéfiques net d'une consommation modérée d'alcool (1 verre/ jour) sur les chiffres tensionnels, bien que cela ait été rapportés par plusieurs auteurs. La vasodilatation médiée par l'endothélium observée pour certains types de boissons alcooliques serait en fait due aux composés phénoliques présents dans les vins rouges et non à une action propre de l'alcool.

Une consommation excessive d'alcool est retrouvée chez 11% des hommes hypertendus et 2% des femmes. L'alcool se place **en 3ᵉᵐᵉ position comme facteur d'HTA** après l'âge et le poids. La prise de tension après 2 semaines, sans ou avec peu d'alcool, permet d'écarter l'influence de l'alcool sur la tension artérielle. L'abstinence prolongée permet de faire baisser la tension artérielle, mais le retour à la normale est inconstant. Les personnes consommant de l'alcool de façon excessive ont souvent une **mauvaise observance thérapeutique** de leur traitement antihypertenseur ; de plus, l'action hypertensive de l'alcool persiste chez les patients sous traitement. Pendant le sevrage (dès 6 heures après la dernière prise d'alcool), une augmentation de la tension artérielle est fréquemment observée (c'est un indicateur de gravité du syndrome de sevrage).

- **Les myocardiopathies alcooliques**

Elles s'observent plus fréquemment chez les hommes présentant une consommation ≥ à 60 g/j et ce pendant au moins 10 ans. Les symptômes sont les suivants : palpitations, dyspnée d'effort, troubles du rythme, embolies pulmonaires, insuffisance cardiaque congestive, obésité et **mort subite**. Pour une consommation > 90 g/j, le risque relatif de survenue de cardiomyopathie est de l'ordre de 7. La cause des myocardiopathies peut être due à l'action directe de l'alcool ou de son métabolite, l'acétaldéhyde, sur les fibres myocardiques. Mais le rôle d'un déficit en sélénium est également suspecté. L'abstinence permet une **amélioration** du pronostic, d'autant plus importante qu'elle est précoce.

On peut également évoquer, le rare **shoshin béri-béri ou insuffisance cardiaque** (défaillance cardiocirculatoire) **par avitaminose B1,** qui survient chez de grands consommateurs d'alcool. En l'absence de traitement (thiamine IV), l'évolution est spontanément mortelle en quelques jours.

- **Les troubles du rythme**

Il s'agit le plus souvent de **troubles supraventriculaires** (fibrillation auriculaire, flutter auriculaire), rarement **ventriculaires** (notamment extrasystoles). Ces troubles s'observent chez des personnes ayant une cardiomyopathie alcoolique (inopinément ou lors d'une surconsommation), lors d'une consommation aiguë massive chez des buveurs occasionnels à cœur sain, ou lors d'un sevrage alcoolique. **La fibrillation auriculaire alcoolique** est habituellement bénigne et son évolution est favorable, le retour à un rythme normal se fait en général spontanément en 24h, ce qui conduit à une surveillance « légère ». **Les troubles du rythme ventriculaire** peuvent être dus à une hypokaliémie, une hypophosphorémie ou une hypomagnésénémie (elles-mêmes en rapport soit avec une consommation aiguë d'alcool, soit lors d'un sevrage, soit lors de l'usage de diurétiques).

- **Les coronaropathies ou cardiopathies ischémiques**

La prévalence de décès par maladies coronariennes est plus basse chez les consommateurs modérés d'alcool (RR=0,8 pour des consommations d'alcool de 10 à 50 g/jour), c'est ce qu'on appelle le « paradoxe français ». Ce **rôle protecteur** de l'alcool serait en partie dû aux modifications lipidiques et aux modifications de l'hémostase (baisse du fibrinogène et modification de l'agréabilité plaquettaire). Cependant, au-delà d'une consommation de 100 g d'alcool/ jour, le risque de cardiopathie ischémique augmente (RR=1,1).

- **Facteurs de risque cardio-vasculaire : hémostase et coagulation**

La consommation d'alcool **diminue l'aggrégation plaquettaire** en partie par augmentation de la synthèse de prostacycline. De même, la consommation d'alcool **influe sur la coagulation :** elle diminue les taux de fibrinogène et de l'antithrombine III et elle augmente la concentration de l'activateur tissulaire du plasminogène (facteur anticoagulant) ainsi que du facteur X.

- **Les Accidents Vasculaires Cérébraux (AVC)**

Les AVC peuvent etre ischémiques (80%) ou hémorragiques (20%). La consommation d'alcool, quel que soit le niveau de consommation, est associée à une élévation du risque d'AVC hémorragiques. De plus, l'HTA est un facteur de risque de survenue d'AVC hémorragique. En revanche, de faibles doses d'alcool auraient un rôle protecteur pour les AVC ischémiques, mais cela n'est plus vrai pour une consommation plus importante (à partir de 50 g/j).

En conclusion, la plupart des données épidémiologiques montrent qu'une consommation modérée (1 à 2 verres/jour) et régulière d'alcool est reliée à une **diminution du risque global de survenue de maladie cardiovasculaire**. Cette diminution du risque est essentiellement due aux effets bénéfiques de l'alcool, à dose modérée, sur les lipoprotéines et les facteurs de la coagulation. Toutefois, l'alcool, même à faible dose, est associé à une augmentation de la tension artérielle et du risque d'arythmie.

d. **Les cancers** [115]

L'alcool est la **deuxième cause de mortalité évitable par cancer** après le tabac. Il est responsable de 9,5 % des décès par cancer, soit environ 15 000 décès chaque année.

L'alcool et les boissons alcoolisées, ainsi que l'acétaldéhyde (métabolite de l'alcool) sont classés dans le **groupe des cancérogènes certains pour l'Homme** (groupe 1) par le Centre International de Recherche sur le Cancer (CIRC). **La relation causale entre la consommation d'alcool et la survenue de cancers** est jugée convaincante pour les cancers des voies aérodigestives supérieures (VADS) (bouche, pharynx, œsophage et larynx), du côlon-rectum (chez l'homme) et du sein (chez la femme) et du foie. Cette relation est jugée probable pour le cancer du foie et du côlon-rectum (chez la femme). La relation avec le risque de cancer du rein, de l'estomac ou du pancréas est peu probable. Pour d'autres localisations (par exemple pour le cancer de la vessie), les données scientifiques ne permettent pas de conclure.

Le risque de cancer **augmente de manière linéaire** avec la **dose** d'alcool consommée, mais ne dépend pas du type d'alcool consommé. **Aucun seuil de consommation sans risque n'a été identifié** et même une consommation faible (à partir de 1 verre/jour en moyenne) d'alcool augmente de façon significative le risque de cancers.

Le terrain génétique impacte le risque de cancer des consommateurs de boissons alcoolisées. Une étude publiée en 2009 montre que certains polymorphismes des gènes ADH1B et ALDH2 exposent à un risque majoré de développement d'un cancer des voies aérodigestives supérieures.

L'arrêt de la consommation d'alcool réduit le risque de cancers des voies aérodigestives supérieures. Le risque de cancer diminue 10 ans après arrêt de la consommation d'alcool et 20 ans après, il n'est plus significativement différent de celui des personnes n'ayant jamais bu d'alcool.

Les propriétés anticancérigènes du **resvératrol** (contenu notamment dans le vin) sont remises en question. En effet, son **effet protecteur** a bien été observé sur des modèles cellulaires mais n'a pas été confirmé sur les modèles animaux et surtout chez l'Homme. Par ailleurs, la biodisponibilité du resvératrol chez l'Homme est très faible. De plus, les études épidémiologiques disponibles sont rares et elles ne permettent donc pas de conclure à un éventuel effet inverse entre le resvératrol du vin et le risque de cancer. Il est important de noter que d'autres aliments sont sources de resvératrol (raisin, mûres, cacahuètes...) et présentent l'avantage de ne pas contenir d'alcool. D'autres polyphénols sont également contenus dans le vin et auraient des propriétés protectrices vis-à-vis des cancers.

Différents mécanismes plausibles de survenue des cancers peuvent coexister. L'alcool est un toxique organique soit directement (agent brulant), soit indirectement (poison cellulaire) par lui-même ou par le biais de son métabolite (l'acétaldéhyde), soit comme **cofacteur carcinogénique** (ou cocarcinogène ou promoteur) en augmentant l'action d'un carcinogène, en facilitant la transformation d'un procarcinogène et carcinogène, ou en diminuant l'activité des systèmes de détoxification des carcinogènes. De plus, la modification de la perméabilité de la muqueuse par l'alcool favorise **l'absorption d'autres cancérogènes** tels que le tabac notamment dans les cancers des VADS. L'alcool a ainsi un effet facilitateur carcinologique en association avec le tabac.

e. La nutrition

Le statut nutritionnel est influencé par la consommation d'alcool, **de façon directe** (en entraînant une malnutrition par substitution aux autres nutriments, ou inversement un surpoids par addition, ou bien encore des modifications du comportement alimentaire) **ou indirecte** (substitution de la prise alimentaire, **malabsorption** liée aux complications organiques (foie, pancréas, intestin grêle)).

Les carences nutritionnelles majorent les effets de l'alcool (à consommation égale d'alcool, les patients malnutris ont un pic d'alcoolémie plus élevé) et la consommation d'alcool affecte le métabolisme des nutriments.

Les effets de l'alcool sur la dénutrition :

Les consommateurs excessifs d'alcool ne sont pas tous dénutris. La grande variabilité de l'état nutritionnel des consommateurs excessifs reflète les différences dans leur alimentation, leur statut socioéconomique et leurs complications organiques.

La dénutrition augmente les risques de maladies alcooliques du foie.

Les effets de l'alcool sur la prise alimentaire :

La consommation d'alcool s'accompagne souvent de **modifications qualitatives dans la prise alimentaire**, même quand la consommation énergétique totale n'est pas diminuée.

En général, à niveau bas de consommation, les calories alcooliques s'ajoutent à la consommation énergétique totale. Quand la consommation s'élève, l'alcool se substitue partiellement aux glucides. À des hauts niveaux de consommation d'alcool (plus de 30 % des apports énergétiques en alcool), la plupart des autres nutriments sont également diminués (les protéines, les lipides, les vitamines A, C et la thiamine peuvent descendre sous les apports recommandés ainsi que le calcium, le fer et les fibres).

Les effets de l'alcool sur la corpulence et le poids :

Chez les hommes, la consommation d'alcool entraine le plus souvent une **prise de poids**, mais de façon moins significative qu'on pourrait s'y attendre compte tenu de l'apport énergétique de l'alcool (7,1 kcal/g d'alcool). Cette prise de poids se localise au niveau abdominal surtout lorsque l'alcoolisation est associée à une sédentarité et à une consommation élevée en lipides. **Chez les femmes,** la consommation d'alcool est presque toujours associée à un **amaigrissement** modéré.

Il existe **un paradoxe sur les relations observées entre alcool et corpulence :** Les enquêtes épidémiologiques montrent que, lors d'une consommation modérée, les personnes ne compensent pas par une baisse des autres nutriments. Les expériences directes de charge en alcool montrent également qu'il n'y a pas d'effet compensatoire à court terme c'est-à-dire qu'il n'y a pas de diminution de la prise alimentaire, mais plutôt une augmentation (effet apéritif). Ces données sont contradictoires avec les résultats observés lors de la consommation d'alcool ; à savoir que le poids corporel n'augmente pas autant qu'il le devrait chez les hommes et diminue chez les femmes. La notion **« les calories alcooliques ne comptent pas » est depuis longtemps répandue**. Différentes causes ont été invoquées : l'altération des mitochondries entraînant un mauvais couplage oxydation lipidique/production d'énergie ou l'action de la voie microsomale oxydant l'éthanol sans conservation de l'énergie chimique. Cependant, des études de calorimétrie montrent que l'**énergie de l'éthanol est utilisée** efficacement par le corps (notamment pour la thermogénèse). De plus, l'éthanol n'est pas stocké mais oxydé, de préférence aux autres nutriments. L'ingestion d'alcool réduit l'oxydation des lipides et favorise donc leur stockage. Enfin, une autre explication pourrait être l'**augmentation de la sensibilité à l'insuline**, et donc une diminution de l'insulinémie, provoquée par l'alcool à dose modérée. Si cet effet s'exerce au niveau du muscle, de l'adipocyte et du foie, on obtient une baisse du stockage des acides gras par le tissu adipeux, et une désinhibition de la cétogénèse et de la gluconéogénèse hépatiques. Donc, le risque de diabète de type 2 (insulino-résistant) est diminué chez les consommateurs modérés par rapport aux abstinents ou aux grands consommateurs.

Le mode de consommation semble toutefois jouer un rôle sur l'adiposité : à consommation totale égale, des consommateurs quotidiens sont plus minces que des consommateurs irréguliers.

Les effets de l'alcool sur les nutriments :

Différentes associations ont été rapportées entre une altération des teneurs et/ou du métabolisme de certains nutriments et la consommation chronique excessive d'alcool, accompagnée ou non d'une pathologie alcoolique.

En effet, la consommation excessive d'alcool entraine un déficit en caroténoïdes et en rétinoïdes (par un blocage de la conversion du b-carotène en vitamine A) ; un déficit en vitamine C sérique, leucocytaire et urinaire ; un déficit en acide folique (vitamine B9) (sérique et érythrocytaire) puis un déficit secondaire en thiamine (vitamine B1) ; un déficit en pyridoxine (vitamine B6) ; un déficit en vitamine D (avec inhibition de sa conversion en forme active) ; un déficit en magnésium ; ou encore un déficit en calcium (par augmentation de l'hormone parathyroïdienne (PTH) et par diminution de l'absorption).

De plus, certaines complications somatiques peuvent induire des troubles nutritionnels. Ainsi, l'insuffisance pancréatique et/ou la pancréatite alcoolique chronique entrainent une carence en vitamine K (par malabsorption des graisses), une diminution de l'absorption de la vitamine B12 (mais sans carence), et une diminution du rapport vitamine E/lipides plasmatiques totaux. Les MAF et/ou la cirrhose entrainent une baisse sévère de la vitamine A hépatique, un déficit en zinc plasmatique et hépatique et une augmentation du cuivre hépatique. Enfin, des lésions gastro-intestinales peuvent provoquer un déficit en fer (s'il existe des saignements).

f. Les os

Les fractures itératives multiples (préférentiellement du crâne, des côtes, des clavicules, du col du fémur ou encore du col de l'humérus) sont fréquentes en cas d'alcoolisation chronique. Ces fractures pourraient être expliquées par la fréquence élevée des traumatismes (chutes, accidents...) et par une fragilité osseuse anormale. Les fractures multiples sont un marqueur indirect d'alcoolo-dépendance.

L'ostéoporose est fréquente chez les consommateurs excessifs chroniques ; **l'ostéomalacie** est plus rare. Les causes de ces anomalies osseuses peuvent être une atteinte hépatique, la malnutrition, le tabagisme ou une toxicité directe de l'alcool. Une des complications fréquentes de l'ostéoporose est le tassement vertébral. Néanmoins, une consommation modérée d'alcool (moins de 3 verres/jour) augmenterait la minéralisation osseuse notamment chez les femmes après la ménopause.

Les mécanismes conduisant à ces lésions sont mal connus ; des hypothèses proposent un déficit en calcium, en vitamine D et en protéines par défaut d'apport, par malabsorption intestinale, ou par augmentation de la calciurie.

L'alcoolisation chronique est, en France, la cause la plus fréquente d'**ostéonécrose aseptique de la tête fémorale non traumatique**.

g. Les muscles

Des **lésions musculaires** (atrophie des fibres musculaires de type 2B et accumulation de triglycérides) apparaissent chez les consommateurs excessifs chroniques d'alcool, et pourraient expliquer l'amyotrophie (fréquente) et les myalgies ou myopathies alcooliques chroniques (rares). Ces lésions peuvent être dues à la toxicité directe de l'alcool, aux polyneuropathies et à la dénutrition. Ces lésions sont réversibles en cas d'abstinence.

Chez les buveurs chroniques et lors d'une consommation massive, il est possible d'observer, dans de rares cas, des **rhabdomyolyses aiguës** non traumatiques ou myopathies alcooliques suraiguës.

h. Les pathologies cutanées

La consommation excessive d'alcool provoque ou aggrave certaines pathologies cutanées :

L'érythème facial persistant est dû à la vasodilatation chronique et à la perte des mécanismes de contrôle vasorégulateurs.

L'acné rosacée (ou couperose) se caractérise par un érythème proéminent, une télangiectasie et une formation de pustules qui s'accompagnent d'instabilité vasomotrice. Elle apparaît le plus souvent au milieu du visage.

L'eczéma discoïde se caractérise par des plaques de dermatite bien délimitées, nummulaires, placées en général sur la partie inférieure des jambes.

Le **psoriasis** se caractérise par des taches rouges accompagnées de squames. Le risque relatif de survenue d'un psoriasis est de l'ordre de 2 pour les consommations d'alcool de 20 g/j et de 5 pour les consommations ≥ 100 g/j. Il est habituel d'observer une relation temporelle entre l'évolution des lésions et la consommation d'alcool.

Il est également possible d'observer chez les consommateurs excessifs d'alcool de multiples **cicatrices** traumatiques (en particulier des membres inférieurs et du visage) et des **ecchymoses** dues aux traumatismes et amplifiées par des anomalies plaquettaires dues à l'alcool.

i. La sexualité

Les modifications hormonales sexuelles : En cas d'alcoolisation chronique, on observe une baisse de la concentration plasmatique de la testostérone, une diminution de la sécrétion des gonadotrophines, une augmentation modérée et inconstante de la concentration plasmatique de l'œstradiol et une augmentation du nombre de récepteurs tissulaires, en particulier gonadiques, de l'œstradiol.

Chez l'homme, on observe une **hypoandrogénie** due à la diminution de la concentration plasmatique de la testostérone totale et de la testostérone libre (conséquence d'une alcoolisation chronique) et une **féminisation** due à l'augmentation de la concentration plasmatique de la prolactine (conséquence éventuelle d'une cirrhose associée). L'hypoandrogénie provoque une atrophie testiculaire, une diminution de la fertilité, une baisse de la croissance de la barbe, une absence d'hypertrophie prostatique avec l'âge, une perte de libido, une impotence et des troubles de l'éjaculation. La féminisation se traduit par une gynécomastie ; une érythrose palmaire ; un morphotype féminin et une atrophie prostatique. Les mécanismes moléculaires sont nombreux. Parmi eux, l'alcool est inducteur enzymatique de l'aromatase, qui transforme certains androgènes surrénaliens en œstrogènes.

Chez la femme, l'alcoolisation aiguë ne modifie pas la concentration plasmatique de l'œstradiol, de la progestérone ou des gonadotrophines. La consommation aiguë ou chronique, ne modifie pas l'effet des traitements contraceptifs oraux.

Les modifications génitales :

Chez les hommes, en cas d'alcoolisation chronique, les troubles sexuels, tels que la diminution de la libido, l'impotence sexuelle ou l'éjaculation précoce, sont fréquents. En cas d'abstinence prolongée, l'apparition secondaire ou la persistance des troubles sont fréquentes, mais peuvent régresser spontanément dans 25% des cas. Une diminution du nombre de spermatozoïdes et de leur fonctionnement entrainant des cas de stérilité masculine peuvent également exister.

Chez les femmes, en cas d'alcoolisation chronique, on observe fréquemment des oligo-aménorrhées, des règles douloureuses ou anormalement abondantes. En l'absence de cirrhose sévère, la stérilité est rarement rapportée à l'alcoolisation.

Les perturbations libidinales : L'alcoolisation chronique entraine, chez la femme, une diminution de la libido et une anorgasmie fréquente. Ces anomalies régressent, voire disparaissent après 6 mois d'abstinence.

2.2. Les anomalies biologiques

- L'augmentation des **Gamma-Glutamyl-Transférases (GGT)**

La GGT est une enzyme membranaire présente dans de nombreux organes, dont les reins, le pancréas, le foie, le duodénum, et l'intestin grêle. La GGT plasmatique est d'origine hépatique.

En cas de consommation chronique d'alcool, la concentration plasmatique en GGT s'élève d'une façon variable, après un délai variable (≥ 3 semaines de consommation). Une élévation supérieure à 1,5 fois la limite supérieure de la normale du laboratoire est jugée discriminante. Il n'y a pas de relation entre la quantité d'alcool consommée et l'élévation des GGT. Il existe une **forte variabilité interpersonnelle**. Le taux de GGT **ne varie pas en cas de consommation aiguë**. En cas d'arrêt de consommation, le taux décroit de façon constante, mais ne revient pas toujours à la normale. La demi-vie de décroissance est de 5 à 17 jours chez les patients sains. Après arrêt de la consommation, il faut donc 3 semaines environ pour obtenir une décroissance chez les sujets sains et 26 jours environ chez les sujets ayant une maladie hépatique.

Les mécanismes d'augmentation du taux de GGT ne sont pas connus. Cette augmentation pourrait être due à l'induction enzymatique, à l'augmentation de la fluidité membranaire ou à l'existence de lésions hépatiques.

La sensibilité de la GGT pour reconnaitre les consommateurs excessifs d'alcool varie de 34 à 85%. Il existe de nombreuses autres causes qui peuvent expliquer l'augmentation des GGT : les maladies hépatiques et biliaires ; les maladies pancréatiques (cholestase) ; diverses maladies rénales ; des maladies cardio-vasculaires (IDM, angor) ; des maladies neurologiques (tumeurs, AVC, épilepsie) ; des maladies métaboliques et endocriniennes (diabète, hyperthyroïdie, obésité) ; la polyarthrite rhumatoïde ; la malnutrition ; certains cancers ; divers médicaments (anticonvulsivants, AVK, contraceptifs œstroprogestatifs, antidépresseurs, hypolipidémiants, hypnotiques, antiangoreux, antihypertenseurs, antigoutteux, antidiabétiques, antibiotiques…) ; des toxiques (solvants organiques) ; la ménopause ; des facteurs génétiques. Plus de 5% des augmentations restent inexpliquées.

Le dosage des GGT est peu coûteux, il se fait donc de manière routinière mais son interprétation est délicate. Il n'est donc pas un bon moyen diagnostique.

- L'augmentation du **Volume Globulaire Moyen (VGM)**

L'augmentation du VGM traduit une **macrocytose érythrocytaire** sans anémie. Elle est due à la toxicité directe de l'alcool sur l'érythroblaste et non pas à un déficit en folates (ce qui justifie qu'il n'y a pas de prescription d'acide folique en systématique). Son **installation** est très lente (plusieurs mois), elle a donc une bonne valeur d'indicateur d'alcoolisation chronique. Lors de l'arrêt de la consommation d'alcool, le **retour à la normale** nécessite plusieurs mois (la durée de vie des hématies est d'environ 100 jours). Elle est peu **sensible**. La **spécificité** est d'environ 90%. Elle peut être augmentée par d'autres causes : la consommation de tabac, la grossesse, une réticulocytose secondaire à une hémolyse, à un saignement aigu, ou au sevrage; un déficit en folates et/ou en vitamine B12 ; certaines pathologies digestives, une hypothyroïdie ; divers médicaments (notamment certains anticancéreux (antipuriques, antipyrimidiques), des anticonvulsivants, les AVK) ; l'âge. Ce test est peu couteux, il est fait en routine.

- **L'hypertriglycéridemie**

La consommation d'alcool augmente la synthèse hépatique des triglycérides. La consommation modérée d'alcool, même occasionnelle, augmente la triglycéridémie chez environ 25% des sujets. L'augmentation est modérée (2 à 5 mmol/L) en cas de consommation excessive d'alcool. L'hypertriglycéridémie est un facteur de risque cardio-vasculaire. L'hypertriglycéridémie est peu sensible, et **peu spécifique**. En effet, elle peut être due à d'autres causes dont les plus fréquentes sont : le diabète, l'obésité, l'hypothyroïdie, l'insuffisance rénale, des médicaments hypertriglycéridémiants : œstrogènes (surtout par voie orale), corticothérapie, dérivés de la vitamine A, diurétiques thiazidiques, bétabloquants (surtout avec une activité sympathomimétique intrinsèque). En cas d'hypertriglycéridémie ≥ 10 mmol/L, il y a un risque de pancréatite aiguë (urgence médicale) qui nécessite une abstinence immédiate.

- **La cholestérolémie**

La cholestérolémie totale n'est pas modifiée en cas de consommation excessive d'alcool. Il peut cependant y avoir **une augmentation de la fraction HDL** (augmentation plutôt des HDL3 non coronaroprotecteurs (contrairement à HDL2)). Une cholestérolémie abaissée peut parfois orienter vers une insuffisance hépatique.

- **L'hyperuricémie**

La consommation d'alcool augmente l'uricémie. Cela peut être dû à la baisse de la clairance rénale des urates qui pourrait elle-même être en rapport avec l'hyperproduction de lactates liée à l'oxydation de l'alcool ; et également à l'augmentation de la production d'acide urique, à partir d'un excès d'adénosine-monophosphate (due à une hyperproduction d'acétate qui provoque un hyperfonctionnement du cycle de Krebs). L'arrêt de la consommation fait rapidement baisser le taux d'acide urique plasmatique (demi-vie de 3 à 5 jours). Ce dosage est **peu sensible** (large fourchette des valeurs normales) et **peu spécifique** : l'hyperuricémie peut être provoquée par la goutte, l'insuffisance cardiaque, l'insuffisance rénale chronique, une maladie respiratoire chronique, l'obésité, le sexe, l'âge, les médicaments (les diurétiques notamment).

- **L'hyperferritinémie**

En cas d'alcoolisation chronique, la **sidérémie** est inconstamment élevée (éventuellement en rapport avec une nécrose hépatocytaire).

La **transferrinémie** est augmentée (en l'absence de lésions hépatiques) ou diminuée (en cas de cirrhose). Cela est dû au fait que la transferrine est synthétisée et excrétée par le foie.

La **ferritinémie** est fréquemment et modérément élevée. La cause de cette augmentation est inconnue.

Ces variations montrent un tableau pseudo-hémochromatosique.

- **L'augmentation de la transferrine carboxy déficiente** ou transferrine désialysée (CDT, *carbohydrate deficient transferin*)

Son dosage est coûteux et n'est pas fait en routine (il est réalisé dans certains travaux scientifiques et par les commissions médicales du permis de conduire). Il est peu sensible.

En cas d'alcoolisation chronique, l'augmentation de la CDT s'installe en 2 semaines et elle diminue en 2 à 4 semaines après l'arrêt de consommation (demi-vie de l'ordre de 17 jours). La valeur normale est inférieure à 2,6 voire 3% de la transferrine totale. En cas de consommation d'alcool (> 60g/j), les valeurs de CDT peuvent atteindre plus de 6% de la transferrine totale.

L'augmentation de la CDT est due à une diminution de l'activité des enzymes nécessaires à la glycosylation de la transferrine par l'alcool.

Il peut y avoir de faux positifs lors de certaines pathologies hépatiques (insuffisances hépatiques sévères, hépatites aiguës, CHC), en cas de variante génétique D de la transferrine (très rare en Europe) ou de pathologies congénitales rares (*Carbohydrate Deficient Glycoprotein* syndrome). Par contre, certains facteurs n'influencent pas le taux de CDT tels que d'autres hépatopathies, le cancer du pancréas, l'infarctus, l'obésité, le diabète, le tabac, l'alcoolisation aiguë, la consommation modérée d'alcool (< 40 g/j), certains médicaments dont notamment ceux utilisés pour le sevrage.

- La glucorégulation : **hypo-, hyperglycémie** et diabète

La consommation d'alcool augmente inconstamment la sécrétion d'insuline, diminue la néoglucogénèse hépatique et l'utilisation périphérique du glucose (insulino-résistance). La glycémie varie selon l'âge, le sexe, les conditions nutritionnelles, le poids, le mode de consommation d'alcool, la consommation de tabac et l'existence d'une cirrhose ou d'une pancréatite chronique.

Lors du syndrome de sevrage, il peut y avoir une hyperglycémie (liée à une hyperactivité sympathique).

Une consommation régulière de 3 à 6 verres/jour a tendance à diminuer la glycémie à jeun et la réponse à un apport de glucose.

Les personnes ayant un diabète insulinodépendant sont particulièrement sensibles à une hypoglycémie (attention aux erreurs de régime ou de traitement). L'abstinence permet de diminuer les doses d'insuline et de stabiliser le traitement.

Il n'est décrit que de rares cas de comas hypoglycémiques, survenant plutôt chez des personnes très dénutries.

- **La thrombopénie**

En cas d'alcoolisation chronique, le nombre de plaquettes est fréquemment diminué. L'abstinence entraine une augmentation du nombre de plaquettes qui atteint la normale après 2 semaines en moyenne.

On peut également observer un **allongement du temps de saignement** (TS) qui traduit une thrombopathie (trouble de l'agrégabilité plaquettaire, diminution de la synthèse et du relargage du thromboxane A2). L'allongement du TS est lié à la quantité d'alcool consommé. **L'abstinence permet un retour à la normale en quelques jours.**

Ces anomalies peuvent également être observées après une alcoolisation aiguë et modérée (50g d'alcool).

Ce phénomène pourrait expliquer l'effet protecteur de doses modérées d'alcool vis-à-vis des maladies cardio-vasculaires.

- **Les perturbations hydro-électrolytiques**

En cas d'alcoolisation chronique, on observe :
- Une rétention modérée de sodium et d'eau ;
- Une diminution de l'excrétion urinaire du potassium (mais il existe souvent une **hypokaliémie**, liée au passage du potassium dans l'espace cellulaire sous l'influence d'un hyperinsulinisme, d'une acidose métabolique modérée et/ou d'une hyperadrénergie) ;
- Une augmentation de l'excrétion urinaire du magnésium avec **hypomagnésémie fréquente** ;
- Une **hyperphosphatémie** accompagnée d'une hyperphosphaturie ; et plus tardivement, on observe fréquemment une **hypophosphatémie** avec hypophasphaturie.

- **L'acidose**

En cas d'alcoolisation chronique, on peut observer une **acidose métabolique** caractérisée par une baisse de la concentration des bicarbonates plasmatiques et l'existence d'un trou anionique. Cela est dû à un excès d'acide lactique, de corps cétoniques (acétoacétate ou bêta-hydroxybutyrate) et d'acide acétique.

L'acidoacétose alcoolique est très rare. Elle peut survenir en cas de consommation chronique massive et à l'occasion d'une période de jeûne. On note alors l'existence d'une cétonémie et/ou d'une cétonurie, d'une hypophosphorémie, d'une hyperglycémie modérée fréquente, et d'une macrocytose érythrocytaire fréquente qui permet de faire le diagnostic différentiel avec une acidocétose diabétique.

L'acidose lactique observée chez les consommateurs chroniques excessifs est habituellement modérée et asymptomatique.

- **Le taux de prothrombine (TP)** : la baisse du TP serait un indicateur précoce d'insuffisance hépatocellulaire.

- **Les transaminases** : elles sont peu intéressantes chez les consommateurs excessifs car perturbées tardivement. En cas de pathologie alcoolique, on observe l'augmentation prédominant des ASAT (permettant le diagnostic différentiel avec une pathologie toxique ou virale).

- **Les IgA** sont un bon témoin d'hépatopathies chroniques. Elles sont peu utilisées en alcoologie.

2.3. Le risque particulier chez les femmes enceintes : le risque congénital et le syndrome d'alcoolisation fœtal. [116]

Lors d'une consommation d'alcool pendant la grossesse, l'alcool traverse très facilement la barrière placentaire (par diffusion passive) et **sa concentration s'équilibre alors entre les compartiments maternel et fœtal.** Le fœtus ne peut pas métaboliser l'alcool. L'élimination de l'alcool par le fœtus se fait par retour dans la circulation maternelle par le placenta et par passage dans le liquide amniotique (qui a un rôle de réservoir).

L'alcool et son métabolite l'acétaldéhyde sont des agents tératogènes qui exposent à des risques de malformations congénitales.

<u>Les effets</u> de l'exposition à l'alcool *in utero* :

En fonction de la quantité d'alcool absorbée, du rythme de consommation, du stade de la grossesse, de l'état de santé et des capacités métaboliques de la mère, et selon la sensibilité individuelle du fœtus (influencée par son propre patrimoine génétique), **le retentissement d'une exposition prénatale à l'alcool sur le développement de l'enfant peut être très variable.**

Les effets tératogènes de l'alcool exposent à un **syndrome d'alcoolisation fœtal (SAF)** en cas de forte consommation par la mère. **La gravité des effets** présente une sorte de **continuum** dont les manifestations les plus invalidantes sont constituées par le SAF sévère.

La prévalence des formes sévères de SAF est estimée de 1 à 2 naissances pour 1000 (soit une incidence d'environ 1000 enfants touchés par an), et celle des formes plus légères de 4 à 5 naissances pour 1000. [117]

Le SAF est caractérisé par différentes anomalies :

- <u>des anomalies physiques</u> : un **retard de croissance** (pré- ou postnatal) qui intéresse le poids, la taille et le périmètre crânien, une **dysmorphie cranio-faciale** avec un visage caractéristique : fentes palpébrales étroites, face moyenne allongée, philtrum long et aplati, lèvre supérieure mince, maxillaire aplati... (Figure 13), des **malformations d'organes** notamment le cœur, les organes génitaux externes, les articulations... Il existe une augmentation de la fréquence des malformations congénitales non spécifiques dont les plus fréquentes sont des anomalies cardiaques, rénales, uro-génitales, musculo-squelettiques.

- et <u>des anomalies du SNC</u> : des **anomalies psychomotrices** et neurologiques, un retard de développement cérébral, une microencéphalie... conduisant à des **troubles neurocomportementaux** se traduisant à long terme par un retard mental, un déficit de l'attention, des difficultés à l'exécution de tâches motrices fines, une altération des capacités d'apprentissage et de mémorisation, et des troubles psychosociaux et psychiatriques. En effet, les enfants atteints de SAF présentent plus fréquemment que dans la population générale des désordres émotionnels, des difficultés d'élocution, de l'hyperactivité ; et, à l'âge adulte, plus de problèmes d'anxiété, de dépression et de troubles de la personnalité.

Figure 13 : Le faciès typique du SAF à la puberté.

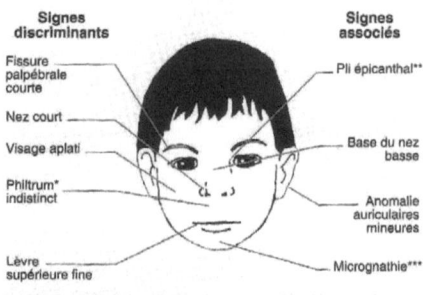

Source : Bernard Rueff, les malades de l'alcool, 1995.

Dans la majorité des cas, l'exposition à l'alcool *in utero* expose à un syndrome moins sévère qu'un SAF avéré. Il associe alors un retard de croissance à un retard du développement intellectuel et psychomoteur. Ces formes peuvent ne pas être diagnostiquées à la naissance, mais se traduire ensuite par des troubles du comportement et des difficultés d'apprentissage et d'adaptation de l'enfant.

L'exposition prénatale à l'alcool peut également **affecter le système endocrinien du fœtus** et ainsi interférer avec les **fonctions hormonales.** L'alcool est capable de perturber le fonctionnement de l'axe hypothalamo-hypophyso-gonadique qui gouverne les fonctions sexuelles et reproductrices, de l'axe hypothalamo-hypophyso-surrénalien qui contrôle les réponses au stress et de l'axe hypothalamo-hypophyso-thyroïdien qui régule le métabolisme.

Le développement de tous les organes est susceptible d'être affecté par l'alcool, avec des différences notables **selon la période d'exposition** (Figure 14).

Figure 14 : Périodes de développement des différents organes et sensibilité correspondante aux effets d'une exposition à l'alcool.

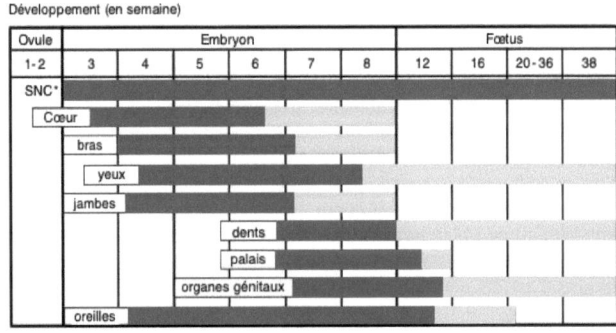

Source : Inserm, Alcool et effets sur la santé, 2001.

Il est facile de remarquer sur cette figure que le développement et la maturation du SNC se poursuivent tout au long de la période gestationnelle. Par conséquent, une exposition à l'alcool, quel que soit le moment de survenue, peut être néfaste pour le SNC.

D'ailleurs, l'essentiel des manifestations liées à l'alcoolisation maternelle sont principalement la résultante d'une atteinte du SNC, dont les conséquences peuvent aller d'un léger retard psychomoteur à un retard mental sévère.

L'influence de l'alcool sur le développement cérébral :

Le premier trimestre de la grossesse correspond à la période d'organogenèse. La première ébauche de cerveau se traduit par la formation de la plaque neurale, qui s'incurve pour donner naissance au tube neural et à la crête neurale. Les neurones sont formés par la multiplication intense de cellules précurseurs dans les zones qui bordent le tube neural. Il a été rapporté que la consommation d'alcool au cours de cette phase est susceptible de **détruire les cellules de la crête neurale** et d'engendrer des **malformations craniofaciales** telles que celles qui ont été décrites à l'occasion du SAF. Ces anomalies de la crête neurale consécutives à une exposition précoce à l'alcool pourraient résulter d'une augmentation de la fluidité membranaire susceptible de perturber les éléments membranaires tels que les récepteurs ou les canaux ioniques.

Le second trimestre correspond à la période de différenciation des diverses aires cérébrales. Les neurones continuent à proliférer dans le cerveau primitif, puis vont migrer vers la périphérie, notamment dans le cortex cérébral, le long des cellules gliales radiaires. Une exposition à l'alcool **perturbe la prolifération et la migration des neurones**. En particulier, il a été décrit des **altérations morphologiques des cellules gliales radiaires** susceptibles d'entraver la migration des neurones et de conduire finalement à une mauvaise distribution des cellules.

Le troisième trimestre est une phase de croissance cérébrale intense, qui se traduit par une augmentation significative de la taille du cerveau. Les neurones grossissent et vont se différencier. Les arborisations dendritiques se développent et les synapses nécessaires à la communication cellulaire se mettent en place. C'est également à ce stade que prolifèrent les astrocytes et les oligodendrocytes à l'origine de la myéline qui viendra recouvrir les axones d'une gaine protectrice. Une exposition à l'alcool est capable d'engendrer **une réduction de la synaptogenèse, une perte des neurones** avec, en compensation, une **multiplication des cellules gliales** et un **retard de myélinisation.**

Certaines régions cérébrales et certaines populations de cellules sont **plus vulnérables** aux effets toxiques de l'alcool. Il existe une très bonne corrélation entre la vulnérabilité spécifique des différentes structures cérébrales et les déficits neurologiques consécutifs aux effets toxiques de l'alcool, lesquels traduisent les dysfonctionnements de ces structures. Les régions cérébrales manifestant la plus grande sensibilité vis-à-vis de l'alcool sont le **cortex cérébral** qui permet l'analyse et la représentation des fonctions sensorielles et motrices (qui sous-tendent la motricité volontaire, le langage, la perception et le raisonnement), l'**hippocampe** qui est le siège des processus d'apprentissage et de mémorisation et le **cervelet** qui contrôle les fonctions motrices (comme l'équilibre, le contrôle de la posture, le tonus musculaire) et qui est impliqué dans certaines fonctions cognitives (telles que l'attention).

L'alcool agit par **différents mécanismes** dont les principaux sont résumés dans le schéma ci-dessous (Figure 15).

Figure 15 : Conséquences d'une exposition à l'alcool in utero sur le développement cérébral.

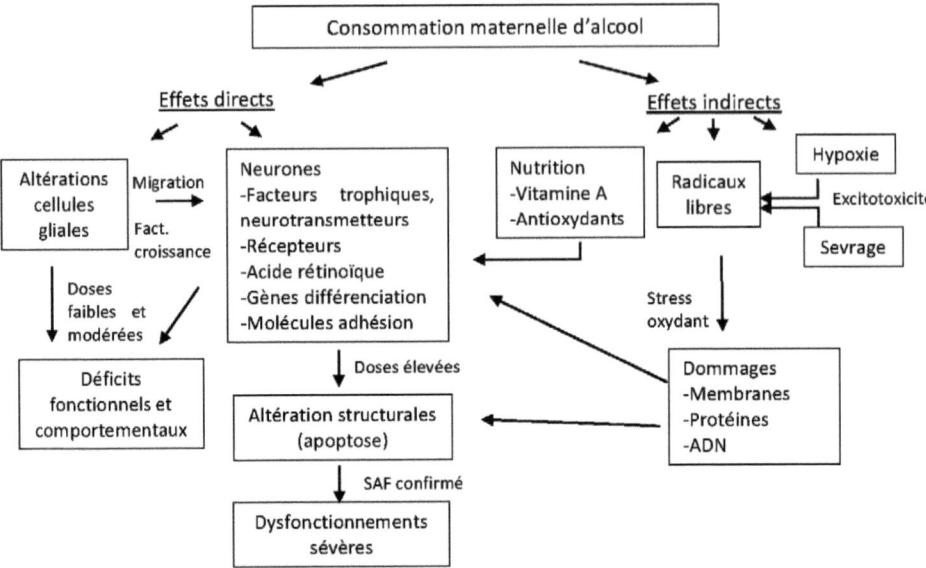

Source : Inserm, Alcool et effets sur la santé, 2001.

L'alcool exerce des effets tératogènes directs au cours de l'embryogenèse cérébrale par une **déplétion des supports neurotrophiques** nécessaires au développement normal. Cette action est réalisée au travers de différents **facteurs qui régulent la croissance et la différenciation** des cellules nerveuses (neuromédiateurs, facteurs intracellulaires…) et par un effet sur les **molécules d'adhésion impliquées dans la migration cellulaire** et dans la régulation du développement des prolongements cellulaires qui serviront à la communication synaptique. Parallèlement, l'alcool altère les **cellules gliales** qui servent de guides pour la migration des neurones et leur fournissent des facteurs de croissance. La réduction des facteurs trophiques, couplée à la **diminution de leurs capacités fonctionnelles,** en réponse à l'altération des systèmes récepteurs, est susceptible de se produire pour des doses d'alcool qualifiées de faibles à modérées et participerait à l'apparition de déficits neurologiques en absence d'altérations morphologiques visibles. Pour des concentrations en alcool plus élevées, des **destructions cellulaires,** dans lesquelles intervient l'**apoptose,** vont conduire à des **perturbations importantes de l'architecture cérébrale** et à l'apparition de **malformations craniofaciales** caractéristiques d'un SAF avéré, qui s'accompagnent de handicaps fonctionnels sévères. Il a été mis en évidence que ces destructions cellulaires peuvent être dues, au moins partiellement, à une baisse de la disponibilité en acide rétinoïque au cours de l'organogenèse.

Tous ces phénomènes se trouvent exacerbés par les effets indirects de l'alcool qui interviennent à différents niveaux. Une partie des actions délétères de l'alcool a été attribuée au **stress oxydant.** En effet, les radicaux libres (ou espèces réactives de l'oxygène) sont produits au cours du métabolisme de l'alcool. Ils engendrent des perturbations de la structure et de la fonction des membranes biologiques (processus de peroxydation lipidique), des altérations de protéines ou encore une dégradation de l'ADN, l'ensemble de ces phénomènes pouvant conduire à la mort des cellules. De tels dommages se répercutent sur les **propriétés des membranes cellulaires** et affectent les **récepteurs** présents au niveau membranaire. Parallèlement, les modifications du comportement maternel liées à la

121

consommation d'alcool peuvent entraîner d'éventuelles **perturbations du statut nutritionnel** qui, à leur tour, vont influencer le développement cérébral du fœtus. Enfin, les **modifications fonctionnelles** (spasmes notamment) **des vaisseaux ombilicaux** sous l'influence de concentrations élevées d'alcool peuvent réduire l'apport en oxygène au fœtus, provoquant l'apparition d'épisodes **d'hypoxie/ischémie** cérébrale chez ce dernier **qui vont favoriser la libération** massive **de glutamate**. Cet agent excitateur, lorsqu'il s'accumule dans certains territoires cérébraux, exerce des **effets neurotoxiques** (destruction des neurones par le processus d'excitotoxicité). De la même façon, les fortes consommations occasionnelles d'alcool induisent des **épisodes répétés de sevrage**. Ceux ci engendrent la libération excessive de glutamate et la mobilisation de récepteurs NMDA dont la suractivation participe d'une part au syndrome d'hyperactivité (responsable d'effets neurotoxiques) et d'autre part à l'apparition de lésions cérébrales, principalement dans des régions riches en terminaisons glutamatergiques telles que l'hippocampe.

Tous les enfants de femmes consommatrices d'alcool pendant la grossesse ne sont pas atteints de SAF. La fréquence se situerait en dessous d'**un tiers** pour une consommation maternelle excessive d'alcool ; mais ce chiffre n'est pas validé à cause du manque d'études quantitatives valables et de la difficulté à connaitre la consommation d'alcool de la mère, ou encore de diagnostiquer le SAF. De plus, un certain nombre de facteurs pourraient intervenir dans l'étiologie de ce syndrome, tels que les facteurs génétiques, nutritionnels ou environnementaux.

Les atteintes de l'enfant sont variables : en effet, l'enfant d'une mère consommatrice d'alcool peut être normal ou atteint de SAF avec plusieurs stades intermédiaires possibles (on parle alors de SAF partiels). L'importance des atteintes de l'enfant dépend surtout de la consommation maternelle d'alcool. Les conséquences pour l'enfant de très fortes consommations d'alcool pendant la grossesse (6 verres/jour ou plus) sont maintenant bien établies, mais qu'en est-il pour des consommations modérées (de 1 à 4 verres/jour) ? L'hypothèse retenue est que les effets seraient d'intensité moindre que ceux observés lors d'un SAF avéré. Il est difficile d'établir une **dose-seuil** au-dessus de laquelle il y aurait une augmentation majeure du risque. L'augmentation des risques de perturbation du développement mental de l'enfant semblerait être **à partir d'une consommation de 2 verres/jour ou 12 verres/semaine, mais certains auteurs parlent de 7 verres/semaine**. Cette situation de consommation modérée d'alcool de la mère pendant la grossesse est beaucoup plus fréquente que la consommation excessive et les effets potentiels sur les enfants représentent donc un réel problème de santé publique. **Le mode de consommation** de la mère joue également un rôle dans le risque d'atteintes de l'enfant ; ainsi **une consommation irrégulière serait plus à risque**. Des données expérimentales chez l'animal montrent que les pics d'alcoolémie entrainent plus de dommages que la même dose ingérée sur plusieurs jours. Le risque de SAF semble avéré à partir d'une consommation ponctuelle de 5 verres, si celle-ci intervient à une période critique de développement du fœtus.

Aucune quantité ne peut actuellement être garantie « sans danger » pour l'enfant. Il est donc recommandé aux femmes enceintes de s'abstenir de toute consommation d'alcool pendant la grossesse.

Il est **difficile de mesurer la consommation d'alcool** chez les femmes enceintes. En effet, la sous-estimation des consommations est probable liée à la **mauvaise image sociale** de la consommation d'alcool chez la femme enceinte. La sous-déclaration est vraisemblablement plus importante chez les buveuses excessives. Quoi qu'il en soit, **le message de prévention doit être donné à toutes les femmes enceintes et la prise en charge doit être envisagée dès qu'il y a une consommation d'alcool** puisque aucune consommation d'alcool ne semble sécuritaire pour le fœtus et que les **atteintes cérébrales de l'enfant consécutives à l'intoxication semblent irréversibles.**

Il existe d'autres effets de la consommation d'alcool, même modérée, pendant la grossesse :

- **Avortements spontanés et mort _in utero_** (fréquence augmentée);
- **Prématurité** : durée de gestation raccourcie et taux plus élevé d'enfants nés prématurément (dans 1/3 des cas) ;
- **Retard de croissance intra-utérine** et poids de naissance plus faible (la différence est significative sur le poids de naissance à partir d'une consommation de 12 verres/semaine). Il faut noter que l'alcool affecte le poids de naissance plus faiblement que le tabac.

Une alcoolisation aiguë au moment de la conception ne semble pas avoir de conséquence pathologique.

L'alcoolisation pendant l'allaitement [118]:

La concentration d'alcool dans le lait maternel est égale à l'alcoolémie. Le pic de concentration est atteint au bout de 30 minutes environ et il diminue ensuite progressivement.

La consommation d'alcool provoque une diminution du taux d'ocytocine (hormone qui déclenche le réflexe d'éjection du lait) et une augmentation du taux de prolactine (hormone responsable de la production du lait). Il en résulte un allaitement moins efficace et un risque d'engorgement mammaire. L'alcool modifie également la saveur du lait.

Pour le nourrisson, la consommation d'alcool passé dans le lait maternel peut altérer son sommeil ou encore provoquer une intoxication éthylique aiguë (avec somnolence, hypoglycémie, hypotension et dépression respiratoire). En cas de consommation chronique, le risque est identique au SAF. En effet, le nourrisson métabolise mal l'alcool ingéré du fait de l'immaturité de ses enzymes hépatiques.

Pendant l'allaitement, il est conseillé de s'abstenir de consommer de l'alcool. À défaut, il est souhaitable que la mère ne dépasse pas une consommation modérée (1 ou 2 verres maximum) et qu'elle ne donne pas la tétée dans les 4 heures qui suivent cette consommation. Il est possible aussi que la mère tire son lait avant de consommer de l'alcool, mais cette situation doit rester ponctuelle.

2.4. Le risque de dépendance

Le thème de la dépendance a été développé dans la première partie (cf partie I. B). On a observé que seule une très faible proportion de consommateurs d'alcool devenait dépendante et que l'alcoolo-dépendance est la résultante de l'interaction entre le pouvoir addictogène propre à la substance et les facteurs individuels et environnementaux.

La substance : L'alcool est une substance psychoactive ayant un pouvoir addictif. Il a des propriétés de renforcement positif en agissant sur le système de récompense et sur les systèmes de neurotransmission impliqués dans l'acquision et la maintenance de la dépendance. De plus l'alcool est une substance légale que l'on peut facilement se procurer.

L'individu : Il existe une vulnérabilité génétique et une prédisposition des sujets à développer une addiction. De plus, des troubles du comportement, des traumatismes ou encore des comorbidités psychiatriques peuvent s'associer. S'y ajoutent des attentes (positives) comme par exemple un rôle identitaire, un lien social, un effet désinhibant (recherche de sensations notamment chez les jeunes), un effet anxiolytique… qui sont bien plus fortement corrélées à l'usage d'alcool que les attentes négatives (peur des risques…) ne le sont à l'abstinence. De plus, les expériences positives sont plus fréquentes et donc mieux ancrées dans la mémoire. Ces attentes positives contribuent alors aux processus d'alcoolisation et au maintien du comportement d'alcoolisation. Certaines attitudes (notamment la capacité de se restreindre) indiquent les problèmes d'alcool. La résistance aux effets de l'alcool (ou **tolérance**) est fortement liée au risque de devenir dépendant. A l'âge de 20 ans, un faible niveau de réponse à l'alcoolisation (résistance aux effets psychiques de l'alcool) est associé 10 ans plus tard à un risque de dépendance multiplié par quatre, d'où la nécessité de faire de la **prévention chez les jeunes.**

L'environnement : des facteurs familiaux, sociaux et relationnels influencent les conduites d'alcoolisation et participent à la survenue de l'alcoolo-dépendance. La consommation d'alcool est fortement ancrée dans notre culture.

2.5. Les conséquences familiales, sociales et professionnelles

Ce sont tous les troubles observés allant de la modification comportementale inexpliquée dans la journée à l'agressivité vis-à-vis de la famille ou de tiers, à l'instabilité professionnelle et aux conduites asociales, et dont la cause est souvent imputée par le patient aux autres. La consommation d'alcool est associée à plus de perte d'emploi, conflits familiaux, violences familiales, difficultés financières, isolement social, absentéisme scolaire ou professionnel, conséquences judicaires… Les méfaits vécus par l'entourage sont nombreux (notamment le stress, la tension, etc.).

Pour conclure, la consommation chronique excessive d'alcool est responsable d'un grand nombre d'alcoolopathies somatiques que l'on observe de façon inconstante, isolées ou associées. La survenue d'alcoolopathies est difficilement prévisible du fait de la variabilité de la vulnérabilité individuelle du consommateur. La morbidité, somatique ou biologique, est toujours présente en cas de consommation excessive. La consommation excessive d'alcool, aigue et/ou chronique, est une cause fréquente de décès prématurés.

La consommation d'alcool ne doit pas être recommandée, même à faible dose, en effet les effets bénéfiques d'une faible consommation s'annulent avec les effets néfastes, et il existe un risque de développement d'une dépendance chez certaines personnes.

3. Les interactions entre l'alcool et les médicaments [119] [120] [121]

L'alcool est responsable de **nombreuses interactions** avec les médicaments. Ces interactions peuvent être d'ordre pharmacodynamique ou pharmacocinétique. Ces interactions peuvent provoquer une modification de l'efficacité thérapeutique et/ou des effets indésirables.

L'interaction est **pharmacodynamique** lorsqu'elle modifie l'effet d'un produit sans altérer sa pharmacocinétique, en particulier au niveau des récepteurs ; l'effet peut être additif, synergique (potentialisation) ou antagoniste.

L'interaction **pharmacocinétique** entraîne une modification des concentrations du médicament ou de l'un de ses métabolites dans le sang. Il est important de connaitre la pharmacocinétique de l'éthanol et celle des médicaments concernés afin de pouvoir prévoir les interactions pharmacocinétiques

Ces modifications peuvent être dues à des variations de biodisponibilité des médicaments liées à une induction enzymatique des CYP 450, une insuffisance hépatocellulaire, une insuffisance rénale, ou une diminution de la fraction libre du médicament du fait d'une hypoalbuminémie. D'autres phénomènes peuvent être observés comme, par exemple, l'effet « antabuse » lié à l'inhibition de l'acétaldéhyde-déshydrogénase (ALDH).

Compte tenu du nombre important de personnes consommant d'une part de l'alcool (de façon chronique ou aiguë) et d'autre part des médicaments, **la fréquence des consommations associées ne peut qu'être importante.** Or l'alcool et les médicaments peuvent interagir avec des conséquences parfois dommageables. Les conséquences d'une consommation d'alcool associée à la prise de médicaments sont **variables selon les patients et les quantités d'alcool absorbées.**

3.1. Les interactions pharmacodynamiques :

La consommation concomitante d'alcool et de certains médicaments peut provoquer l'addition d'effets indésirables.

a. Addition des effets indésirables neuropsychiques par une action dépresseur du SNC

• Les effets sédatifs et la baisse de vigilance :

L'alcool est un dépresseur du système nerveux central qui induit somnolence et sédation. D'autres médicaments exercent également un **effet dépresseur sur le système nerveux central**, que cet effet soit recherché ou indésirable. En cas d'association, le risque sédatif est alors majoré. À dose modérée, les conséquences sont une diminution de la vigilance, de l'attention et de la concentration. Cela expose au risque d'accidents, notamment en cas d'utilisation de machines et de conduite de véhicules. De plus, cela expose aux chutes et aux troubles cognitifs. À dose élevée, le risque est celui d'une dépression respiratoire (notamment pour les benzodiazépines, les opioïdes ou encore l'oxybate de sodium).

Les médicaments dépresseurs du SNC sont les sédatifs, anxiolytiques, hypnotiques, antidépresseurs sédatifs, neuroleptiques. Les principaux médicaments sédatifs sont listés dans l'annexe 3.

Les benzodiazépines (anxiolytiques, hypnotiques) et les barbituriques (antiépileptiques) agissent au niveau des mêmes récepteurs que l'alcool : les récepteurs gabaergiques. En cas d'alcoolisation aiguë, on observe un effet additif. En cas d'alcoolisation chronique, on observe une tolérance croisée avec diminution de l'efficacité thérapeutique.

- Les risques de comportements violents :

L'alcool peut chez certaines personnes exposer à des violences envers autrui ; l'association avec un médicament ayant cet effet majore le risque.

Les principaux médicaments pouvant provoquer ou aggraver un comportement agressif ou violent sont listés dans l'annexe 3. Il s'agit notamment des agonistes dopaninergiques et des atropiniques.

- Les risques de convulsions

L'alcool ainsi que certains médicaments ont la **propriété d'abaisser le seuil épileptogène**. Le risque épileptogène est majoré en cas d'association entre l'alcool et ces médicaments. De plus, la consommation d'alcool s'oppose au traitement antiépileptique.

Les médicaments qui abaissent le seuil épileptogène sont principalement des psychotropes (neuroleptiques, antidépresseurs, atropiniques) mais pas seulement. Ces médicaments sont listés dans l'annexe 3.

- les risques dépressifs

La consommation chronique d'alcool expose aux syndromes dépressifs. En cas d'association à un médicament ayant le même effet, cela majore le risque dépressif. Les principaux médicaments qui entrainent ou aggravent des dépressions sont listés dans l'annexe 3.

- les risques de neuropathies périphériques

La consommation chronique d'alcool expose à des neuropathies périphériques. En association avec un médicament ayant le même effet, le risque de neuropathies périphériques augmente. Les principaux médicaments qui entrainent des neuropathies périphériques sont listés dans l'annexe 3.

- Aggravation d'effets extrapyramidaux

Le risque de syndrome extrapyramidal des neuroleptiques (notamment la chlorpromazine Largactil®, la fluphénazine Modecate® et l'halopéridol Haldol®) semble augmenté chez certains patients consommant de l'alcool. Plusieurs mécanismes d'action semblent être en cause, mais ce n'est pas une addition d'effets indésirables.

b. Addition d'effets indésirables cardiovasculaires

- Les effets hypotenseurs d'une consommation aiguë d'alcool.

Le risque d'hypotension orthostatique est majoré en cas d'association avec un médicament hypotenseur. Cela peut être **un médicament utilisé dans le traitement de l'HTA** ou bien **un médicament ayant un effet hypotenseur comme effet indésirable**. Ces derniers sont listés dans l'annexe 3. Il s'agit notamment des vasodilatateurs, des alphabloquants et les agonistes dopaminergiques.

- **Les effets hypertenseurs d'une consommation chronique d'alcool**

Le risque d'HTA est majoré en cas d'association avec un médicament ayant un effet hypertenseur. Il s'agit notamment des médicaments antihypotenseurs ou des traitements entrainant une rétention hydosodée et des vasoconstricteurs. Les principaux médicaments ayant un effet hypertenseur sont listés dans l'annexe 3.

- **Les risques d'insuffisance cardiaque**

La consommation chronique d'alcool expose à un risque d'insuffisance cardiaque. Ce risque s'additionne avec celui de divers médicaments dont les principaux sont listés dans l'annexe 3. Il s'agit notamment des médicaments entrainant une hypertension, une tachycardie, les médicaments ayant un effet inotrope négatif (l'arrêt de ces médicaments est suivi de la suppression rapide de l'effet inotrope négatif et de la restitution de la contractilité myocardique) ou qui altèrent la fonction cardiaque par divers mécanismes (l'arrêt de ces médicaments est suivi en général d'une restauration lente, parfois incomplète, de la fonction cardiaque).

c. Addition d'effets indésirables hépatiques et digestifs

- **Addition d'effets hépatotoxiques**

La toxicité hépatique de l'alcool est majorée chez certains patients en cas d'affection hépatique, de malnutrition, de jeûne prolongé, de traitements médicamenteux inducteurs enzymatiques ou métabolisés par le même système enzymatique, par exemple le paracétamol. De nombreux médicaments sont susceptibles d'induire une atteinte hépatique ou de provoquer une hépatite médicamenteuse. En association avec une consommation d'alcool, ce risque augmente. Les principaux médicaments qui entraînent ou aggravent une atteinte hépatique (médicaments hépatotoxiques) sont listés dans l'annexe 3. Il s'agit surtout de médicament ayant une forte métabolisation hépatique.

Lorsque l'on suspecte une hépatite médicamenteuse, l'interrogation du patient doit s'intéresser à l'ensemble de ses traitements y compris l'automédication, la phytothérapie, les compléments alimentaires, etc. Les médicaments les plus suspects sont ceux qui ont été introduits récemment, ceux dont l'hépatotoxicité est connue ou ceux récemment mis sur le marché et encore mal connus.

- **Addition de toxicités pancréatiques**

La consommation chronique d'alcool majore le risque de pancréatite. Associé à un médicament ayant le même effet, ce risque augmente. Les principaux médicaments pouvant provoquer des pancréatites sont listés dans l'annexe 3.

- **Addition de risques d'ulcère gastro-duodénal (GD)**

L'alcool expose à des ulcères digestifs. En association avec un traitement ayant le même effet, le risque augmente. De plus, l'alcool s'oppose aux traitements des ulcères GD. Les principaux médicaments qui exposent aux ulcères GD sont listés dans l'annexe 3. Le tabac expose également au risque d'ulcère. Le risque accru d'ulcérations GD et d'hémorragies digestives hautes sous corticoïdes semble être en réalité de faible niveau.

- Addition de risques de reflux gastro-oesophagiens (RGO)

L'alcool expose à des RGO. En cas d'association avec un médicament ayant le même effet, le risque est alors augmenté. De plus, l'alcool s'oppose aux traitements du RGO. Les principaux médicaments qui entrainent ou aggravent le RGO sont listés dans l'annexe 3.

d. Addition d'effets indésirables métaboliques

- Addition de risques d'hypoglycémie en cas de consommation alcoolique aiguë

En quantité modérée, l'alcool expose à des hypoglycémies **chez les patients sous insuline ou hypoglycémiant oral**. Cet effet peut être parfois retardé et survenir quelques heures après l'ingestion de l'alcool.

De plus, **l'alcool masque les signes d'hypoglycémie et inhibe les réactions de compensation**. Il faut donc informer les patients diabétiques, et notamment ceux qui prennent un bêtabloquant, que l'alcool masque les signes d'hypoglycémie et que le malaise hypoglycémique peut être soudain. Cependant, il n'y a pas de danger notable si l'alcoolisation est modérée et accompagnée d'aliments contenant des glucides. La complication est le coma hypoglycémique.

Certains **médicaments hypoglycémiants** augmentent le risque d'hypoglycémie en cas de consommation d'alcool, les principaux sont listés dans l'annexe 3.

- Risque d'acidose lactique

Les patients traités par **metformine** ont un risque augmenté d'acidose lactique. Cet effet indésirable est très rare mais peut être mortel. Il est favorisé par l'accumulation de metformine, elle-même favorisée notamment par la déshydratation, une insuffisance hépatique ou une alcoolisation aigue intense.

e. Addition d'autres effets indésirables

- Addition de risques de gynécomastie

L'alcoolisation chronique peut provoquer une gynécomastie. Associée à un médicament ayant le même effet, ce risque augmente. Les principaux médicaments qui exposent à une gynecomastie sont listés dans l'annexe 3.

- Addition de risques de fracture

Les patients consommateurs d'alcool sont exposés à des **chutes** et à des **accidents** à l'origine de fractures. D'autre part, l'alcool augmente le risque **d'ostéoporose**. Associé à un médicament ayant le même effet, ce risque augmente. Les principaux médicaments qui exposent aux chutes, qui entrainent ou aggravent une ostéoporose et qui augmentent le risque de fractures sont listés dans l'annexe 3.

- Addition de risques d'hémorragie

Certaines complications liées à la consommation chronique et massive d'alcool exposent à des hémorragies : les ulcères GD, les gastrites, les insuffisances hépatiques, les varices oesophagiennes. L'association de l'alcool avec un médicament exposant aux hémorragies majore ce risque. Ces médicaments qui augmentent le risque hémorragique sont listés dans l'annexe 3.

3.2. Interactions pharmacocinétiques

La prise d'alcool peut influencer la concentration sanguine des médicaments et leurs effets. De même, la prise de médicaments peut influencer l'alcoolémie et les effets de l'alcool, en agissant sur l'absorption ou sur le métabolisme de la molécule.

a. Interactions alcool – médicaments au niveau de l'absorption

L'alcool est absorbé à 80% au niveau de la muqueuse intestinale et à 20% au niveau de l'estomac. La cinétique de l'absorption de l'alcool peut être modifiée par des médicaments.

La plupart des **médicaments diminuant la sécrétion acide** (les IPP, les anti-histaminiques H$_2$, les analogues des prostaglandines : misoprostol Cytotec®) et les médicaments **retardant l'ouverture du pylore** (les médicaments qui ont des effets anticholinergiques comme les atropiniques et les antidépresseurs tricycliques) **prolongent le délai de vidange gastrique** ; l'apparition du <u>pic d'éthanolémie est donc retardée</u>.

Par contre, l**es médicaments accélérant la vidange gastrique** (par exemple les médicaments utilisés dans le traitement du mal des transports et les antiémétiques : le métoclopramide Primpéran®, la dompéridone Motilium®) <u>avancent l'apparition du pic d'éthanolémie.</u>

Les alcools forts (de concentration supérieure à 20 %) entraînent un spasme pylorique qui **retarde la vidange gastrique** et peuvent ainsi **favoriser l'absorption des médicaments au niveau de l'estomac** ; ce sont principalement les **médicaments acides** comme l'aspirine, les barbituriques ou certains anti-inflammatoires. En effet, les molécules chimiques sont d'autant mieux absorbées au niveau des membranes biologiques qu'elles sont sous forme non ionisée ; or les substances à caractère acide sont peu ionisées dans les milieux acides, tels que l'estomac.

b. Interactions alcool-médicaments au niveau du métabolisme

La prise conjointe de médicaments et d'alcool (en consommation aigue ou chronique) peut donner lieu à des **interactions au niveau des voies enzymatiques impliquées dans le métabolisme de l'éthanol** : ces voies sont celles de l'alcool déshydrogénase (ADH), du cytochrome P$_{450}$ de type 2E1 (CYP2E1), de l'aldéhyde déshydrogénase (ALDH) ainsi que de la production d'acétate.

<u>Le premier passage gastrique et l'action de l'ADH au niveau de la muqueuse gastrique :</u>

L'alcool est en partie absorbé au niveau gastrique, or la muqueuse gastrique exprime de **l'alcool déshydrogénase (ADH)** qui est responsable d'un **<u>métabolisme de premier passage</u>** de l'alcool (c'est-à-dire le premier métabolisme transformant une fraction de l'alcool avant qu'il n'atteigne la circulation générale).

Les antisécrétoires gastriques **inhibiteurs des récepteurs H_2 à l'histamine** (ou antihistaminiques H2) (la cimétidine Tagamet® Stomédine®, la ranitidine Azantac® Raniplex®, la famotidine Peptidine®, la nizatidine Nizaxid®) sont utilisés dans le traitement des ulcères gastro-duodémaux. *In vitro*, ils peuvent dans certaines conditions **inhiber l'ADH** ; on peut s'attendre ainsi à une diminution de l'effet de premier passage, avec pour conséquence **une augmentation de l'éthanolémie**. Toutefois, les résultats obtenus *in vivo* sont contradictoires. Plusieurs explications peuvent être proposées à cette discordance: tous les médicaments ayant des propriétés antiH_2 ne semblent pas inhiber l'ADH avec la même intensité ; les anti-H2 retardent la vidange gastrique ; il existe des variations génétiques de l'ADH et certaines isoenzymes pourraient être plus sensibles que d'autres à l'inhibition par les médicaments; la quantité d'éthanol ingérée semble également jouer un rôle : ainsi, on ne retrouve pas d'interaction pour des doses ingérées supérieures à 0,3 g/kg de poids corporel (soit environ 2 verres pour un homme de 70 kg), alors que, dans plusieurs études, des doses inférieures à 0,15 g/kg (soit environ 1 verre) entraîneraient une augmentation des éthanolémies.

L'**aspirine** pourrait aussi avoir une influence sur l'éthanolémie, similaire à celle des antagonistes des récepteurs H_2. En revanche, les IPP (**l'oméprazole** Mopral® et le **lanzoprazole** Ogast®) seraient sans effet.

<u>Le métabolisme hépatique :</u>

- **<u>L'alcool déshydrogénase</u>** (ADH) est, chez les consommateurs occasionnels, la principale enzyme du métabolisme hépatique de l'éthanol.

La digoxine Digoxine® Hemigoxine® (médicament cardiotonique) est également oxydée par l'ADH ; **une compétition** entre l'alcool et ce médicament au niveau de l'ADH a été démontrée *in vitro*, mais ses répercussions cliniques ne sont pas établies.

La chlorpromazine Largactil® (antipsychotique) **inhibe l'ADH** et son administration avec de l'alcool entraîne une augmentation de l'alcoolémie.

- **<u>Le cytochrome P_{450}</u>** est un système d'isoenzymes principalement au niveau hépatique. Il est impliqué dans le métabolisme de nombreuses substances dont les médicaments et l'alcool. Il existe une grande variabilité interindividuelle de l'équipement enzymatique.

Le cytochrome P_{450} impliqué dans le métabolisme de l'éthanol est de type 2E1 (**CYP2E1**). Il existe alors une **compétition** entre les différents substrats de l'enzyme (alcool et médicaments), l'enzyme métabolisera préférentiellement un des deux produits au détriment de l'autre.

Les substrats du CYP2E1 sont notamment : la dompéridone Motilium®, le paracétamol, les anesthésiques (dont l'halothane…). Le CYP2E1 oxyde d'autres substances comme certaines cétones, certains solvants halogénés, etc.

La consommation excessive et chronique d'alcool provoque une **induction enzymatique** au niveau du CYP2E1. En effet, la voie d'oxydation des alcools en acétaldéhyde *via* le CYP2E1 devient plus importante chez les consommateurs chroniques (alors que cette voie est secondaire chez les consommateurs occasionnels, la voie principale étant celle de l'ADH).

L'induction enzymatique provoque l'augmentation du métabolisme du substrat, ce qui entraine une **diminution des effets du médicament** métabolisé par ce système enzymatique. De plus, dans certains cas, la production de **métabolites toxiques** peut augmenter.

La prise de paracétamol par un consommateur chronique d'alcool aura pour conséquence, du fait de l'induction enzymatique, un **raccourcissement de l'effet antalgique du paracétamol et une production plus rapide de son métabolite toxique** augmentant ainsi la toxicité hépatique du médicament. Il existe un risque **d'hépatite médicamenteuse** au paracétamol utilisé à doses thérapeutiques (≤ 4 g/jour) chez les buveurs excessifs. Ces hépatites sont caractérisées par une nécrose hépatocytaire majeure conduisant à une élévation très importante (supérieure à 100 fois la normale dans plus de 90 % des cas) de l'activité de l'aspartate aminotransférase (ASAT) sérique, alors que l'enzyme ne dépasse pas 5 fois la normale en cas d'hépatite alcoolique. L'incidence de cette atteinte médicamenteuse chez les patients consommateurs excessifs d'alcool n'est pas connue avec précision; toutefois, l'information sur le risque délétère de l'association doit être régulièrement divulguée dans la mesure où il s'agit d'une **hépatite gravissime** (mortalité de 20 % selon une étude portant sur 81 cas). L'hépatotoxicité du paracétamol est **dose-dépendante**. Les radicaux réactifs formés au cours de son métabolisme par le cytochrome P_{450} 2E1 déclenchent l'activation des cellules de Kupffer, avec libération de médiateurs de l'inflammation contribuant à aggraver les lésions hépatiques.

Certains **anesthésiques** (l'halothane, le propofol Diprivan®, le bupivacaïne), utilisés chez des consommateurs chroniques d'alcool (dont le CYP2E1 est induit), seront métabolisés plus rapidement. Il faudra donc une quantité plus importante de produit pour obtenir l'anesthésie et une surveillance étroite du patient sera nécessaire.

Interaction alcool – anti vitamine K (AVK) : En cas de consommation élevée chronique d'alcool, une baisse de l'effet anticoagulant des AVK peut être observée ; elle est imputée à l'effet inducteur enzymatique de l'alcool. Par contre, une intoxication éthylique aiguë augmente l'effet des AVK et du risque. De plus, en cas d'atteinte hépatique liée à l'alcool, la diminution du métabolisme hépatique des AVK expose à un risque hémorragique. Cependant, une consommation modérée d'alcool chez un patient dont la fonction hépatique est normale ne provoque pas d'interaction notable avec les AVK.

D'autres interactions semblent dues à l'induction enzymatique provoquée par l'alcool :

Les effets des **interférons** sont diminués : une consommation d'alcool réduit l'efficacité clinique des interferons alfa (Introna® Rotaferon®) dans le traitement de l'hépatite C.

Les effets de la **phénytoïne** sont diminués : une consommation élevée et chronique d'alcool diminue les concentrations plasmatiques de phénytoïne Dilantin® Di-hydan® utilisée dans le traitement de l'épilepsie.

- **L'effet antabuse**

L'aldéhyde déshydrogénase (ALDH) catalyse la transformation de l'acétaldéhyde en acétate. Certains médicaments bloquent l'action de l'ALDH, ce qui provoque une accumulation d'acétaldéhyde sanguin après l'absorption d'alcool. L'acétaldéhyde est un produit toxique, qui provoque, lorsqu'il s'accumule, un malaise général avec sensation de chaleur, rougeur du visage (flush), fourmillements, céphalées, vertiges, asthénie, nausées, vomissements, tachycardie, tacypnée, hypotension artérielle pouvant aller jusqu'au collapsus.

Les médicaments qui inhibent l'ALDH et provoquent un effet antabuse lors de la consommation d'alcool sont principalement :

- le disulfiram Espéral® : l'effet antabuse est l'effet recherché pour le maintien de l'abstinence alcoolique ;
- les nitro-5-imidazolés : le métronidazole (antibiotique, antiparasitaire) Flagyl® et les associations Rodogyl® et Birodogyl®, Missilor® et Bimissilor®, Pylera® et le Tergynan® ovule, cependant les formes topiques Rozex® Rozacrème® Rozagel® Rosiced® n'exposent pas à ce risque car il n'existe pratiquement pas de passage systèmique ; l'ornidazole Tiberal®; le secnidazole Secnol® ; le tinidazole Fasigyne®;
- la griséofulvine Griséfuline® (antifongique) ;
- les céphalosporines : la ceftriaxone Rocephine®, le céfamandole Céfamandole panpharma®, la céfazoline ;
- les sulfamides hypoglycémiants (sulfonylurées) : la glipizide Glibenese® Minidiab® Ozidia®, le glibenclamide Daonil® Hemi-daonil® et l'association Glucovance® ;
- la procarbazine Natulan® (cytostatique) ;

Des champignons peuvent également provoquer un effet antabuse : le *Coprinus atramentarius* (Coprin noir d'encre) et le *Boletus luridus* (Bolet blafard).

L'effet antabuse peut ce produire avec les médicaments cités ci-dessus et lors d'une consommation d'alcool. Cette consommation d'alcool peut-être cachée dans des produits alcoolisés : présence d'alcool dans des plats cuisinés ou dans certains médicaments (excipient à effet notoire). Il faut dans ce cas toujours vérifier la composition ; les formes de médicaments contenant de l'alcool sont principalement les sirops, les lotions, les élixirs, les ampoules et gouttes buvables, ainsi que les teintures mères...

- **La production d'acétates**

L'acétate produit par oxydation de l'aldéhyde, quelle que soit la voie enzymatique empruntée, est intégré au cycle de Krebs sous forme d'acétylcoenzyme-A (acétyl-CoA). Une importante consommation d'éthanol aboutit donc à une **production accrue d'acétyl-CoA**. Celui-ci, donneur de radicaux acétylés dans les réactions catalysées par la N-acétyl-transférase, peut être le facteur limitant de la réaction : dans ce cas, une augmentation de la production d'acétyl-CoA entraînera une **augmentation de l'acétylation.**

L'isoniazide, utilisé comme antituberculeux, est ainsi **plus rapidement acétylé** en cas de consommation excessive d'alcool : il est donc **moins efficace** ; par ailleurs, le métabolite acétylé (N-acétyl-isoniazide) est à son tour oxydé en **métabolite toxique**. Toutefois, **l'incidence de cette interaction est variable** suivant l'activité N-acétyl-transférase qui, soumise à un polymorphisme génétique, détermine des **sujets acétyleurs lents ou rapides** ; la concentration en acétyl-CoA ne serait ainsi un facteur limitant <u>que chez les sujets acétyleurs rapides</u> (40% des individus de race caucasienne, 60% des individus de race noire, 90% des individus de race jaune).

<u>Pour conclure</u>, les interactions entre l'alcool et les médicaments sont nombreuses, complexes (par des mécanismes très divers), et variables selon les sujets. Elles sont en général assez bien connues ce qui permet de les prévoir. Il est donc important que les pharmaciens et les médecins **connaissent ces interactions et les risques associés**, afin de faire preuve de **prudence** quant à la prescription de ces médicaments chez des patients dont la consommation d'alcool se fait soit de manière habituelle soit de manière aigue. Il est aussi très important que les patients eux-même **lisent attentivement la notice** des médicaments avant de les utiliser. Cependant, la mise en garde sur les dangers de la consommation parallèle de boissons alcoolisées est tellement fréquente qu'elle est vraisemblablement de peu d'efficacité. **Une classification des interactions selon leur fréquence, leur intensité et leur gravité** permettrait de mieux cibler les médicaments présentant **des risques majeurs** en cas d'association avec l'alcool.

D. Intervention du pharmacien d'officine auprès des buveurs excessifs : Repérage précoce du risque alcool et intervention brève (RPIB).

Le pharmacien est sollicité dans le **système de santé primaire** pour prévenir la **mortalité prématurée** évitable (toutes les pathologies liées à la consommation d'alcool sont responsables d'environ 49 000 décès annuels en France) et réduire la **morbidité** alcoolique en **repérant** les consommateurs à risque immédiat ou différé pour leur santé, et en proposant une **prise en charge** telle que l' « intervention brève ».

1. La politique de prévention des risques et de réduction des dommages chez les consommateurs d'alcool : un changement de paradigme. [122] [123]

1.1. Les principes généraux de cette politique

La réduction des risques vise à réduire les risques sanitaires et sociaux, à prévenir les dommages liés aux usages de drogues. Il s'agit d'une politique de santé relevant de l'Etat, les actions de réduction des risques étant définies par un document national de référence approuvé par décret (Décret n°2005-347 du 14 avril 2005, approuvant le référentiel national des actions de réduction des risques en direction des usagers de drogues et complétant le code la santé publique).

<u>L'objectif</u> de la prévention des risques et de la réduction des dommages est **de permettre aux usagers de mettre en œuvre des stratégies ayant pour but de subir le moins de dommages possibles**, avec

ou sans poursuite des pratiques addictives. En donnant aux usagers **des éléments de réflexion et des informations adaptées à chacun,** cela leur apporte une aide pour leur permettre d'**évaluer leurs prises de risques** et pour renforcer leur **capacité à prendre des décisions** concernant leur santé et ainsi de modifier progressivement leurs comportements. Ainsi, la perception des dommages par le consommateur est susceptible de devenir un **déclencheur de motivation,** et être à l'origine d'une **prise de conscience** lui permettant d'entrer dans une **dynamique de changement.**

Ce changement de paradigme implique un **« nouveau référentiel de santé publique »** valorisant la **capacité des individus à se prendre en charge** et nécessitant que les politiques de santé **prennent en compte les besoins** des individus concernés. **Ce référentiel de santé publique se fonde sur certains concepts et valeurs :**

- un objectif prioritaire de **réduction des dommages et donc des consommations ;**
- **la démarche de proximité** (c'est-à-dire aller à la rencontre des personnes et les prendre là où elles en sont dans leur parcours de consommation) ;
- **l'absence de jugement moral** sur les pratiques de consommations ;
- et **la responsabilisation et la participation des consommateurs.**

La prévention des risques et réduction des dommages s'inscrit dans une **politique globale de santé publique,** à travers un **ensemble d'actions** de nature sanitaire, sociale, éducative et préventive visant à minimiser les conséquences des pratiques addictives, pour les individus et la collectivité. Elle participe **à l'éducation pour la santé** et met en œuvre une **démarche impliquant les sujets.** Le terme de « santé » intègre aussi les dimensions psychologique, sociale et environnementale. Elle est une **démarche transversale, sans rupture entre la prévention et le soin.**

Elle prend en compte les **trois groupes de facteurs de risque** : le contexte de vie ; les modalités de consommation: quantité, rythme, type de produits et consommations associées y compris médicamenteuses, durée d'exposition (nombre d'années de consommation) ; et les facteurs de vulnérabilité individuelle (somatiques, psychologiques, sociaux, etc.).

La prévention des risques et la réduction des dommages impliquent **une autre philosophie du soin.** Il convient de **partir de la demande de l'usager,** de ses compétences, expériences, vulnérabilités et souffrances sous-jacentes, de s'y adapter et de l'accompagner dans une démarche progressive dans laquelle tous les changements positifs sont considérés comme des succès. La prévention des risques et la réduction des dommages se fondent sur **des objectifs pragmatiques co-construits avec l'usager et les professionnels** afin de garantir une continuité dans le processus d'accompagnement. Il faut partir du constat que **les pratiques addictives n'exposent pas tous les sujets aux mêmes dommages.** Pour chacun des méfaits repérés, il conviendra de rechercher les causes afin de trouver les moyens qui en diminueront la fréquence et la gravité, dans la perspective d'une **offre graduée et adaptée** à la singularité de chaque individu. Cette approche pragmatique permet de graduer les offres en fonction des besoins et en s'attachant à aider la mise en oeuvre des options les **plus adaptées et les plus réalisables** pour l'usager et non les options souhaitées par la société et les soignants qui sont trop inaccessibles pour la personne. Cette **approche graduée et progressive** crée un continuum entre les approches de réduction des consommations et des risques et les approches thérapeutiques orientées vers l'abstinence. La prévention des risques et la réduction des dommages **peuvent donc être un objectif en soi ou une étape dans la prise en charge.** Le consommateur pourra choisir, en fonction de ces attentes et de son évolution, parmi cet éventail de possibilités. Cette approche s'inscrit dans une **optique d'ouverture** qui permet d'**optimiser la prise charge et qui favorise la collaboration** entre les professionnels.

Les étapes d'une approche de prévention des risques et de réduction des dommages sont donc:

1. **Identifier** et hiérarchiser avec l'usager **les risques**, selon les modalités de consommation et le contexte, et repérer les dommages existants.

2. Aider l'usager à **identifier ses compétences et vulnérabilités**, en s'appuyant plus particulièrement sur son expérience.

3. **Sélectionner les risques et dommages que l'usager souhaiterait réduire**, suite à une information appropriée, compte tenu notamment du facteur temps d'apparition potentielle des dommages et de leur impact.

4. Aider l'usager à trouver et **s'approprier les moyens d'action adaptés** pour réduire les risques et dommages ciblés.

5. **Accompagner** l'usager dans l'atteinte de ces objectifs, tout en l'aidant à donner du sens sur les causes profondes des risques qu'il prend.

La politique de prévention des risques et de réduction des dommages peut s'appliquer à la population générale, mais une action ciblée est préférable. En effet, il convient d'avoir **une approche ciblée** pour agir en premier lieu sur les **groupes de personnes les plus vulnérables et les situations à risque**, parmi eux :

- Les hommes de plus de 45 ans, compte tenu de leur durée d'exposition au risque alcool ;
- Les femmes, plus particulièrement en âge de procréer et enceintes, les femmes isolées ;
- Les jeunes (les mineurs et jeunes adultes), notamment au regard des pratiques festives et des vulnérabilités propres à cet âge. Plus la consommation est précoce et plus le risque addictif est important. De plus, les produits psychoactifs viennent particulièrement perturber le développement cérébral de l'adolescent et altérer le bon déroulement de son parcours scolaire ou social ;
- Les seniors,
- Les personnes en situation de précarité socio-économique (échec scolaire, rupture des liens familiaux, inactivité sociale) ;
- Les personnes séropositives aux VHC et VIH ;
- Les personnes sous main de justice, dont les personnes incarcérées ;
- Les travailleurs dans le milieu professionnel ;
- Les usagers de drogues et les polyconsommateurs (recherche d'ivresse et de sensations) ;
- Les personnes ayant des troubles psychiatriques (anxiété, dépression, troubles bi-polaires) ce qui aggrave considérablement les problèmes liés aux addictions.

Il est également important **d'agir sur les déterminants sociaux, culturels et économiques** qui incitent à la consommation ; ainsi, il faut :

- Tenir **compte des multiples et très importants bénéfices pour les individus et la société qu'entraîne la consommation de produits psychoactifs** (source de plaisirs et de bénéfices individuels, de bénéfices culturels, mais aussi d'intérêts sociaux et de bénéfices commerciaux considérables) ;

- **Modifier les représentations sociales de la dangerosité des produits :** il existe une discordance entre l'évaluation de la nocivité des produits et leur statut légal (des produits légaux comme l'alcool ou le tabac sont les produits les plus nocifs en terme de gravité des dommages) ;
- **S'adapter à une société « addictogène »** promouvant la consommation, la vitesse et l'immédiateté des satisfactions.

Pour résumer**, les principes généraux** de la prévention des risques et la réduction des dommages chez les consommateurs d'alcool c'est :

- Une démarche de promotion de la santé.
- Une dynamique inscrite dans un continuum qui va de la prévention aux soins.
- Des actions élaborées autour d'objectifs pragmatiques de différents niveaux compte tenu de l'individu, de ses pratiques, expériences, compétences et vulnérabilités, dans un contexte donné.
- Une recherche de stratégies, avec chaque individu, fondées sur une balance entre dommages et bénéfices d'une consommation d'alcool.
- Des actions qui ne se limitent pas aux seuls objectifs de réduction de la consommation d'alcool, voire d'abstinence, mais qui peuvent viser la consommation contrôlée.
- Une approche permettant à l'usager de vivre avec ses pratiques tout en diminuant autant que possible ses risques et dommages.
- Une coopération inscrite dans le cadre de partenariats concertés.

1.2. L'objectif thérapeutique de réduction de consommation et de consommation contrôlée pour les consommateurs excessifs, nocifs ou dépendants.

La réduction de la consommation d'alcool permet de diminuer les risques pour la santé et les dommages. La question de seuil de risque est assez spécifique de l'alcool. En effet, pour beaucoup de risques, on observe une relation de type exponentiel (le risque est faible pour de faibles consommations et le risque augmente très fortement avec de fortes consommations) notamment pour la cirrhose du foie et les cancers ; or pour les coronaropathies et le diabète, la courbe du risque est en forme de J (pour de faible doses on observe un effet protecteur mais ensuite le niveau de risques augmente fortement au-delà d'un seuil de consommation). Par exemple, pour le tabac, il n'existe pas de dose-seuil pour lequel le risque est faible : les dommages induits par le tabagisme passif illustre bien cette notion.

La réduction de la consommation d'alcool et le sevrage peuvent être pertinents pour parvenir à la réduction de certains dommages, mais **tous les usagers n'y sont pas immédiatement prêts** et la prévention des risques et réduction des dommages ne se limite pas au seul objectif de réduction de la consommation. En effet, proposer une pratique de prévention des risques et de réduction des dommages par le biais de **la gestion d'une consommation contrôlée** permet, plus particulièrement en première approche, à un plus grand nombre de personnes **de recourir aux soins et de s'y engager.** La consommation contrôlée n'est pas uniquement une réduction de la consommation, mais **une gestion adaptée de la consommation présentant un moindre risque**.

Quels sont les objectifs de consommation pour les personnes alcoolo-dépendantes ? [124]

Le DSM5 récemment publié montre l'évolution d'une approche catégorielle (avec abus et dépendance dans le DSM IV) à une **approche dimensionnelle**. Dans l'approche catégorielle, un patient diagnostiqué dépendant n'avait d'autre choix thérapeutique que l'abstinence complète et définitive. A présent, le terme et la catégorie de « dépendant » disparait pour laisser place à un continuum de sévérité des troubles de l'usage de l'alcool; le diagnostic ne dicte plus la décision thérapeutique, cette dernière doit être discutée avec le patient. De plus, il n'est pas exclu qu'un patient présentant des troubles sévères de la consommation d'alcool ou diagnostiqué « dépendant » puisse revenir vers une consommation provoquant de moindres risques.

Que disent les agences sanitaires concernant les objectifs thérapeutiques pour les personnes alcoolo-dépendantes ?

Pour la Haute Autorité de Santé (HAS), il n'y a qu'un objectif thérapeutique à suivre pour la consommation, c'est celui de l'abstinence. [125]

Cependant l'agence européenne de médecine (EMA) propose 2 types d'objectifs :
- soit l'abstinence complète : prévention de la rechute après le sevrage ;
- soit la réduction des dommages par une diminution de la consommation : modération significative de la consommation sans sevrage préalable et objectif secondaire d'une abstinence maintenue dès que le patient est prêt pour cela. [126]

Est-ce que la réduction de la consommation est un **objectif suffisamment stable** chez le patient alcoolo-dépendant ? Est-ce que le risque de rechute augmente ?

Une étude a suivi des patients pendant 3 ans. Ce que l'on peut conclure est qu'il existe une stabilité pour l'abstinence totale mais également pour d'autres modalités de rémission complète avec une certaine consommation d'alcool. La stabilité est d'autant plus grande que l'on est à un niveau faible de consommation. La modalité de rémission qui a la meilleure stabilité est l'abstinence.

Qui décide de l'objectif thérapeutique ?

Dans le nouveau concept de réduction des risques, le patient est au cœur de la prise en charge : il décide de l'objectif thérapeutique, guidé par les soignants. Proposer différents programmes thérapeutiques dont la consommation contrôlée et l'abstinence permet aux patients alcoolo-dépendants de choisir ce qui lui correspond le mieux. Proposer l'objectif de consommation contrôlée peut permettre à des patients, ne souhaitant pas (ou n'étant pas prêts) à une abstinence complète, de s'engager dans un processus thérapeutique.

En résumé, des travaux montrent que :

• Même après avoir bénéficié d'un programme thérapeutique orienté vers l'abstinence, certains patients alcoolo-dépendants **choisissent avec succès de maintenir une consommation à plus faible risque.**

• Même après avoir choisi un programme de consommation contrôlée, de nombreux patients alcoolo-dépendants **finissent par choisir l'abstinence**. Au cours du temps, les taux d'abstinence (comparés à ceux de consommation contrôlée) tendent à augmenter.

• Offrir le choix entre objectif initial de consommation contrôlée ou abstinence **permet une meilleure adhésion et continuité dans le traitement, sans augmenter le risque d'une perte de contrôle de la consommation.**

• Quand le choix est offert, les patients en difficulté avec l'alcool ont tendance à **choisir l'objectif qui correspond le mieux à la sévérité de leur situation.**

• De nombreuses personnes souffrant de consommation nocive pour la santé ou même de dépendance à l'alcool **restent en dehors du système de soins, car elles rejettent (a priori) l'idée d'une abstinence totale.** Ainsi, les programmes traditionnels de soins orientés vers l'abstinence ne s'adressent qu'à une minorité de patients ayant des problèmes d'alcool et ayant déjà travaillé leur motivation.

De plus, **les sujets ayant des difficultés mineures avec l'alcool (consommation nocive pour la santé) sont beaucoup plus nombreux dans la population générale** que ceux qui ont des difficultés plus importantes (notamment une dépendance), sujets auxquels s'adressent les programmes traditionnels.

Proposer un programme de consommation contrôlée **peut donc favoriser l'accès aux soins pour un plus grand nombre de personnes en difficulté avec l'alcool.** Elle permet, le plus souvent, **d'améliorer notablement la situation initiale.**

L'équipe de professionnels **définit, avec le consommateur, l'objectif** de la démarche de soin plutôt que d'imposer un objectif fixé unilatéralement ou insuffisamment concerté. Cela diminue le risque d'échec thérapeutique.

2. L'intervention brève (IB) [127] [128] [129] [130]

2.1. Définition et principes généraux de l'intervention brève.

Face au problème de santé publique que représente la consommation d'alcool, les IB permettent de **réduire le « risque alcool ».** Le « risque alcool » regroupe l'ensemble des conséquences individuelles, sociales et économiques liées à la consommation d'alcool.

Le principe très général d'une IB est de **repérer** le plus grand nombre possible de sujets en danger à cause de leur consommation d'alcool et de leur **délivrer un conseil standardisé simple et court de réduction du risque alcool ; avec un objectif clair,** dont l'effet à long terme devrait leur permettre d'induire un **changement durable de son comportement** vis-à-vis de l'alcool, et donc de **réduire les dommages** liés à leur consommation.

Les IB s'inscrivent dans une **philosophie générale de prévention des risques et de réduction des dommages** liés à la consommation d'alcool.

Ces interventions préviennent la survenue de dommages, notamment en soins primaires ou spécifiquement chez les individus à risque, mais peuvent être curatives sur des dommages déjà induits.

Elles se placent dans une optique de **prévention secondaire.** Cette prévention est ciblée sur les personnes exposées à un facteur de risque ; elles s'adressent à **tous les types de consommateurs** pour lesquels la consommation d'alcool peut présenter un risque. Comme nous l'avons vu précédemment, il existe un **processus pathogène continu des conduites d'alcoolisation,** depuis le consommateur avec un usage à risque (où il n'y a pas encore de dommage visible), un usage nocif ou à problème (où il existe des dommages liés à la consommation d'alcool) jusqu'à un usage avec dépendance. Cela s'exprime à présent avec la définition du DSM V comme étant des consommateurs présentant des troubles de l'usage de l'alcool avec une sévérité qui est faible, moyenne ou sévère.

Cependant, les IB ont été **évaluées et validées** principalement chez les usagers à risque et les usagers à problèmes **sans alcoolo-dépendance**, que l'on peut regrouper sous le terme de **« consommateurs excessifs »** (ou de patients en mésusage sans alcoolo-dépendance). Chez ces consommateurs, non alcoolo-dépendants, il est plus facile de changer de comportement. Les chercheurs de l'OMS ont montré que les IB étaient **efficaces** et permettaient une augmentation notable de la proportion de buveurs excessifs se maintenant au-dessous du seuil de risque 6 et 12 mois après l'intervention.

L'intérêt des soignants ne se limite donc plus seulement à la prise en charge des patients alcoolo-dépendants mais à l'ensemble des consommateurs pour lesquels l'alcool provoque des risques sanitaires, sociaux ou professionnels.

Ces interventions thérapeutiques s'opposent, par leur brièveté, à la prise en charge de l'alcoolo-dépendance qui est lourde, difficile et qui s'inscrit sur de longues durées. La **brièveté de l'intervention** est imposée par une triple préoccupation : la clarté du message, l'acceptation du contenu pour le soignant et par le patient, et l'acceptabilité pratique pour le soignant (notamment le temps consacré).

Les IB peuvent être appliquées dans quasiment toutes les situations professionnelles du champ sanitaire et social, et elles **n'impliquent pas de devenir un spécialiste de l'alcoologie**.

Il s'agit d'une **approche cognitivo-comportementale** qui fait que le patient est le principal acteur de son changement et que c'est lui qui prend la décision. Néanmoins, c'est au soignant de prendre l'initiative de la conduite de la discussion.

L'objectif des IB n'est pas seulement de convaincre le patient de modérer sa consommation d'alcool, il s'agit aussi de **faire entrer la question « alcool » dans la conversation** sans qu'un jugement de valeur soit porté sur le comportement et les choix du patient, de **faire le point sur sa consommation** (quantité et situations), et de **susciter son désir de changement et l'accompagner** dans sa démarche.

Le **but des IB est de diminuer les risques, la morbidité** (c'est-à-dire la survenue de pathologies secondaires à une consommation d'alcool ou bien une aggravation de pathologies concomitantes comme nous avons pu le voir dans le chapitre précédant concernant les risques) et la **mortalité prématurée** liés à l'alcool dans la population générale.

Le programme d'intervention **« boire moins, c'est mieux »** de l'ANPAA en 2001 permet aux professionnels de santé de s'approprier la méthode et les outils de l'intervention brève et d'appliquer une tactique de repérage aussi systématique que possible, afin de délivrer l'intervention brève dès qu'une consommation à risque est perçue. Il permet également à l'utilisateur d'adapter ses attitudes et ses conseils en fonctions des réactions des patients.

Ce programme propose une « **check-list** » en 8 points :

1. Restituer les résultats du test de repérage ;
2. Expliquer le risque alcool ;
3. Expliquer le verre standard ;
4. Discuter de l'intérêt personnel de la réduction ;
5. Expliquer des méthodes utilisables pour réduire la consommation ;
6. Proposer des objectifs, laisser le choix ;
7. Donner la possibilité de réévaluer dans un autre rendez-vous ;
8. Remettre une brochure (le livret « Pour diminuer votre consommation » reprend tous les éléments précédents).

<u>Les recommandations pour avoir une attitude adaptée dans une intervention brève :</u>

Il existe une **technique d'entretien** qui est un modèle d'attitude pour favoriser un rapport thérapeutique efficace dans le cadre général des IB ; cette technique est dénommée par l'acronyme « **FRAMES** » (*Feed-back, Responsability, Advice, Menu, Empathy, Self-efficacy*). Il s'agit plus d'un procédé mémotechnique que d'une vraie méthode de travail **visant à guider l'entretien dans une dynamique motivationnelle.** Il résume les recommandations pour avoir une attitude adaptée dans une intervention brève (Tableau 5).

<u>Tableau 5</u> : Technique d'entretien « FRAMES ».

Feed-back	**Restitution au patient de l'information** relative à la fréquence et à la quantité de sa consommation d'alcool.
Responsability	La décision (ou responsabilité) du changement de comportement **appartient exclusivement au patient**, et non au thérapeute
Advice	Un **conseil de modération** de consommation est clairement donné au patient.
Menu	**Un choix** (ou menu) **offrant différentes options** relatives à la quantité, au délai et au rythme de la consommation d'alcool est donné au patient. Il s'agit du choix entre différentes stratégies de réduction de consommation et de suivi.
Empathy	Le thérapeute fait preuve d'**empathie**, il évite la condescendance, les jugements de valeur et valorise les efforts et les acquis du patient. Il doit avoir une attitude chaleureuse, compréhensive, non autoritaire et non culpabilisante.
Self-efficacy	Le thérapeute cherche à **renforcer chez le patient les ressources personnelles** en faveur du changement. Le thérapeute insiste sur les capacités personnelles du patient pour renforcer sa motivation. Le patient est le chef d'orchestre de son traitement, dont le succès lui revient entièrement.

Source : Michaud P et al. Intervention brève auprès des buveurs excessifs. Rev Prat Méd Gén. 2003, 17 (604), 281-289.

<u>L'IB comporte :</u>

- une **évaluation de la relation du sujet à l'alcool** ; par exemple l'AUDIT (*Alcohol use disorders test)* permet cette évaluation en soins de premier recours de façon simple et reproductible ;
- une **information sur les effets aigus et chroniques de la consommation** d'alcool sur la santé (la représentation du risque alcool dans la population générale se résume bien souvent à la cirrhose et aux troubles psychiatriques, alors que le risque de pathologies sévères, notamment néoplasiques pour de « faibles » quantités d'alcool, est méconnu) ;

- des **recommandations** autour des **seuils de prudence** après en avoir exprimé la rationalité (la notion de risque statistique/risque relatif est difficilement conceptualisable pour les patients. Il peut être utile de parler d'HTA qui est un facteur de risque connu, ou bien d'une réduction de l'espérance de vie. Il faut se méfier de la perception de la « consommation normale » par la population générale car elle est au-delà des seuils de prudence recommandés. Les recommandations s'appuient sur une attitude de responsabilisation dans la gestion des risques attachés à la consommation d'alcool) ;
- des **suggestions de diverses tactiques tendant à réduire la consommation** d'alcool en-dessous des seuils de risque. L'établissement d'un plan de réduction passe par un journal tenu par le malade qui vise à repérer dans une approche cognitivo-comportementale les situations les plus alcoolisées et les modes d'alcoolisation. Dans un deuxième temps, on l'aide à construire des stratégies de réduction, visant soit à éviter les « situations à risque », soit à développer des comportements alternatifs à la prise d'alcool dans ces situations ;
- une **valorisation du rôle du patient** dans l'entreprise de réduction.

2.2. Le déroulement d'une intervention brève. [131]

Une **fiche récapitulative des principes généraux et de la conduite d'un repérage précoce - intervention brève (RPIB)** est utile au pharmacien d'officine pour sa pratique courante (Annexe 4). Elle lui permet d'entamer et de structurer le dialogue avec le patient sur la question de l'alcool.

Le pharmacien peut également s'aider de brochures qui reprennent les étapes du changement de comportement et le contenu d'une IB. Sur le site de l'INPES (www.inpes.sante.fr), il peut trouver le **kit « Alcool : ouvrons le dialogue »** qui comprend 1 guide pratique médecin et 2 livrets patient : « Pour faire le point » et « Pour réduire sa consommation ». Ce kit, initialement destiné aux médecins généralistes, peut cependant être utile au pharmacien pour guider la discussion. Il peut également se procurer un **dépliant « Intervention auprès des consommateurs d'alcool »** qui reprend les notions essentielles de l'IB en termes de contenu et d'attitude relationnelle. Un **guide de l'intervenant « Repérer le risque alcool et adapter son intervention »** est également proposé par l'IPPSA et l'INPES. Il détaille les étapes de l'IB avec notamment des arbres décisionnels et les différentes situations (consommateurs à risque et dépendants). Il comprend un DVD interactif qui propose des exemples de situations cliniques.

a. Le dépistage ou repérage précoce des consommateurs excessifs.[132]

La nécessité du repérage précoce des buveurs excessifs est essentielle car il a été démontré l'**efficacité des IB.**

Les personnes à dépister sont les personnes qui ont une consommation d'alcool supérieure aux seuils de risque définis par l'OMS. Il doit être rappelé que ces seuils donnent un ordre de grandeur de ce qui peut être considéré comme une consommation toxique en population générale, cependant il faut prendre en compte les facteurs de vulnérabilités individuels repérables cliniquement (par exemple la grossesse) ou par la recherche d'antécédents (parents dépendants...) ou par un examen biologique (VHC), etc.

Un consommateur excessif non dépendant ne fait en général **pas de demande de soins** par rapport à sa consommation. Cela peut être dû à la banalisation de la consommation, le haut niveau de consommation français, le poids culturel ou encore à une certaine **méconnaissance du risque** encouru. Ce consommateur pense boire « comme tout le monde ».

Il faut donc dépister ce type de consommateur, faire des propositions et d'initier une demande de sa part.

Il est habituellement assez facile d'obtenir des **réponses sincères** concernant la consommation d'alcool de sujets qui n'ont pas un niveau élevé de dépendance ; les attitudes de dénégation ou de défense étant essentiellement dues aux sentiments de honte et de culpabilité qui s'attachent à la perte de contrôle de la consommation des dépendants.

Le soignant doit **saisir les occasions** pour conduire les patients à évaluer leur consommation et leur dépendance à l'alcool. Il a une place privilégiée du fait de ces nombreux contacts avec les patients et la légitimité de poser la question « alcool » comme facteur de mauvaise santé. L'évaluation de la consommation d'alcool doit être proposée au patient dans des **situations où il est naturel ou au moins légitime** d'aborder le sujet.

La question de la consommation d'alcool doit être posée **systématiquement** dans certaines situations :

- **Chez certains patients considérés comme à risque**, c'est-à-dire qui présentent d'autres conduites addictives, des comorbidités psychiatriques… mais aussi chez les personnes vulnérables (les jeunes, les femmes, les personnes âgées…) ;
- **Dans les situations où toute consommation d'alcool présente un danger** : pendant la grossesse, en cas de prescription de médicaments présentant des interactions avec l'alcool ;
- **En même temps que les conseils hygiéno-diététiques et la recherche d'autres facteurs de risque** (tels que le tabac, les médicaments…) chez des patients présentant des pathologies telles que le diabète, la goutte, l'HTA, des troubles cardio-vasculaires, des pathologies hépatiques, etc. En effet, l'alcool est un facteur essentiel ou aggravant de nombreuses pathologies courantes ;
- **En cas de demande** (plus ou moins explicite) du patient ou de l'entourage (il faut savoir écouter le patient lorsqu'il parle de son mode de vie et ainsi repérer ce « signal alcool » et ne pas refuser d'y répondre) ;
- **En cas d'ivresse manifeste ;** …

La question de la consommation d'alcool doit être posée **également** en cas de :

- troubles sociaux ou familiaux ;
- troubles psychiques et comportementaux ;
- plaintes somatiques (gastralgies, pyrosis, diarrhées, crampes, palpitations,…) ;
- signes de sevrage (tremblements fin des doigts, sueurs…) ou si l'allure du patient fait penser à une alcoolisation (haleine alcoolisée, visage bouffi…) ;
- connaissance de l'histoire du patient : terrain anxieux, ATCD d'addiction, ATCD familiaux d'alcoolisme… ;
- traumatismes et chutes répétées ; …

Comment aborder la question au comptoir ? Quelle attitude adopter ?

Il faut acquérir le **savoir-faire relationnel** pour interroger précisément les patients sur leur consommation d'alcool.

Une approche **empathique, non jugeante** est la meilleure garantie de la sincérité des réponses et de l'efficacité de l'intervention qui suivra le repérage. Il doit s'établir une relation de confiance, une relation professionnelle et objective, entre le soignant et le patient. Le soignant ne doit jamais avoir une attitude moralisatrice et il ne doit pas aller vers la confrontation. Il doit être à l'écoute du patient et respecter la confidentialité.

Il faut se débarrasser du sentiment d'intrusion, n**e pas être mal à l'aise** dès qu'il faut parler d'alcool avec le patient.

Il faut privilégier des **questions ouvertes** : Dire « que pouvez-vous me dire de votre consommation d'alcool ? » plutôt que « est-ce que vous buvez ? ».

De plus, il faut **accepter les réponses données sans a priori** (de sous-estimation, de dissimulation, ou de mauvaise foi).

Pour faire un repérage de qualité, sans préjugé, le soignant doit **dépasser ses inhibitions et connaitre ses contre-attitudes** afin de les surmonter. En effet, le ressenti des soignants n'est pas neutre. Les contre-attitudes sont des réactions conscientes ou préconscientes, négatives (dégout, colère, ennui, peur, dépression...) ou positives (fascination, connivence, besoin de « guérir » autrui...).

Quels outils de repérage précoce utiliser ?

      o   Le questionnement pour établir la Consommation Déclarée d'Alcool (CDA)

Le calcul de la CDA hebdomadaire repose sur la **reconstitution d'une semaine-type** de consommation.

Pour s'aider, il est possible d'utiliser le livret « Alcool : pour faire le point » en remplissant le tableau du chapitre « Combien de verres d'alcool buvez-vous par semaines ? ».

Pour chaque jour de la semaine et du moment dans la journée, il faudra noter le type de boisson et le nombre de verres consommés (exprimé en verres « standards » ou UIA). Il est possible de compter en verres « standards » ou en grammes d'alcool pur.

Il faut penser à faire préciser s'il s'agit d'une semaine « type », et distinguer les consommations régulières, quotidiennes ou fortuites, afin que l'estimation de la CDA soit fiable.

Il faut ensuite comparer les scores quotidiens et hebdomadaire obtenus aux seuils de risque définis par l'OMS (à savoir : 2 verres/j et 14 verres/semaine chez la femme ; 3 verres/j et 21 verres/ semaine chez l'homme en l'absence de facteur de vulnérabilité ; ne pas dépasser 4 verres en une seule occasion ; et des seuils abaissés en cas de présence de facteurs de vulnérabilité).

De plus, il semble important de prolongé l'enquête hebdomadaire en faisant préciser la **durée** de la consommation.

La consommation déclarée est souvent **minimisée**. La sous-estimation de la consommation a peu d'importance. En effet, le plus important est d'ouvrir le dialogue et d'amener la proposition de réduction de consommation. De plus, si la minimisation de la consommation par le patient est réelle, c'est aussi le cas dans les études épidémiologiques où les seuils de risques concernent les verres déclarés et non les verres bus.

     o   Les questionnaires standardisés (ou auto-questionnaires) :

Les questionnaires sont des outils pour aider à aborder la consommation d'alcool de façon personnelle et adaptée selon le patient. Ils rassemblent diverses questions utiles pour évaluer la consommation d'alcool et rechercher par interrogatoire des critères de dépendance.

Le questionnaire DETA (Diminuer, Entourage, Trop, Alcool) (Tableau 6):

C'est l'acronyme du questionnaire anglophone **CAGE** (*Cut, Annoyed, Guilty, Eyes-opener*). Il est simple d'utilisation. C'est le plus connu. Il existe une traduction française. Il comporte 4 questions simples et est destiné à repérer les sujets ayant un mésusage de l'alcool. Il permet le dépistage rapide de la dépendance à l'alcool, sans pour autant poser de diagnostic. Il explore le comportement du patient vis-à-vis de l'alcool sur toute une vie.

Tableau 6 : Le questionnaire DETA.

Au cours de votre vie :
1. Avez-vous déjà ressenti le besoin de **Diminuer** votre consommation de boissons alcoolisées ?
2. Votre **Entourage** vous a-t-il déjà fait des remarques au sujet de votre consommation d'alcool ?
3. Avez-vous déjà eu l'impression que vous buviez **Trop** ?
4. Avez-vous déjà eu besoin d'**Alcool** dès le matin pour vous sentir en forme ?

Source : La revue prescrire. Alcoolisation excessive et interventions brèves. Rev. Prescr. 2005, 25 (262), p 452.

A partir de **deux réponses positives**, la probabilité d'une consommation excessive et d'une alcoolo-dépendance est très élevée.

Sa valeur diagnostic est faible (le nombre de sujets bien classés avec ce questionnaire est inférieur à celui obtenu en évaluant la consommation déclarée d'alcool). Un résultat positif oriente vers un mésusage de l'alcool sans pouvoir le qualifier. L'inverse ne permet pas d'écarter avec certitude l'éventualité d'un mésusage.

Il vise de préférence **le repérage des malades de l'alcool** que celui des consommateurs à risque. Il est surtout **intéressant dans le repérage « de masse » des dépendants** (dans les hôpitaux, les prisons...). Il est plutôt décevant en médecine générale. Il n'est pas utilisable pour un RPIB en officine.

Le questionnaire AUDIT (*Alcohol Use Disorders Identification Test*) (Tableau 7):

Ce questionnaire a été le premier développé (par l'OMS) dans le but de **repérer les consommateurs en mésusage (dépendants ou non)**.

Il comprend 10 questions qui explorent le comportement du patient vis-à-vis de l'alcool au cours de l'année écoulée : 3 portant sur la fréquence et la quantité et 7 sur les conséquences de la consommation d'alcool. Chacune des questions propose un choix de 5 réponses. Son score permet de **classer les sujets en trois groupes** : les abstinents ou usagers à faible risque (qui relèvent d'un conseil de prévention primaire (« restez toujours en dessous des seuils de risque »)) ; les usagers à risque ou à problèmes (qui relèvent de l'intervention brève) et les usagers dépendants (qui nécessitent une prise en charge plus longue et complexe).

Tableau 7 : Le questionnaire AUDIT.

Questions : Au cours de l'année écoulé,	Score :
1. Quelle est la fréquence de votre consommation d'alcool ?	
Jamais	0
Une fois par mois ou moins	1
2 à 4 fois par mois	2
2 à 3 fois par semaine	3
Au moins 4 fois par semaine	4
2. Combien de verres standards consommez-vous au cours d'une journée ordinaire où vous buvez de l'alcool?	
1 ou 2	0
3 ou 4	1
5 ou 6	2
7 à 9	3
10 ou plus	4
3. Avec quelle fréquence buvez-vous six verres ou davantage lors d'une même occasion ?	
Jamais	0
Moins d'une fois par mois	1
Une fois par mois	2
Une fois par semaine	3
Tous les jours ou presque	4
4. Combien de fois avez-vous constaté que vous n'étiez plus capable de vous arrêter de boire une fois que vous aviez commencé ?	
Jamais	0
Moins d'une fois par mois	1
Une fois par mois	2
Une fois par semaine	3
Tous les jours ou presque	4
5. Combien de fois votre consommation d'alcool vous a-t-elle empêché de faire ce que vous aviez à faire ?	
Jamais	0
Moins d'une fois par mois	1
Une fois par mois	2
Une fois par semaine	3
Tous les jours ou presque	4

6. Combien de fois, après une période de forte consommation, avez-vous eu besoin de boire dès le lendemain matin pour vous remettre en forme ?	
Jamais	0
Moins d'une fois par mois	1
Une fois par mois	2
Une fois par semaine	3
Tous les jours ou presque	4
7. Combien de fois avez-vous eu un sentiment de culpabilité ou des remords après avoir bu ?	
Jamais	0
Moins d'une fois par mois	1
Une fois par mois	2
Une fois par semaine	3
Tous les jours ou presque	4
8. Combien de fois avez-vous été incapable de vous rappeler ce qui s'était passé la soirée précédente parce que vous aviez bu ?	
Jamais	0
Moins d'une fois par mois	1
Une fois par mois	2
Une fois par semaine	3
Tous les jours ou presque	4
9. Avez-vous été blessé ou quelqu'un d'autre a-t-il été blessé parce que vous aviez bu ?	
Non	0
Oui, mais pas au cours de l'année écoulée	2
Oui, au cours de l'année	4
10. Un parent, un ami, un médecin ou un autre soignant s'est-il inquiété de votre consommation d'alcool ou a-t-il suggéré que vous la réduisiez ?	
Non	0
Oui, mais pas au cours de l'année écoulée	2
Oui, au cours de l'année	4

Source : La revue prescrire. Alcoolisation excessive et interventions brèves. Rev. Prescr. 2005, 25 (262), p 452.

Résultats : Un score compris entre 6 (pour les femmes) ou 7 (pour les hommes) et 12 est évocateur d'un mésusage. Un score supérieur à 12 est en faveur d'une dépendance à l'alcool.

Il est possible de télécharger ou de commander la brochure « Repérage des risques liés à la consommation d'alcool en pharmacie d'officine », qui reprend le test AUDIT, sur le site du Cespharm (http://www.cespharm.fr/fr/Prevention-sante/Catalogue/Reperage-en-pharmacie-d-officine-des-risques-lies-a-la-consommation-d-alcool-brochure) (Annexe 5). Cette brochure peut être déposée sur les comptoirs ou donnée au patient à qui le pharmacien propose une évaluation de sa consommation.

Ce questionnaire est réputé renseigner de bonnes valeurs informationnelles. Malgré que ce soit un auto-questionnaire, il nécessite quand même un encadrement par une personne informée.

Il a pour intérêt principal de déboucher immédiatement sur une conduite à tenir. Un algorithme décisionnel après un repérage par l'AUDIT a été proposé (Annexe 6).

Le questionnaire FACE (Formule pour Apprécier la Consommation par Entretien) (Tableau 8) :

Il a été créé par l'Association nationale de prévention en alcoologie et en addictologie (ANPAA), dans le cadre de son programme « boire moins, c'est mieux », à partir des questionnaires DETA et AUDIT. Il a les mêmes qualités de l'AUDIT. Il comporte 5 questions et permet de repérer les buveurs à risque ou à problème (pouvant bénéficier d'une IB). Il a été conçu pour être utilisé pendant un entretien, le professionnel de santé pose les questions au patient. Les médecins et les patients auraient une préférence pour ce questionnaire.

Ce questionnaire est téléchargeable sur le site de l'IPPSA (http://www.ippsa.fr/wp-content/uploads/2012/02/FACE.pdf) (Annexe 7).

Tableau 8 : Le questionnaire FACE.

Question :	Score :
1. Au cours de l'année écoulée, à quelle fréquence vous arrive-t-il de consommer des boissons contenant de l'alcool ? (Q1 de l'AUDIT)	
Jamais	0
Une fois par mois	1
2 à 4 fois par mois	2
2 à 3 fois par semaine	3
4 fois ou plus par semaine	4
2. Au cours de l'année écoulée, combien de verres standards buvez-vous au cours d'une journée ordinaire où vous buvez de l'alcool ? (Q2 de l'AUDIT)	
1 ou 2	0
3 ou 4	1
5 ou 6	2
7 à 9	3
10 ou plus	4
3. Votre entourage vous a-t-il déjà fait des remarques au sujet de votre consommation d'alcool ? (Q2 du DETA)	
Non	0
Oui	4
4. Avez-vous déjà eu besoin d'alcool le matin pour vous sentir en forme ? (Q4 du DETA)	
Non	0
Oui	4
5. Vous arrive-t-il de boire et de ne plus vous souvenir ensuite de ce que vous avec pu dire ou faire ? (Q8 de l'AUDIT)	
Non	0
Oui	4

Source : La revue prescrire. Alcoolisation excessive et interventions brèves. Rev. Prescr. 2005, 25 (262), p 453.

Résultats : Un score supérieur ou égal à 4 pour les femmes ou 5 pour les hommes indique une consommation dangereuse (et donc le besoin d'une IB). Un score supérieur ou égal à 9 est en faveur d'une dépendance.

Il existe d'autres questionnaires :

Le questionnaire MAST (*Michigan Alcoholism Screening Test*), **et sa version abrégée sMAST** (*short MAST*) sont plutôt destinés à l'aide au diagnostic d'alcoolo-dépendance. Seule la version anglaise a été validée et sa longueur le rend difficilement utilisable en pratique.

Le questionnaire SADQ (*Severity of Alcohol Dependence Questionnaire*) ou encore l'entretien semi-structuré ASI (*Addiction Severity Index*) permettent d'évaluer la sévérité de la dépendance.

Chez les adolescents[133], ces questionnaires cités ci-dessus ne sont pas adaptés. Il est préférable d'utiliser **le questionnaire ADOSPA** (acronyme de ADOlescents Substances PsychoActives), version française du CRAFFT (acronyme de *Car, Relax, Alone, Forget, Family/Friends, Trouble*) (Tableau 9). Il a été créé pour permettre un repérage précoce, fiable, simple et rapide des adolescents en difficulté avec l'alcool en pratique médicale courante. Il comprend 6 questions qui s'intéressent surtout au comportement de l'adolescent vis-à-vis de l'alcool et aux conséquences induites après ingestion de boissons alcoolisées, plutôt qu'à la quantification de la fréquence des alcoolisations ou à la quantité d'alcool ingérée. Le questionnaire semble donc anodin et surtout peu contraignant pour l'adolescent.

Tableau 9 : Le questionnaire ADOSPA.

1. Es-tu déjà monté(e) dans un véhicule (**auto**, moto, scooter) conduit par quelqu'un qui avait trop bu?
2. Utilises-tu de l'alcool pour te **détendre**, te sentir mieux ou pour « tenir le coup » ?
3. T'arrive-t-il de boire de l'alcool quand tu es **seul**(e) ?
4. As-tu déjà **oublié** des choses que tu devais faire après avoir bu de l'alcool ?
5. As-tu eu des **problèmes** en consommant de l'alcool ?
6. Ta famille ou tes **amis** t'ont-ils dit que tu devrais réduire ta consommation de boisson alcoolisée ?
7. As-tu déjà conduit un véhicule à 2 roues (vélo, scooter, moto, etc.) après avoir trop bu ?

Source : fmpe.org (la fondation pour l'éducation médicale continue). Dépistage de l'abus et de la dépendance à l'alcool.

Les réponses se font en souvent/parfois/jamais.
Deux réponses positives ou plus sont évocatrices d'une consommation nocive, nécessitant une prise en charge.

Chez les femmes enceintes :

Les questionnaires T-ACE (*Tolerance, Annoy, Cut down, Eye-opener*) (Tableau 10) **et TWEAK** (*Tolerance, Worried, Eye-opener, Amnesia, (K) cut down*) sont particulièrement pertinents chez la femme enceinte pour dépister les grossesses à risque du fait d'une alcoolisation. Il a été proposé une traduction française, mais ces tests ne sont pas validés en français.

Tableau 10 : Le questionnaire T-ACE.

T= Tolérance - Combien de verre(s) vous faut-il pour ressentir les effets de l'alcool?
A= Agacement- Est-il arrivé que des proches, des professionnels de la santé s'inquiètent de votre consommation d'alcool?
C= Cessation - Avez-vous déjà essayé de réduire votre consommation d'alcool?
E= Eveil - Avez-vous déjà eu besoin de consommer de l'alcool le matin pour être en forme?

Source : fmpe.org (la fondation pour l'éducation médicale continue). Dépistage de l'abus et de la dépendance à l'alcool.

Résultats :
T = 2 points s'il faut plus de 2 consommations; 1 point s'il en faut 1 ou 2.
A, C et E = 1 point si la réponse est oui.
Il s'agit d'une grossesse à risque à partir de 2 points (1 point pour certains auteurs), et le risque est élevé au-dessus de 2 points.

Chez les personnes agées : [134] [135]

Le **MAST-G** (*geriatric version*) est une forme adaptée du questionnaire MAST et de sa version courte pour les personnes âgées. Il interroge sur la vie entière. Son intérêt est limité car les comorbidités (fréquentes chez les personnes âgées) ne sont pas prises en compte.

L'*Alcohol-related problems survey* (ARPS) et sa traduction française, **l'échelle des dommages dus à l'alcool (EDDA)**. Ce questionnaire contient 22 questions et intègre 6 questions de l'AUDIT. Il s'intéresse à la consommation d'alcool, au statut médico-psychiatrique et aux traitements en cours. Il tente d'identifier les situations où l'alcoolisation est à risque pour le sujet âgé.

    ○   **Les marqueurs biologiques**

Certains marqueurs biologiques sont perturbés par la consommation d'alcool (cf partie C. ii. «Les perturbations des marqueurs biologiques»). Certains, comme **le dosage des GGT, des transaminases, des triglycérides et de la CDT, ainsi que l'évaluation du VGM**, peuvent être demandés par le médecin pour conforter un diagnostic ou pour effectuer un suivi des patients. Cependant, ces marqueurs ont une faible sensibilité et spécificité. L'interprétation des résultats doit être prudente.

Il existe d'autres marqueurs biologiques, qui ne sont pas prescrit en pratique courante, qui peuvent informer sur une consommation d'alcool tels que : la glutamate déshydrogénase, l'acide alpha-amino-N-butyrique, les IgA, l'aspartate-aminotransférase mitochondriale, l'acétate ou encore l'hémoglobine acétaldéhydée.

La biologie n'est pas performante pour le repérage précoce des buveurs excessifs (qui ont le plus souvent aucune perturbation notable) et ne permet pas de de discerner les consommateurs à problème des alcoolo-dépendants. Cependant, cela peut servir à attirer l'attention et conduire à s'interroger avec le patient sur un éventuel lien avec sa consommation d'alcool. Néanmoins**, le pharmacien n'a que peu accès aux résultats d'analyses biologiques de ses patients**, cela ne lui est donc pas une aide pour le repérage des consommations excessives chez ses patients.

o **Les signes cliniques**

Le médecin généraliste est bien placé pour repérer, en consultation, les symptômes et signes qui permettent de déceler une consommation chronique excessive. Le problème est qu'un grand nombre de buveurs excessifs ne consultent pas de médecin et encore moins les alcoolodépendants.

Il est possible pour le pharmacien de repérer certains signes physiques (tels que le tremblement permanent des mains, une démarche maladroite ; le visage bouffi, des télangiectasies, une acné rosacée...) ou les troubles faisant la demande des patients tels que les troubles du sommeil, une irritabilité, des difficultés de concentration et d'attention, des troubles de la mémoire des faits récents, des troubles anxieux ou dépressifs, des céphalées, des troubles digestifs (fausses diarrhées matinales) et des douleurs abdominales, des brulures d'estomac et des remontées acides, une toux matinale (ramenée à tort à l'intoxication tabagique), une sensibilité des gencives, une asthénie...

b. L'évaluation de la relation du sujet à l'alcool

Il s'agit de l'évaluation des **quantités** d'alcool consommée (cf paragraphe précédent : évaluation de la CDA), du **mode** de consommation (quotidien, ponctuel, *binge drinking*...), **des habitudes ou des situations** de consommation (en rentrant du travail, le week end, après avoir fait une activité, en sortie avec des amis...). Cette évaluation se fait grâce à l'interprétation des questionnaires de repérage et en questionnant le patient notamment sur les questions où il a obtenu un score élevé. Il est possible d'indiquer également pour chaque situation, les conséquences qui en découlent.

Le but est de **repérer les situations à risque** (de consommation excessive ou de mise en danger) afin de pouvoir agir sur celles-ci.

Il faut également **rechercher et analyser les causes de la consommation** (lien social, moment festif, effet anxiolytique, identité de la personne, pour passer le temps...). Cela permettra de trouver plus facilement des alternatives à la consommation d'alcool.

De plus, il faut **analyser les conséquences** bonnes et mauvaises de la consommation d'alcool chez la personne. En faisant le **bilan des dommages induits** (médicaux, psychologiques et sociaux), cela permet au patient de prendre conscience du lien entre sa consommation et ses problèmes, et de favoriser un changement de comportement.

Il faut également rechercher les **pathologies pouvant être aggravées** par la consommation d'alcool.

c. Informer sur les risques de la consommation d'alcool et les seuils de risque

Il est important de rappeler les **seuils de risque définis par l'OMS,** seuils au-dessus desquels le risque alcool augmente considérablement.

Cependant, il faut **adapter son discours à la singularité de la personne**. En fonction des données recueillies précédemment auprès du patient et après avoir repérer les situations à risque, il est possible d'informer le patient sur les risques encourus à plus ou moins long terme. Le message doit être simple et clair et ne doit pas être trop alarmiste (pour ne pas décourager la personne).

L'information sur les risques encourus doit prendre en compte les **pathologies déjà existantes** chez le sujet, afin de mieux illustré le rôle aggravant de l'alcool dans certaines pathologies.

Il faut également se renseigner sur le **traitement médicamenteux** pris par le patient afin de mettre en évidence de possibles interactions.

d. Définir le stade de motivation et les craintes

Après avoir défini les causes, les conséquences et les risques de la consommation d'alcool par la personne, il est plus aisé d'**évaluer la motivation et les craintes** du sujet pour changer ses habitudes de consommation.

Afin de motiver la personne à changer son comportement vis-à-vis de l'alcool, il faut lui montrer l'**intérêt personnel de réduction de la consommation** d'alcool. Voici quelques exemples d'avantages souhaitables ou de craintes liés à la réduction de la consommation d'alcool :

- Je souhaite réduire ma consommation pour... me sentir mieux, protéger ma santé, ne plus me disputer avec mes proches, faire des économies, avoir un enfant, faire plaisir à mes proches, ne plus être dépendant d'un produit, mieux dormir, contrôler mes colères, mieux travailler, ne plus me sentir coupable, mieux assumer mes responsabilités, etc.

- En essayant de réduire ma consommation, j'ai peur... de na pas y arriver, de ne pas arriver à dire non quand on me proposera un verre, de me faire moins plaisir pendant les repas, de moins m'amuser en soirée, de ne pas réussir à me détendre quand je rentre du travail, que mes amis et mes collègues se moque de moi, de me sentir moins sûr de moi en société, etc.

La prise de décision de changement n'est souvent pas immédiate mais **nécessite un certain temps**, que le soignant doit respecter. Il ne faut pas forcer la personne si elle n'est pas prête à changer.

Il existe des modèles théoriques qui permettent de mieux comprendre le cheminement du changement comportemental et de l'accompagner: parmi eux, il y a le modèle transthéorique du changement ou « roue de Prochaska » et l'entretien motivationnel. [136]

- **Le « modèle transthéorique du changement » ou « roue de Prochaska ».**

Ce schéma a été proposé par Prochaska et DiClemente. Il décrit les 5 étapes habituelles et communes aux changements de comportement (Figure 16).

Figure 16 : La roue du changement de Prochaska et DiClemente.

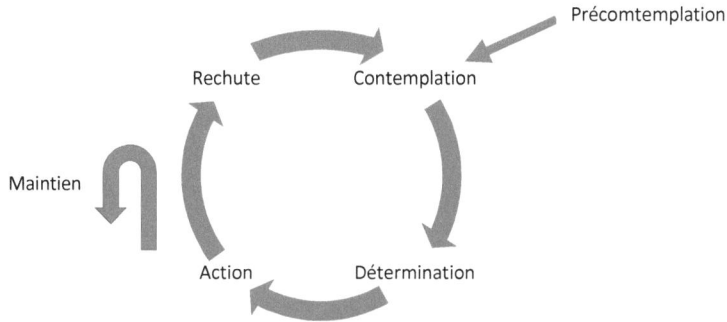

Source : Michaud P, Gache P, Batel P, Arwidson P. Intervention brève auprès des buveurs excessifs. La revue du praticien, 3 mars 2003, 17 (604), p 281-289.

Ce processus comporte 5 étapes :

- La 1ère étape est l'absence de désir de changement du comportement (**précontemplation**), caractérisée par un non-intérêt, voire une opposition. Parfois, il s'agit simplement d'un manque de connaissance, mais plus souvent il s'agit d'un déni des problèmes engendrés par le comportement présent.
- La 2ème étape est une période de réflexion qui concerne le changement de comportement (**contemplation**). Le patient met en balance les bénéfices attendus grâce au changement et les difficultés prévisibles du changement.
- La 3ème étape est une période de préparation du changement (**détermination**) pendant laquelle la décision mûrit. Le patient prend conscience de l'intérêt de changer de comportement mais sa décision est remise à plus tard. La perception qu'il a de sa capacité à accomplir l'action intervient dans sa décision.
- La 4ème étape est le changement de comportement (**action**). Le patient peut décider soit de réduire sa consommation d'alcool, soit de maîtriser une consommation modérée, soit pour certains alcoolodépendants, de s'arrêter de boire.
- La 5ème étape est la période de persistance du changement (**maintien**). Néanmoins il existe un grand risque de **rechute** (notamment pour les alcoolodépendants), rechute qui ramène alors aux premières phases du processus.

La durée de chaque étape est variable selon les patients. Elle dépend en particulier de ses tentatives précédentes de réduction de consommation ou de sevrage, de son état de santé et des pressions extérieures (entourage, employeur...).

En pratique, la difficulté pour les soignants est de s'adapter aux étapes de refus ou d'opposition, et de respecter le délai nécessaire à la réflexion puis à la préparation au changement du patient.

- **L'entretien motivationnel** [137]

C'est une méthode de communication partiellement directive, centrée sur le patient et qui vise à le préparer au changement de comportement, en l'aidant à explorer et à résoudre son ambivalence. Le patient participe ainsi activement à son changement de comportement. C'est une méthode pratique qui vise à augmenter la motivation au changement de comportement. Elle est utilisée tantôt pour aider à modifier un comportement néfaste, tantôt pour induire un comportement thérapeutique favorable. L'entretien motivationnel s'avère ainsi particulièrement utile dans les situations où les patients sont en difficulté pour reconnaître la gravité de leur problème. L'instauration d'une relation de collaboration permet de faire face à une faible motivation initiale, difficile à aborder par les méthodes thérapeutiques habituelles.

Les 3 approches fondamentales de l'entretien motivationnel sont :

- **La collaboration avec une personne unique** : L'intervention implique un partenariat qui met en valeur l'expertise du patient et ses points de vue. Le soignant assure une ambiance qui se veut guidante plus que contraignante. Cette approche de collaboration est à l'opposé d'une confrontation visant à imposer une prise de conscience.

- **L'évocation des motivations personnelles du patient** : Les ressources et les motivations pour le changement sont présentes chez le patient. Ses perceptions propres, ses buts et ses valeurs permettent d'argumenter sa motivation intrinsèque. C'est à lui de formuler les arguments en faveur du changement.

- **Le respect de son autonomie** : Le soignant affirme les droits et la capacité du patient à diriger son sort et à faire un choix éclairé. Il ne s'agit pas de dire au patient ce qu'il doit décider.

Les 4 principes qui définissent les attitudes du soignant et qui servent à guider l'entretien motivationnel sont :

- **Exprimer l'empathie** : C'est la compréhension des points de vue du patient, dénuée de jugement. Cette écoute permet un dialogue respectueux, elle est appelée « écoute réflective ». Lorsqu'un désaccord est exprimé, cela doit se faire dans le respect du discours de la personne. L'ambivalence du patient est considérée comme normale.

- **Développer la divergence**, c'est-à-dire la prise de conscience de l'écart, entre le comportement actuel du patient et ses valeurs et objectifs. Cela permet de mieux mesurer les bénéfices attendus d'un changement.

- **Prendre en compte et accepter la résistance** : Il faut éviter de s'opposer directement à la résistance du patient, en proposant de nouveaux points de vue, sans les imposer. C'est le patient, en premier, qui donne les réponses et les solutions. Le soignant doit reconnaitre les signes de résistance du patient, pour les diminuer progressivement. Les signes de la résistance peuvent être la contestation, l'argumentation, la mise en doute de la compétence, le déni des problèmes, le manque d'attention ou encore la déviation de la conversation... Cette résistance est un signal pour que le soignant change d'attitude.

- **Renforcer le sentiment d'efficacité personnelle** : Il faut augmenter la confiance du patient dans ses capacités à surmonter les obstacles et à réussir son changement de comportement. Le soignant lui accorde un crédit qui est un élément important de la motivation et de la réalisation du projet. Le soignant valorise le changement de comportement.

Les stratégies qui permettent d'appliquer ces principes dans un style relationnel caractéristique de l'entretien motivationnel sont :
- Poser des questions ouvertes,
- Valoriser,
- Pratiquer l'écoute réflective,
- Résumer.

Il faut connaitre certains pièges de la relation patient-soignant, afin **d'éviter les erreurs fréquentes.** Ces erreurs sont :

- Les arguments rationnels ou scientifiques en faveur du changement de comportement venant du soignant ont peu de chance d'être entendus par le patient.
- Critiquer, culpabiliser ou blâmer sont des attitudes non efficaces pour amener le patient à la motivation.
- Cataloguer le patient, selon ce qu'il est ou ce dont il est atteint, conduit à ne pas écouter ce qu'il a décidé et ce qu'il a fait.
- Etre trop pressé conduit à ne pas attendre le bon moment pour poser la bonne question ou faire la bonne proposition.
- Affirmer sa prééminence de soignant renforce la résistance du patient.

e. Fixer des objectifs clairs et atteignables

Il convient de **proposer des objectifs** et **laisser le patient choisir** ceux qui lui conviennent le mieux. Il faut que ces objectifs soient **réalistes** afin de ne pas risquer de mettre le patient en échec. Les objectifs sont fixés en fonction des situations à risque déterminées auparavant.

L'objectif de réduction de consommation ou de consommation contrôlée convient particulièrement à des patients non dépendants qui veulent garder un certain bénéfice de leur consommation ; cependant il peut être également envisageable chez des patients alcoolo-dépendants.

S'il existe une volonté de réduction de consommation, il faut préciser les différents objectifs : les quantités (le nombre de verres consommé par jour, par semaine et par sortie, les jours sans alcool (il est recommandé un jour d'abstinence par semaine minimum)) et les habitudes de consommation à changer.

L'objectif d'abstinence peut être temporaire ou prolongée. Il convient de fixer une date de début ou une durée de période sans alcool. Cela peut être un bon test pour voir s'il existe une dépendance à l'alcool ou voir s'il y a une amélioration de certains symptômes lors de l'abstinence.

L'objectif d'abstinence totale et prolongée est fréquemment proposé aux alcoolo-dépendants.

Plusieurs objectifs peuvent être posés successivement (par étape) et progressivement.

f. Des conseils pour réduire la consommation

Ces conseils doivent permettre d'apprendre à boire moins mais mieux. Parmi ces conseils, le patient doit **trouver ses propres solutions** en fonction de son mode de consommation et de ses habitudes.

Pour réduire sa consommation d'alcool, il est possible de :

- Consommer des boissons non alcoolisées pour calmer sa soif ;
- Commencer à consommer le plus tard possible dans la journée ;
- Choisir certains jours de la semaine au cours desquels la personne ne consommera aucune boisson alcoolisée ;
- Prévoir des activités nouvelles pour remplacer les moments où la personne avait l'habitude de boire de l'alcool (c'est-à-dire dans les situations de consommations préalablement repérées) ; ...

Pour réduire la quantité d'alcool consommée lors d'une occasion, il est possible de :

- Fixer des limites : choisir à l'avance le nombre maximum de verres qui seront consommés ;
- Commencer toujours par une boisson non alcoolisée qui calmera la soif. Pour la même raison, diluer les boissons fortement alcoolisées (en ajoutant de l'eau ou du soda) sans prendre plus de verre ;
- Alterner les boissons alcoolisées et non alcoolisées ;
- Ne pas boire trop rapidement : prendre des petites gorgées et les espacer ;
- Ne pas participer à des « tournées » qui incitent à boire, sinon préférer une boisson sans alcool ;
- Faire attention aux prémix, punch, sangria... qui masquent le gout de l'alcool ;
- Eviter de boire sans rien faire d'autre ...

De plus,

- Manger permet de diminuer les effets soudains de l'alcool ;
- Eviter de consommer avant d'aller au travail, lors d'activités exigeant de la vigilance, ou dans toute situation qui présenterait un risque ...

Pour être soutenu dans la démarche de réduction de consommation et afin de se sentir plus à l'aise face aux autres :

- Informer l'entourage (famille, amis, collègues...) de la décision prise, et lui demander de l'aide pour tenir cette résolution ;
- Préparer à l'avance des réponses aux propositions de consommation (par exemple « j'ai trop de tension, je dois diminuer ma consommation d'alcool », «je prends un médicament avec lequel je ne dois pas boire d'alcool », etc.)...

Où chercher des informations et conseils utiles ?

- Sur internet :

alcool-info-service.fr : Ce site internet comprend un « espace général » et un « espace jeunes ». Il apporte beaucoup d'informations utiles et de réponses aux questions que peuvent se poser tous les consommateurs et leurs proches. Il met à disposition un service : l' « alcoomètre » qui reprend les points vus dans ce chapitre pour évaluer et suivre sa consommation. Un chat est ouvert pour poser des questions aux professionnels. Si le chat n'est pas disponible, ils répondent par mail sous 48 heures.

drogues-info-service.fr

- Par téléphone :

Alcool info service au 0 980 980 930 (de 8h à 2h, 7j/7, appel anonyme, non surtaxé). Il est possible d'étre rappelé par un écoutant en indiquant son numéro de téléphone sur le site internet www.alcool-info-service.fr/etre-rappele-par-un-conseiller.

Drogues info service au 0 800 23 13 13 «pour s'informer, pour en parler ».

Ecoute alcool au 0 811 91 30 30 (de 8h à 2h, 7j/7, appel anonyme, prix d'un appel local). Ce service est assuré par des intervenants spécialement formés pour apporter à toutes les personnes concernées directement ou indirectement par l'alcool, des conseils, de l'aide et du soutien, donner des informations sur les effets, les risques, la loi et les adresses de consultations spécialisées.

- Dans les livrets et brochures de l'INPES disponibles à la pharmacie :

Pour conclure une intervention brève, le pharmacien remet une brochure au patient afin de reprendre les points abordés avec lui. Il choisit celle-ci en fonction de la situation du patient (jeunes, femmes enceintes...).

Il peut également mettre des affiches dans la pharmacie et des brochures sur le comptoir pour susciter des demandes d'informations spontanées de la part des patients ou les inciter à remplir un questionnaire d'évaluation.

Le pharmacien peut facilement se procurer ces documents (brochures, dépliants, affiches) auprès de l'INPES ou du Cespharm via leur site internet (www.inpes.sante.fr et www.cespharm.fr) en demandant leur envoi par courrier.

Pour les jeunes : il est possible de conseiller le site www.filsantejeunes.com. Le numéro de téléphone Fil santé jeunes est le 0800 235 236 ou 01 44 93 30 74 depuis un mobile. Ce service est anonyme et gratuit. Il est disponible de 8 heures à minuit, 7 jours/7.

g. Savoir orienter le patient en difficulté avec l'alcool

Toute personne demandeuse, n'arrivant pas à contrôlée sa consommation d'alcool, en souffrance, ou ayant besoin d'une aide plus spécifique doit être orientée selon ces besoins afin d'obtenir une prise en charge adéquate.

Le pharmacien peut orienter en premier lieu vers le **médecin généraliste** du patient. Les médecins généralistes sont des partenaires privilégiés : ils évaluent le problème d'alcool et déterminent la conduite à tenir. En cas de dépendance, compte tenu de la complexité de la prise en charge, le médecin pourra orienter le patient vers des **professionnels spécialisés en alcoologie** ou en addictologie. De plus, le médecin généraliste a des contacts avec le **médecin du travail**, il peut lui demander son avis et son aide.

Il est également possible d'orienter le patient vers une structure d'aide spécialisée : l'**Association Ligérienne d'Addictologie (ALIA)** propose l'accueil et l'accompagnement des personnes ayant des problèmes addictifs et leur entourage, ainsi que des consultations pour les jeunes consommateurs. Elle comprend les **Centres de Soins d'Accompagnement et de Prévention en Addictologie (CSAPA)** ambulatoires. Il existe plusieurs lieux de consultations dans le département du Maine et Loire et dans toute la France, les consultations sont anonymes et gratuites. Grâce à la pluridisciplinarité des équipes qui y travaillent, la personne bénéficie d'une prise en charge globale, à la fois psychologique, sociale, éducative et médicale. Toutes les informations sont disponibles sur le site internet alia49.fr. La permanence téléphonique du CSAPA 49 est le 02 41 47 47 37. Des brochures peuvent être délivrées par le pharmacien (Annexe 8).

Les unités hospitalières d'addictologie proposent des consultations externes, des sevrages hospitaliers de courte durée, et parfois des prises en charge de plus longue durée. Elles sont également chargées de sensibiliser l'ensemble des équipes médicales et paramédicales à la question des addictions et assurent le lien entre l'hôpital, les CSAPA et les médecins de ville.

Au CHU d'Angers, le service d'addictologie est l'**Unité de soin Fiessinger (Médecine E)** composée d'une équipe pluridisciplinaire. Ces activités sont la prévention, la réduction des risques, l'insertion sociale et le soin (consultations médicales, bilan de consommation, groupe d'entraide et de parole, sevrage hospitalier, soutien individuel). Elle propose des consultations sur rendez-vous du lundi au vendredi de 9h à 12h et de 14h à 17h. Les patients peuvent être orientés par leur médecin traitant ou venir en consultation externe.

Pour trouver toutes les adresses utiles auprès de son lieu de résidence, il est possible de consulter les sites internet d'alcool info service (http://www.alcool-info-service.fr/Adresses-utiles), de drogues info service (http://www.drogues-info-service.fr/spip.php?page=recherche_stru) ou encore de l'ANPAA (http://www.anpaa.asso.fr/adresses-utiles).

En cas d'orientation vers une structure de soins, il est important de toujours garder le contact avec le patient afin de conserver le dialogue.

Les groupes d'entraide sont des partenaires reconnus par les intervenants en alcoologie. Leur objectif est de s'entraider à s'abstenir d'alcool et d'en assurer la pérennité. Ces groupes fonctionnent par des réunions régulières au cours desquelles chacun peut rompre son isolement, obtenir des conseils, recréer des liens sociaux. Il est possible de retrouver les principales associations d'entraide (Alcooliques Anonymes, la Croix-Bleue, Alcool Assistance, Vie Libre, les amis de la santé, Joie et santé – alcool écoute) sur le site d'alcool info service (http://www.alcool-info-service.fr/alcool/aide-alcool/entraide-entre-pairs).

2.3. Les cas particuliers des groupes de personnes vulnérables : les femmes enceintes, les jeunes et les ainés.

Certains cas sont particuliers du fait de leur vulnérabilité, il faut alors leur délivrer un message différent de celui de la population générale. C'est notamment le cas pour les femmes enceintes, les jeunes et les ainés.

a. Les femmes enceintes : place prédominante du message de prévention des risques pour l'enfant et conseil d'abstinence. [138] [139]

Le message de prévention générale :

L'alcool passe librement le placenta ; les taux d'alcool sont alors équivalents chez la mère et chez le fœtus. Il faut donc informer la mère sur les **risques** d'une consommation d'alcool, même modérée, **pour le fœtus**, et ce dès le début de la grossesse. En effet, **il n'a pas été mis en évidence de seuil de consommation sans risque** pour le fœtus. La consommation d'alcool pendant la grossesse peut provoquer chez l'enfant un syndrome d'alcoolisation fœtal (SAF) avec des malformations, un retard de croissance et des troubles du développement neurologique, cognitif et comportemental. Certains effets ne sont pas détectés à la naissance et n'apparaissent que tardivement. De faibles consommations (1 à 4 verres/semaines) ont des conséquences peu fréquentes mais réelles, que l'on détecte souvent à un âge plus avancé, tels que des troubles de l'apprentissage, des troubles des fonctions exécutives, des troubles psycho-comportementaux et psychoaffectifs avec leurs conséquences en terme de dysfonctionnement personnel, interpersonnel et social. Il y a une très grande variabilité des effets observés. Cela est dû aux différences génétiques individuelles et à la période de développement de l'enfant (plus ou moins critique) lors de l'alcoolisation.

Par principe de précaution, il est recommandé aux femmes enceintes de s'abstenir de toute consommation d'alcool dès le début de la grossesse, ainsi que pendant toute sa durée, et au cours de l'allaitement. Il ne faut pas laisser entendre que les femmes enceintes pourraient sans danger « boire un petit verre de temps en temps » car cela ferait perdre l'avantage du caractère repérable par toutes du conseil d'abstinence. De plus, mettre une limite de sécurité floue favoriserait les risques de dérapage en termes de volumes réels consommés et de consommations aigues qui, même occasionnelles, provoquent un risque réel.

Cependant, face à une femme enceinte inquiète d'avoir consommé, le discours devra être d'autant plus rassurant qu'elle aura moins consommé. Il faut bien distinguer le message de prévention général et le dialogue singulier d'un professionnel et d'une femme enceinte.

Le message de prévention à donner aux femmes enceintes pourrait donc être le suivant : **« si vous ne voulez prendre aucun risque pour votre bébé, il vaut mieux ne pas consommer de boissons alcoolisées pendant la grossesse ».** Ce message semble plus adapté et plus efficace que le « zéro alcool pendant la grossesse » dont la formulation abrupte peut être contre-productive.

La question de l'alcool doit être envisagée dès le projet de grossesse ou dès le début de la grossesse, de manière aussi systématique que l'alimentation, la consommation de tabac ou de médicaments.

Le repérage des conduites d'alcoolisation durant la grossesse :

Il est recommandé de développer les entretiens motivationnels et les interventions brèves chez la femme enceinte qui consomme de l'alcool. Ces méthodes sont susceptibles de modifier la consommation d'alcool durant la grossesse.

La réalisation du **questionnaire T-ACE** (cf chapitre « le repérage précoce des consommateurs excessifs »), considéré comme étant le questionnaire présentant les meilleures sensibilité et spécificité pour le repérage des conduites d'alcoolisation chez la femme enceinte, est recommandée.

En raison de leur plus grande vulnérabilité à l'usage des boissons alcooliques, une attention particulière est recommandée chez la femme dont les antécédents sont marqués par des troubles psychopathologiques, des antécédents personnels de mésusage d'alcool ou d'autres substances psychoactives, les femmes sous traitements de substitution aux opiacés, les femmes fumeuses de tabac, les femmes vivant en grande précarité.

La prévention du SAF auprès des femmes alcoolo-dépendantes : Aider et accompagner les femmes enceintes qui s'alcoolisent.

En cas d'incapacité à appliquer les conseils de non-consommation, il est recommandé d'envisager avec la femme enceinte un **accompagnement à type de soutien médico-psycho-social et de type motivationnel.** La femme enceinte qui s'alcoolise doit bénéficier d'un accès en urgence à la filière de soins. Il convient de les orienter vers un réseau de soutien pluridisciplinaire.

L'arrêt de la consommation des boissons alcooliques chez la femme enceinte est recommandé à tout moment de la grossesse. Le **sevrage** chez la femme enceinte qui présente un syndrome de dépendance à l'alcool doit être accompagné médicalement. L'utilisation des protocoles thérapeutiques issus de la conférence de consensus «Objectifs, indications et modalités du sevrage du patient alcoolodépendant» de 1999 sont applicables à la femme enceinte. L'oxazépam est préférentiellement utilisé pour la prévention du syndrome de sevrage.

Pour l'accompagnement de l'abstinence, les médicaments spécifiques (acamprosate, naltrexone) ne peuvent pas être prescrits et le disulfirame est interdit. Les autres moyens, notamment psychologiques, décrits dans la conférence de consensus : « Modalités de l'accompagnement du sujet alcoolodépendant après sevrage » de 2001, sont quant à eux parfaitement utilisables au cours de la grossesse.

Il ne faut pas culpabiliser une femme enceinte qui boit, il ne faut pas non plus avoir une attitude moralisatrice, afin de ne pas perdre le dialogue avec elle.

b. Les jeunes : message de prévention des risques à court terme et de la dépendance. [140]

Il faut comprendre que pour les jeunes, l'alcool a un rôle identitaire, social et festif.

Les actions de prévention concernent plutôt la prévention des risques que la consommation elle-même. Elles visent à **limiter les risques liés à l'ivresse** (accidents de la route, conduites sexuelles à risque, violences, malaises et comas éthyliques), à **promouvoir une consommation raisonnable** et à **réduire l'alcoolisation juvénile.**

Le message de prévention doit donc **cibler** les **conséquences à court terme, le passage de la consommation expérimentale à la consommation régulière et abusive.**

Il faut également rappeler que boire de façon excessive provoque des troubles de la mémoire et de la concentration qui ont un **impact sur les études** ou le travail (absentéisme, démotivation, baisse des résultats et échec scolaire). La consommation excessive d'alcool peut amener le jeune à se refermer sur lui-même, à se couper des autres, à arrêter les activités qui procuraient un vrai plaisir.

Les filles et les garçons ont des modes et des motifs de consommation différents. Il faut en tenir compte dans le message de prévention. Les garçons déclarent des ivresses régulières plus fréquemment que les filles.

Les conseils à donner aux jeunes pour réduire les risques immédiats de la consommation aigue d'alcool peuvent être :
- manger avant une sortie,
- penser à boire de l'eau pour éviter la déshydratation et couper la soif,
- alterner les boissons avec alcool et sans alcool,
- essayer de ne pas être entrainer dans les « tournées »… Les vrais amis comprennent que la personne n'a pas envie d'un autre verre ou veut boire à son propre rythme et ils respecteront ces choix….

Concernant la prévention des accidents de la route, il faut :
- ne pas boire si l'on conduit,
- organiser le retour de soirée en désignant un « SAM » (conducteur qui devra assurer le retour de soirée) avant de partir,
- empêcher quelqu'un qui a bu de prendre la volant, lui proposer de le ramener, de prendre le bus …,
- refuser de monter en véhicule avec quelqu'un qui a bu,
- penser que l'assurance refuse de couvrir un conducteur dont l'alcoolémie est supérieure à la limite légale autorisée (0,5 g/L de sang), …

Concernant les rapports sexuels à risques, il faut :
- toujours avoir des préservatifs sur soi avant de sortir,
- s'assurer, avant une relation sexuelle, que celle-ci est librement consentie ; si l'un des partenaires est trop ivre, mieux vaut s'abstenir ;
- prévenir un ami si la personne rentre avec quelqu'un rencontré en soirée, en lui disant où ils vont…

Concernant les violences, la personne qui a bu peut être l'agresseur ou la victime. Sachant que l'alcool a un rôle de désinhibition, le ton peut monter très vite et le passage à l'acte vient rapidement, mieux vaut essayer de se raisonner et désamorcer le conflit.

Les phénomènes de « *bindge drinking* » et de « neknomination » sont en pleine expansion. L'ingestion massive d'alcool en un temps court peut provoquer des pertes de connaissance et même aller jusqu'au coma éthylique ; ce dernier nécessite alors une hospitalisation en urgence car il peut être fatal. Il est préférable de ne pas se retrouver seul en cas d'ivresse massive ; ainsi il ne faut pas laisser sans surveillance un ami qui a trop bu. S'il semble dormir, il faut veiller à ce qu'il n'ait pas perdu connaissance. Si la personne a perdu connaissance, il faut immédiatement appeler les secours (le samu

(15) ou les pompiers (18)), l'allonger sur le côté (en PLS), vérifier que la bouche et le nez sont bien dégagés et le couvrir (avec un manteau ou une couverture).

Quand parler d'alcool avec un jeune ?

En général, les jeunes ne viennent pas spontanément parler d'alcool à leur pharmacien ; il faut donc repérer les signaux qui peuvent nous mettre sur la piste. Par exemple, des demandes, après le week-end, de paracétamol pour une « gueule de bois » ou de conseils pour des brûlures gastriques, des nausées, des diarrhées, des coups et blessures ; des demandes de stimulants (guronsan, taurine…), etc. Le dialogue peut être également établi après un oubli de pilule lors d'une sortie.

La demande de conseils de la part de parents inquiets pour leurs enfants peut être aussi un point de départ. Il est alors possible de donner un livret d'information aux parents et de leur dire que l'on est prêt à écouter le jeune si celui-ci veut nous parler.

Cependant, l'activité préventive effectuée doit être faite **en respectant la confidentialité et l'intimité** du jeune.

A quel moment se fait le passage de l'alcoolisation « normale » à l'alcoolisation « à problème » ?

Un auto-questionnaire est spécialement adapté aux jeunes : le **questionnaire ADOSPA** (cf chapitre « le repérage précoce des consommateurs excessifs »). Il faut le proposer à chaque fois que l'on suspecte un problème d'alcool chez un jeune. A partir de 2 réponses positives, une prise en charge est recommandée.

Les indicateurs de risque d'alcoolisation « à problème » et de développement d'une dépendance sont :
- les consommations solitaires ou quotidiennes excessives ;
- la poly-consommation de substances psychoactives dans des situations à risque ;
- la fréquence de la consommation ;
- la persistance des consommations dans le temps ;
- les conséquences de la consommation : des troubles scolaires précoces par exemple.

Les jeunes préfèrent les interventions brèves et procédant « par étapes ». Les programmes qui incluent un traitement individuel n'ont pas beaucoup de succès, il faut les proposer ultérieurement, **quand les adolescents ont pris conscience de leur problème avec l'alcool**.

Dans les situations à risque, il faut savoir orienter le jeune vers un spécialiste en alcoologie ou une structure de prise en charge (il existe des consultations jeunes consommateurs organisées par ALIA pour les moins de 25 ans).

La brochure « Alcool, vous en savez quoi ? » téléchargeable ou commandable sur le site de l'INPES est spécialement prévue pour les jeunes. Elle donne les informations utiles dans des termes compréhensibles et les contacts utiles (alcool info service - espace jeunes, fil santé jeunes et l'adresse des centres qui organisent des consultations jeunes consommateurs).

c. Les ainés : il faut briser le tabou.

Le vieillissement de la population (les *babyboomers*) participe à une augmentation de fréquence du mésusage de l'alcool chez les personnes âgées.

La vulnérabilité des personnes âgées vis-à-vis de l'alcool repose sur :
- une diminution de la tolérance de l'organisme à l'alcool. Avec le vieillissement, la masse maigre diminue et la masse grasse augmente. C'est pourquoi, pour une dose d'alcool donnée ingérée, l'alcoolémie est plus élevée et la décroissance est plus lente.
- La présence de maladies et l'utilisation importante de médicaments (nombreuses interactions avec l'alcool) peuvent aboutir à des conséquences marquées.

Les difficultés à parler d'alcool avec les aînés sont dues à : [141]
- des habitudes de consommation valorisées et ancrées dans la vie quotidienne, inscrites dans un mode de consommation alimentaire, une représentation sociale de l'alcool différente (alcool pour la bonne santé…) ;
- la méconnaissance du phénomène : il n'y a pas d'étude épidémiologique en France, l'alcoolisation se fait au domicile plus volontiers solitaire, absence d'arrêt de travail, rareté des incidents sur la voie publique… ;
- l'image parentale de l'aîné, l'image de la sagesse… ;
- la crainte de blesser ;
- le désir de mort inconscient ; etc.

Le repérage du mésusage de l'alcool chez les personnes âgées se fait grâce à des questionnaires adaptés dont, par exemple l'EDDA qui est validé en français. Mais le dialogue est sûrement le meilleur outil. Il faut aborder la question de la relation à l'alcool lors de la découverte d'alcoolopathies, de chutes, de confusion mentale, de troubles du caractère, de troubles du comportement et de dénutrition …

Le diagnostic de mésusage de l'alcool doit être précis. Toute confusion tremblante n'est pas un sevrage alcoolique et tout syndrome ébrieux ou cérébelleux n'est pas dû à l'alcool.

Chez les personnes âgées, il existe plusieurs formes d'alcoolisation selon l'ancienneté du mésusage de l'alcool : [142]
- A début précoce, puis rémission(s) prolongée(s) avec réactivation du mésusage d'alcool dans la vieillesse,
- A début tardif (souvent après un facteur déclenchant ou favorisant).

Les facteurs psychosociaux favorisant le mésusage (tardif) peuvent être le passage à la retraite, le deuil et les pertes affectives, les désafférentations neurosensorielle et sociale, les incapacités physiques, l'évolution de l'image corporelle, les maladies psychiques (dont la dépression).

L'alcool peut avoir un rôle antalgique chez la personne âgée qui souffre de douleurs chroniques liées au vieillissement ou à une pathologie aigue. Il s'agit alors d'alcoolisations tardives qui sont une automédication inadéquate.

Les risques liés à la consommation d'alcool chez les aînés :

Les risques sont les alcoolopathies, la dépendance à l'alcool, la démence (effet neurotoxique de l'alcool), les troubles du sommeil, la dépression et le passage à l'acte suicidaire, l'affaiblissement de l'organisme (diminution de la résistance aux infections, aux blessures et aux traumatismes), ….

Les risques d'interactions médicaments-alcool sont accrus car les personnes âgées consomment plus de médicaments que les sujets plus jeunes et les processus d'élimination sont plus lents avec l'âge.

Les bénéfices de la réduction ou de l'arrêt de l'alcoolisation pour la santé et la qualité de vie sont : l'augmentation de l'autonomie de la personne ; l'amélioration de son état de santé physique (réduction de la fréquence des chutes, amélioration des fonctions cognitives…) ; le goût retrouvé à la vie et l'envie de réaliser des projets ; l'amélioration des relations avec l'entourage…

Quels niveaux de consommation sans risque pour les personnes âgées ? Cela dépend de l'état de santé de la personne. Les recommandations de l'OMS doivent être revues à la baisse dans le cas des personnes âgées.

Sujets > 65 ans : ≤ 1 à 2 verres/j pour les hommes et les femmes (21 verres/semaine) [143] et pas plus de 3 verres en une seule occasion.

Sujet âgé malade (affection neuro-psychiatrique ou somatique) et/ou avec traitement psychoactif : Il n'y a pas de seuil défini mais il semble plus prudent de conseiller l'abstinence totale.

Après 80-90 ans (vieillard fragile): Il n'y a pas non plus de seuil défini. Un demi-verre par jour ou zéro alcool ?

Le sevrage chez la personne âgée : les recommandations de l'adulte s'appliquent (cf conférence de concensus, ANAES, 1999). La place de l'hydratation et de la supplémentation en vitamines est essentielle. Les benzodiazépines à demi-vie courte (oxazépam, lorazépam) seront préférées. Tous les autres psychotropes ont un rapport bénéfice/risque inférieur.

Après le sevrage : il est préférable de choisir la psychothérapie en premier lieu et les associations de malades. Pour les médicaments : la naltrexone est contre-indiquée après 60 ans en France, l'acamprosate est non recommandé après 65 ans en France et le disulfirame n'a pas de limitation d'emploi liée à l'âge mais il est formellement déconseillé par de nombreux auteurs à cause des contre-indications et surtout qu'aucune efficacité n'a été démontrée.

Conclusion sur le rôle du pharmacien d'officine dans la prise en charge des personnes présentant un trouble de l'usage de l'alcool :

Le rôle du pharmacien d'officine ne se limite pas à **l'éducation thérapeutique** des patients alcoolo-dépendants traités mais comprend également **l'éducation pour la santé** de toute la population consommatrice d'alcool. En effet, une grande part de la morbidité et de la mortalité dues à l'alcool ne concerne pas les personnes diagnostiquées alcoolo-dépendantes, mais plutôt les consommateurs excessifs non dépendants. Ainsi, par la connaissance qu'il a des risques liés à l'usage de l'alcool et des interactions médicaments-alcool, le pharmacien peut **informer et conseiller** ses patients sur les risques qu'ils encourent.

De plus, par la grande proximité qu'il a avec la population, il exerce une place de choix dans le **dépistage** des consommateurs excessifs « à risque » et « à problèmes » à qui il peut facilement délivrer un conseil de modération quant à leur consommation. Ce conseil simple, court, adapté à la singularité du patient, se fait de manière structurée sur le modèle d'une « **intervention brève** » ; le but étant d'augmenter la motivation de la personne à réduire sa consommation d'alcool afin de prévenir les risques pour sa santé et réduire les dommages induits par une consommation d'alcool excessive.

Enfin, par la place centrale qu'il occupe dans le système de soin, le pharmacien peut **orienter** les patients susceptibles de présenter une alcoolo-dépendance ou un trouble plus large (comorbidité psychiatrique ou somatique par exemple) vers des professionnels de santé et vers des structures de soins adaptées pour une prise en charge optimale.

Conclusion

La consommation d'alcool est ancrée depuis longtemps dans notre société, elle fait partie de notre culture. Cependant, l'alcool représente non seulement un redoutable toxique, responsable d'une morbidité et d'une mortalité très élevées mais aussi, une substance psychotrope pouvant entrainer une addiction. L'alcool est ainsi responsable de dommages sanitaires, psychologiques et sociaux importants ne touchant pas seulement les alcoolo-dépendants mais tous les consommateurs excessifs ; l'alcool est donc un véritable problème de santé publique.

La prise en charge de la maladie alcoolique se fait grâce à un ensemble d'interventions médicales, psychologiques et sociales qui permettent d'aider le patient à réduire sa consommation voir la stopper, améliorer sa qualité de vie et prévenir les complications dues à l'alcoolisation excessive ou au sevrage.

Cependant, les traitements du maintien de l'abstinence alcoolique sont peu nombreux et n'ont qu'une efficacité limitée. L'élargissement de l'arsenal thérapeutique de la maladie alcoolique permet, grâce aux caractéristiques propres à chaque traitement, de choisir au mieux la ou les molécules adaptées au profil du patient. Les nouveaux traitements de prévention de la rechute alcoolique ne visent plus seulement l'abstinence totale et définitive, mais proposent un nouvel objectif thérapeutique qui est la consommation contrôlée et modérée.

Le pharmacien, par sa connaissance des mécanismes d'action, des effets indésirables, des modalités de prise, des interactions médicamenteuses, des modalités de suivi des traitements, participe à l'éducation thérapeutique du patient en l'informant et en le conseillant. Le patient peut ainsi s'approprier son traitement et devenir acteur de sa prise en charge. Cela améliore l'observance thérapeutique et la motivation du patient, ce qui tend à diminuer le nombre de rechutes.

De plus, le pharmacien se voit confier de nouvelles missions dans le domaine de l'éducation pour la santé. Il doit ainsi informer la population du « risque alcool » et agir auprès des consommateurs pour lesquels l'alcool présente un danger pour leur santé. Grâce à des outils adaptés, le rôle du pharmacien s'élargit au repérage précoce des consommateurs excessifs d'alcool. Le pharmacien peut ensuite, grâce aux « interventions brèves » évaluer la relation du sujet à l'alcool, l'informer sur les risques qu'il encore, susciter son désir de changement de comportement et l'accompagner dans sa démarche de réduction de consommation en proposant des objectifs et en lui donnant des conseils utiles. Le pharmacien sait orienter un patient en difficulté afin qu'il bénéficie d'une prise en charge spécialisée. Le pharmacien doit faire preuve d'empathie et d'absence de jugement envers le patient. Parler d'alcool à l'officine ne doit plus être un tabou, cela doit se faire aussi naturellement que parler des mesures hygièno-diététiques ou encore du tabac. De plus, afin d'aider le patient à éviter les rechutes, il semblerait nécessaire de mieux gérer les désagréments que le patient rencontre à l'arrêt ou à la diminution de sa consommation d'alcool. Pour ce faire, il serait intéressant de développer des solutions de phytothérapie, d'homéopathie ou encore de micro-nutrition.

Cependant, le pharmacien est confronté à des contraintes telles que le manque de formation sur ce sujet, l'absence de rémunération spécifique et la nécessité d'aménagement d'un espace de confidentialité dans l'officine. Malgré ces contraintes, le pharmacien a les atouts nécessaires à la bonne réalisation de ces missions d'éducation sanitaire. En effet, le pharmacien est un professionnel de santé au centre du réseau de soins, ayant de nombreuses compétences, une grande disponibilité et des contacts répétés avec la patientèle. Il est ainsi un acteur de choix dans l'information et l'éducation du public en matière de santé. Il est un relais essentiel aux campagnes d'information et de prévention des risques sanitaires et sociaux liés à l'usage excessif de l'alcool.

Annexes

Annexe 1 : Echelle de comportement et cognitions vis-à-vis de l'alcool (ECCA) (*Obsessive and Compulsive Drinking Scale*, OCDS)

Source : Anton RF, Moak DH, Latham P. The Obsessive Compulsive Drinking Scale: a selfrated instrument for the quantification of thoughts about alcohol and drinking behavior. Alcohol Clin Exp Res, 1995, 19, 92–99.
(La traduction française est de Chignon, Jacquesy, Mennad, Terki, Huttin, Martin et Chabannes (1998)).

Les questions suivantes concernent votre consommation d'alcool et votre désir de contrôler cette consommation dans les 7 derniers jours.

Veuillez entourer le chiffre en face de la réponse qui s'applique le mieux à votre état.

Q1 Lorsque vous ne buvez pas d'alcool, combien de votre temps est occupé par des idées, pensées, impulsions ou images liées à la consommation d'alcool?	**0** A aucun moment **1** Moins d'une heure par jour **2** De 1 à 3 heures par jour **3** De 4 à 8 heures par jour **4** Plus de 8 heures par jour
Q2 A quelle fréquence ces pensées surviennent-elles?	**0** Jamais **1** Pas plus de 8 fois par jour **2** Plus de 8 fois par jour, mais pendant la plus grande partie de la journée je n'y pense pas **3** Plus de 8 fois par jour et pendant la plus grande partie de la journée **4** Ces pensées sont trop nombreuses pour être comptées et il ne se passe que rarement une heure sans que plusieurs de ces idées ne surviennent
Q3 A quel point ces idées, pensées, impulsions ou images liées à la consommation d'alcool interfèrent-elles avec votre activité sociale ou professionnelle (ou votre fonction)? Y a-t-il quelque chose que vous ne faites pas ou ne pouvez pas faire à cause d'elles? (Si vous ne travaillez pas actuellement, à quel point vos capacités seraient-elles atteintes si vous travailliez?)	**0** Les pensées relatives à la consommation d'alcool n'interfèrent jamais. Je peux fonctionner normalement **1** Les pensées relatives à la consommation d'alcool interfèrent légèrement avec mes activités sociales ou professionnelles, mais mes performances globales n'en sont pas affectées **2** Les pensées relatives à la consommation d'alcool interfèrent réellement avec mes activités sociales ou professionnelles, mais je peux encore m'en arranger **3** Les pensées relatives à la consommation d'alcool affectent de façon importante mes activités sociales ou professionnelles **4** Les pensées relatives à la consommation d'alcool bloquent mes activités sociales ou professionnelles
Q4 Quelle est l'importance de la détresse ou de la perturbation que ces idées, pensées, impulsions ou images liées à la consommation d'alcool génèrent lorsque vous ne buvez pas?	**0** Aucune **1** Légère, peu fréquente et pas trop dérangeante **2** Modérée, fréquente et dérangeante mais encore gérable **3** Sévère, très fréquente et très dérangeante **4** Extrême, presque constante et bloquant les capacités
Q5 Lorsque vous ne buvez pas, à quel point faites-vous des efforts pour résister à ces pensées ou essayer de les repousser ou de les détourner de votre attention quand elles entrent dans votre esprit? (Evaluez vos efforts faits pour résister à ces pensées, et non votre succès ou votre échec à les contrôler réellement)	**0** Mes pensées sont si minimes que je n'ai pas besoin de faire d'effort pour y résister. Si j'ai de telles pensées, je fais toujours l'effort d'y résister **1** J'essaie d'y résister la plupart du temps **2** Je fais quelques efforts pour y résister **3** Je me laisse aller à toutes ces pensées sans essayer de les contrôler, mais je le fais avec quelque hésitation **4** Je me laisse aller complètement et volontairement à toutes ces pensées
Q6 Lorsque vous ne buvez pas, à quel point arrivez-vous à arrêter ces pensées ou à vous en détourner?	**0** Je réussis complètement à arrêter ou à me détourner de telles pensées **1** Je suis d'habitude capable d'arrêter ces pensées ou de me détourner d'elles avec quelques efforts et de la concentration **2** Je suis parfois capable d'arrêter de telles pensées ou de m'en détourner

	3 Je n'arrive que rarement à arrêter de telles pensées et ne peux m'en détourner qu'avec difficulté 4 Je n'arrive que rarement à me détourner de telles pensées même momentanément
Q7 Combien de verres de boissons alcooliques buvez-vous par jour?	0 Aucun 1 Moins d'un verre par jour 2 De 1 à 2 verres par jour 3 De 3 à 7 verres par jour 4 8 verres ou plus par jour
Q8 Combien de jours par semaine buvez-vous de l'alcool?	0 Aucun 1 Pas plus d'un jour par semaine 2 De 2 à 3 jours par semaine 3 De 4 à 5 jours par semaine 4 De 6 à 7 jours par semaine
Q9 A quel point votre consommation d'alcool interfère-t-elle avec votre activité professionnelle? Existe-t-il des choses que vous ne faites pas ou ne pouvez pas faire à cause de cette consommation? (Si vous ne travaillez pas actuellement, à quel point vos capacités professionnelles seraient-elles affectées si vous travailliez?)	0 Le fait de boire n'interfère jamais – je peux fonctionner normalement 1 Le fait de boire interfère légèrement avec mon activité professionnelle mais l'ensemble de mes capacités n'en est pas affecté 2 Le fait de boire interfère de manière certaine avec mon activité professionnelle, mais je peux m'en arranger 3 Le fait de boire affecte de façon importante mon activité professionnelle 4 Les problèmes d'alcool bloquent mes capacités de travail
Q10 A quel point votre consommation d'alcool interfère-t-elle avec votre activité sociale? Existe-t-il des choses que vous ne faites pas ou ne pouvez pas faire à cause de cette consommation?	0 Le fait de boire n'interfère jamais – je peux fonctionner normalement 1 Le fait de boire interfère légèrement avec mes activités sociales, mais l'ensemble de mes capacités n'est pas affecté 2 Le fait de boire interfère de manière certaine avec mes activités sociales, mais je peux encore m'en arranger 3 Le fait de boire affecte de façon importante mes activités sociales 4 Les problèmes d'alcool bloquent mes activités sociales
Q11 Si l'on vous empêchait de boire de l'alcool quand vous désirez prendre un verre, à quel point seriez-vous anxieux ou énervé?	0 Je n'éprouverais ni anxiété ni irritation 1 Je ne deviendrais que légèrement anxieux ou irrité 2 L'anxiété ou l'irritation augmenterait mais resterait contrôlable 3 J'éprouverais une augmentation d'anxiété ou d'irritation très importante et dérangeante 4 J'éprouverais une anxiété ou une irritation très invalidante
Q12 A quel point faites-vous des efforts pour résister à la consommation de boissons alcooliques? (Evaluez uniquement vos efforts pour y résister et non votre succès ou votre échec à réellement contrôler cette consommation)	0 Ma consommation est si minime que je n'ai pas besoin d'y résister – si je bois, je fais l'effort de toujours y résister 1 J'essaie d'y résister la plupart du temps 2 Je fais quelques efforts pour y résister 3 Je me laisse aller presque à chaque fois sans essayer de contrôler ma consommation d'alcool, mais je le fais avec un peu d'hésitation 4 Je me laisse aller complètement et volontairement à la boisson
Q13 A quel point vous sentez-vous poussé à consommer des boissons alcooliques?	0 Je ne me sens pas poussé de tout 1 Je me sens faiblement poussé à boire 2 Je me sens fortement poussé à boire 3 Je me sens très fortement poussé à boire 4 Le désir de boire est entièrement involontaire et me dépasse
Q14 Quel contrôle avez-vous sur votre consommation d'alcool?	0 J'ai un contrôle total 1 Je suis habituellement capable d'exercer un contrôle volontaire sur elle 2 Je ne peux la contrôler qu'avec difficulté 3 Je dois boire et je ne peux attendre de boire qu'avec difficulté 4 Je suis rarement capable d'attendre de boire même momentanément

Annexe 2 : Caractéristiques des traitements adjuvants aux BZD utilisés dans le sevrage alcoolique.

Source : Paré C, Fortier J. le traitement du syndrome de sevrage de l'alcool. Pharmactuel, 2007, 40, 1, 25-32.

Médicaments	Posologie	Utilisation	Commentaires
Barbituriques phénobarbital	Dose de charge : 130 à 260 mg IV sur 30 minutes Des doses de 130 mg peuvent être répétées toutes les 15 à 30 minutes jusqu'à résolution des symptômes ou à l'atteinte d'une dose totale de 1 à 2 g	• Sevrages alcooliques résistants, entre autres, chez les patients dont les convulsions ne sont pas contrôlées de façon optimale avec les benzodiazépines. • Première ligne de traitement chez les patients en sevrage dont la pression intracrânienne est élevée.	• Index thérapeutique étroit • Exposent le patient à un risque accru de dépendance ou d'abus, de dépression respiratoire et d'interactions médicamenteuses.
Agonistes alpha-2 centraux clonidine	0,1 à 0,2 mg q 6 heures	• Inhibe la libération de catécholamines et permet une diminution de la tension artérielle et du rythme cardiaque. • Améliore les symptômes (tachycardie, hypertension, tremblements) causés par l'hyperactivité noradrénergique.	• Ne préviennent pas le *delirium tremens* et les convulsions. • Effets indésirables : bouche sèche, somnolence, hypotension orthostatique.
Neuroleptiques halopéridol chlorpromazine	halopéridol : 2 à 10 mg IM ou IV q 1 à 2 heures maximum 30 mg/jour chlorpromazine 25 à 50 mg IM ou IV q 1 à 4 heures doses usuelles : 300 à 800 mg/jour	• Contrôlent les symptômes psychiatriques associés au *delirium tremens* (hallucinations, délires et agitation). • Utilisation désirée si les symptômes psychiatriques ne sont pas contrôlés de façon optimale malgré les doses standards de benzodiazépines.	• Diminuent le seuil de convulsion • L'halopéridol est l'agent à privilégier, il possède le potentiel convulsif le plus faible de cette classe. • Effets indésirables : réactions extra-pyramidales, syndrome neuroleptique malin.
Béta-bloquants aténolol popranolol	Doses habituelles selon les symptômes présents et leur intensité.	• Traitent certains symptômes précis, tels un rythme cardiaque et une tension artérielle élevées ainsi que des tremblements. • Aténolol en association avec l'oxazépam a démontré une amélioration plus rapide des signes vitaux comparativement à l'utilisation d'oxazépam seul.	• Ne préviennent pas le delirium tremens et les convulsions. • Possibilité de masquer certains symptômes de sevrage. • Effets indésirables : hypotension orthostatique, étourdissements, SNC (délires, psychoses, hallucinations).
Anticonvulsivants carbamazépine phénytoine acide valproïque	Dose d'attaque nécessaire afin d'obtenir rapidement des concentrations thérapeutiques, puis doses habituelles de traitement.	• Traitement des convulsions. • En présence de status épilepticus, la phénytoïne pourrait être utilisée comme traitement à court terme en concomitance avec des benzodiazépines.	• Ne préviennent pas le delirium tremens. • Ne présentent pas de risque de dépendance et de dépression respiratoire. • Effets indésirables : réactions cutanées, anémie aplasique. • Nombreuses interactions médicamenteuses.

Annexe 3 : Les médicaments présentant une interaction pharmacodynamique avec l'alcool et les risques associés.

Sources : La revue prescrire. Eviter les effets indésirables par interactions médicamenteuses. Comprendre et décider. Rev. Prescr. Décembre 2012, 32 (350 suppl.), 1-560.
Vidal. Le dictionnaire Vidal 2013. 89ème édition. Paris : éditions Vidal, 2013. 3024 p.
Vital Durand D, Le Jeunne C. Guide pratique des médicaments Doroz. 29ème édition. Paris : Maloine, 2010. 1790 p.

Nature du risque	Principaux médicaments augmentant ce risque en cas de consommation d'alcool associée
Les médicaments ayant des effets indésirables neuropsychiques par une action dépresseur du système nerveux central	
Risque sédatif	Les médicaments sédatifs sont principalement : - Les opioïdes (antalgiques, antitussifs et traitements de substitution) ; - Les antiépileptiques ; - Les neuroleptiques ; - Les hypnotiques, les benzodiazépines et apparentés, la mélatonine (Circadin®) ; - Les anxiolytiques autres que les benzodiazépines (notamment l'hydroxyzine Atarax®) ; - Les antidépresseurs notamment ceux avec un effet sédatif marqué : les imipraminiques (ou antidépresseurs tricycliques) (surtout avec l'amitriptyline Laroxyl®, doxépine Quitaxon®, trimipramine Surmontil®, maprotiline Ludiomil®...), la mirtazapine Norset®, les inhibiteurs sélectifs de la recapture de la sérotonine (ISRS) (fluoxétine Prozac®, sertraline Zoloft®...), la tianeptine Stablon® (Par contre, la miansérine Athymil® n'accentue pas les effets de l'alcool sur la vigilance) ; - Les antihistaminiques H_1 de première génération ayant une action marquée sur le SNC et une action anticholinergique : les phénothiazines (prométhazine Phénergan®, alimémazine Théralène®), Dexchlorphéniramine Polaramine®, Dimenhydrinate Mercalm®, hydroxyzine Atarax® ; - Les antihypertenseurs centraux (rilménidine Hyperium®, moxonidine Physiotens® clonidine Catapressan®, méthyldopa Aldomet®): les effets sédatifs sont fréquents mais généralement transitoires ; - Les myorelaxants : dantrolène Dantrium®, le baclofène Liorésal®, la méphénésine Décontractyl®, le méthocarbamol Lumirelax®... ; - Les médicaments dopaminergiques : les agonistes dopaminergiques antiparkinsoniens (ropinirole Requip® Adartrel®, bromocriptine Parlodel®, pramipexole Sifrol®...); la lévodopa Modopar® Sinemet® Stalevo®. Ces médicaments exposent à des risques de somnolence mais également à des accès soudains de sommeil diurne ; de plus, ils peuvent entraîner ou aggraver des comportements violents.
Risque de comportements violents	Les principaux médicaments pouvant provoquer ou aggraver un comportement agressif ou violent sont : - Les agonistes dopaminergiques ; - La varénicline Champix® (traitement du sevrage tabagique) - Le topiramate Epitomax® (antiépileptique) - La mémantine Ebixa® (antagoniste des récepteurs NMDA utilisé dans le traitement de la maladie d'Alzheimer) - Les amphétaminiques : la buspirone Buspar®, - Les anti-infectieux : la méfloquine Lariam®, l'éfavirenz Sustiva®, l'atazanavir Reyataz®, la ribavirine Copegus® Rebetol®, l'interféron alpha Pegasys® Introna®... - Le montélukast Singulair® (traitement de l'asthme allergique) - Les corticoïdes

	- L'isotrétinoide Curacné® Procuta®... (rétinoide utilisé dans le traitement de l'acné)
	- Les atropiniques (anticholinergiques) :
	  o l'atropine et la scopolamine ;
	  o certains antiparkinsoniens atropiniques : le bipéridène Akineton®, le trihexyphénidyle Artane®, la tropatépine Lepticur®;
	  o les antispasmodiques atropiniques utilisés dans diverses douleurs : le tiémonium Colchimax®, le clidinium Librax® ;
	  o les antispasmodiques atropiniques utilisés dans les incontinences urinaires par impériosité : l'oxybutynine Ditropan® Driptane®, le flavoxate Uripas®, la solifénacine Vesicare®, la toltérodine Detrusitol®, le trospium Ceris®;
	  o des antitussifs antihistaminiques H$_1$: l'alimémazine Théralene®, la chlorphénamine (dans les traitements du rhume), l'oxomémazine Toplexil®, le piméthixène Calmixene®, la prométhazine Phenergan®;
	
	D'autres médicaments ont aussi des effets atropiniques non désirés et gênants :
	  o les antidépresseurs imipraminiques ;
	  o la plupart des antihistaminiques H$_1$ sédatifs ;
	  o un antiarythmique : le disopyramide Rythmodan® Isorythm®;
	  o un antalgique : le néfopam Acupan®;
	  o des antiémétiques neuroleptiques ou antihistaminiques H$_1$;
	  o de nombreux neuroleptiques, notamment la plupart des phénothiazines et la clozapine Leponex®, la loxapine Loxapac®, le pimozide Orap® (Par contre l'halopéridol Haldol® a un effet atropinique faible) ;
	  o un médicament de la maladie d'Alzheimer : la mémantine Ebixa®

Risque de convulsions	Les médicaments qui abaissent le seuil épileptogène sont principalement des psychotropes : - Les neuroleptiques ; - Les antihistaminiques sédatifs : le risque de convulsion dû aux effets atropiniques (en cas de surdosage) ; - Les antidépresseurs : les imipraminiques, les ISRS, les ISRNA (la venlafaxine Effexor®, le milnacipran Ixel® et notamment la duloxétine Cymbalta®), les inhibiteurs de la monoamine oxydase (notamment les IMAO non sélectifs, l'iproniazide Marsilid®), la miancérine Athymil®, la mirtazapine Norset® ; - La buspirone Buspar® (anxiolytique) ; - le lithium Théralithe® (médicament thymorégulateur) ; - les sympathomimétiques ; le méthylphénidate Ritaline® Concerta®; - les opioïdes et notamment le tramadol Contramal® Topalgic® ; - les anticholinestérasiques utilisés dans le traitement de la maladie d'Alzheimer (le donépézil Aricept®, la galantamine Reminyl®, la rivastigmine Exelon®) ; la mémantine Ebixa® ; - les atropiniques ; - le néfopam Acupan® (antalgique) ; - le baclofène Liorésal® (myorelaxant) ; - le bupropion Zyban®, la varénicline Champix®, la nicotine en surdose (traitements d'aide au sevrage tabagique) ; - les antimigraineux de crise : les triptans, les dérivés de l'ergot de seigle (l'ergotamine Gynergene caféiné®) D'autres médicaments non psychotropes, peuvent diminuer le seuil épileptogène : - des antipaludiques : la méfloquine Lariam®, la chloroquine Malarone®, l'hydroxychloroquine Plaquénil® ; - des antibiotiques : les quinolones, les bêta-lactamines à fortes doses, les carbapénèmes ; - l'éfavirenz Sustiva® (antirétroviral) ; - les interférons ;

	- la théophylline Dilatrane® (bronchodilatateur) ; - certains anticancéreux : le busulfan Myleran®, la carmustine Bicnu®, le chlorambucil, la chlorméthine Caryolysine®, le cisplatine, la dacarbazine Deticene®, l'hydroxycarbamide (ou hydroxyurée) Hydrea®, l'ifosfamide Holoxan®, le méthotrexate Novatrex® Imeth®, le paclitaxel Taxol®, la procarbazine Natulan®, la vinblastine Velbe®, la vincristine Oncovin®, la vindésine Eldisine® ; - les sétrons (antiémétiques) ; - des immunodépresseurs : la ciclosporine Neoral® Sandimmun® et le tacrolimus Prograf® ; - le naftidrofuryl Praxilene® (vasodilatateur) ; - les inhibiteurs de la phosphodiestérase de type 5 : sildénafil Viagra®, tadalafil Cialis®, vardénafil Levitra®; - le flécaïnide Flecaine® (antiarythmique) ; - des antihypertenseurs : l'aliskirène Rasilez®, la moxonidine Physiotens®, la clonidine Catapressan® ; - l'indométacine Indocid® (AINS) ; - les corticoïdes ; - l'acide pamidronique Ostepam® (biphosphonate) ; - des produits de contraste : le gadopentétate Magnevist® de méglumine Hexabrix® ; - des dérivés terpéniques : camphre, eucalyptol, menthol, niaouli
<u>Risque dépressif</u>	Les principaux médicaments qui entrainent ou aggravent des dépressions sont : - des médicaments utilisés en neuropsychiatrie : les neuroleptiques, les antiépileptiques, le piracétam Nootropyl® Gabacet® (antivertigineux et psychostimulant), le baclofène Lioresal® (myorelaxant), la tétrabénazine Xenazine® (traitement des diskinésies), les IMAO de type B utilisés dans la maladie de parkinson (la rasagiline Azilect®, la sélégiline Deprenyl®), les anticholinestérasiques utilisés dans la maladie d'Alzheimer (le donépézil Aricept®, la rivastigmine Exelon®, la galantamine Réminyl®), la flunarizine Sibelium® (antimigraineux de fond antisérotoninergique), la varénicline Champix® (aide au sevrage tabagique), l'interféron bêta Avonex® Betaferon® Rebif® (immunomodulateur) ; - les médicaments du maintien de l'abstinence alcoolique : le disulfiram Espéral®, l'acamprosate Aotal®, la naltrexone Revia® ; - les anti-infectieux : les fluoroquinolones, l'interféron alpha Pegasys® Introna®, les antirétroviraux (l'enfuvirtide Fuzeon®, l'éfavirenz Sustiva®), la ribavirine Copegus® Rebetol®, la chloroquine Malarone®, la méfloquine Lariam® ; - des médicaments utilisés en urologie : inhibiteur de la alpha-réductase (le finastéride Chibro-proscar®, le dutastéride Avodart®), les traitements du cancer de la prostate (le flutamide, le nilutamide Anandron®, le bicalutamide Casodex® Ormandyl®, le diéthylstilbestrol Distilbene®) ; - des médicaments utilisés en cardiologie : le disopyramide Rythmodan® Isorythm®, le flécaïnide Flecaine®, des béta-bloquants, la nifédipine Adalate®, le dialtiazem Bitildiem®, la clonidine Catapressan®, la moxonidine Physiotens®, la rilménidine Hyperium®, la méthyldopa Aldomet®; - des médicaments ayant un effet hormonal : les progestatifs, l'exémestane Aromasine®, la tibolone Livial®, le raloxifène Evista®, le tamoxifène Nolvadex®, le tériparatide Forsteo® ; - la sitagliptine Januvia® Xelevia® (hypoglycémiant) ; - les AINS ; - les corticoïdes ; - le montelukast Singulair® (anti asthmatique) ; - des rétinoïdes : l'isotrétinoide Curacne® Procuta®, l'alitrétinoïne Toctino® ; - l'acétazolamide Diamox® (diurétique)

Risque de neuropathies périphériques	Les médicaments qui entrainent des neuropathies périphériques sont principalement : - des anticancéreux : le thalidomide, le lénalidomide Revlimid®, le bortézomib Velcade®, le cisplatine Ethyol®, l'oxaliplatine Eloxatine®, le docétaxel Taxotere®, le paclitaxel Taxol®, la vinorelbine Navelbine®, la vindésine Eldisine®, la vincristine Oncovin®, la tasonermine Beromun®, la cladribine Leustatine® Litak®, la nélarabine Atriance®, la capécitabine Xeloda®, le sorafénib Nexavar®, le bévacizumab Avastin®, le trioxyde d'arsenic Trisenox®; - des anti-infectieux : la dapsone Disulone®, la nitrofurantoïne Furadantine®, le métronidazole Flagyl®, la pentamidine Pentacarinat®, le linézolide Zyvoxid®, l'isoniazide Rimifon® Rifinah® Rifater®, l'éthambutol Dexambutol®, le cotrimoxazole Bactrim®, la chloroquine Nivaquine®, l'itraconazole Sporamox®, la griséofulvine Griseofuline®, la telbivudine Sebivo® ; - des antirétroviraux : les inhibiteurs nucléosidiques ou nucléotidiques de la transcriptase inverse du HIV notamment la stavudine Zerit®, les inhibiteurs de la protéase du HIV, l'étravirine Intelance®, l'enfuvirtide Fuzeon®; - l'interféron alfa Introna® Roferon® Viraferon® Pegasys® - des médicaments à visée cardiovasculaire : le flécaïnide Flécaine®, l'amiodarone Cordarone®, les statines ; - des médicaments utilisés en rhumatologie : le léflunomide Arava®, la sulfasalazine Salazopyrine®, la mésalazine Fivasa®, l'olsalazine Dipentum®, l'hydroxychloroquine Plaquenil®; les antigoutteux : la colchicine, l'allopurinol Zyloric®; - des immunodépresseurs : la ciclosporine Néoral®, le tacrolimus Prograf®; - un hypoglycémiant : la metformine Glucophage® (car elle induit une carence en vitamine B12) ; - la vitamine B6 (pyridoxine) à fortes doses ; - l'almitrine Vectarion® (analgésique respiratoire); - le disulfirame Esperal® (traitement du maintien de l'abstinence alcoolique) ; - les crèmes adhésives dentaires contenant du zinc (en usage chronique et excessif) ; …
	Les médicaments ayant des effets indésirables cardiovasculaires

Risque d'hypotension orthostatique lors d'une consommation aigue d'alcool	Les médicaments ayant pour effet indésirable l'hypotension sont principalement :
	- les antihypertenseurs ;
	- les vasodilatateurs :
	  o les inhibiteurs de la phosphodiestérase de type 5 utilisés dans les troubles de l'érection (le sildénafil Viagra®, le tadalafil Cialis®, le vardénafil Levitra®) et une prostaglandine (l'alprostadil Prostine® Caverject®) ; des dérivés de prostaglandines (l'iloprost Ilomedine® Ventavis®, l'époprosténol Frolan®)
	  o les dérivés nitrés : la trinitrine ;
	  o le nicorandil Adancor® ;
	  o les antagonistes des récepteurs de l'endothéline (le bosentan Tracleer®, l'ambrisentan Volibris®);
	  o le disulfirame Esperal® ;
	  o l'adénosine phosphate monohydrate Adenyl® et l'heptaminol adénosine phosphate Ampecyclal® (veinotoniques) ; ….
	- Les alphabloquants : le moxisylyte Carlytene® (vasodilatateur) ; l'alfuzosine Xatral®, la doxazosine Zoxan®, la prazosine Alpress®, la silodosine Urorec®, la tamsulosine Josir® Mecir® Omix® Omexel®, la térazosine Dysalfa® (utilisés dans l'hypertrophie bénigne de la prostate) ;
	- Les neuroleptiques (par l'effet alphabloquant) ;
	- Les antidépresseurs imipraminiques ;
	- Le baclofène Lioresal® (myorelaxant) ;
	- La lévodopa et les agonistes dopaminergiques en début de traitement (l'apomorphine Apokinon®, la bromocriptine Parlodel®, la cabergoline Dostinex®, le lisuride Arolac® Dopergine®, le pramipexole Sifrol®, le ropinirole Requip®, la

	rotigotine Neupro®) ; des IMAO de type B (la sélégiline Deprenyl® Otrasel®, la rasagiline Azilect®) ; - La diazoxide Proglicem® (hyperglycémiant) ; - Les sétrons (antiémétiques) ; - Les opioïdes ; - Le dipyridamole Cleridium® Persantine® (antiagrégant plaquettaire) ; - Les anesthésiques généraux ; - Les antinéoplasiques : l'aldesleukine Proleukin®, le cabazitaxel Jevtana®

Risque d'hypertension lors d'une consommation chronique d'alcool	Les principaux médicaments provoquant une hypertension sont :
	- Les médicaments entrainant une rétention hydrosodée :
	  o les AINS y compris les coxibs et l'aspirine à forte dose (de plus, les AINS s'opposent aux prostaglandines vasodilatatrices), les corticoïdes,
	  o le tétracosactide Synacthene® ;
	  o les comprimés effervescents du fait de leur forte teneur en sodium ;
	  o les antiandrogènes non stéroïdiens (traitement du cancer de la prostate) : le flutamide, le bicalutamide Casodex®, le nilutamide Anadron® ;
	- Les médicaments vasoconstricteurs :
	  o Les anti-migraineux de crise : les triptans ; et certains dérivés de l'ergot de seigle vasoconstricteurs : l'ergotamine Gynergene cafeine®, la dihydroergotamine Diergospray® ;
	  o les sympathomimétiques vasoconstricteurs utilisés comme décongestionnants (la pseudoéphédrine Dolirhume® Rhinadvil® Actifed rhume® Humex rhume®, la phényléphrine Hexarhume®) ;
	  o un sympathomimétique alpha : la midodrine Gutron® ;
	  o la desmopressine Minirinmelt® (hormone antidiurétique) ;
	- Les psychotropes (la venlafaxine effexor®, la duloxétine Cymbalta®) ; les amphétamines (le bupropion Zyban®, le méthylphénidate Concerta®) ; la buspirone Buspar® ; les antidépresseurs IMAO ;
	- L'époétine alpha Binocrit® Eprex® ;
	- La lévothyroxine Levothyrox® L-thyroxine® et les autres hormones thyroïdiennes (Cynomel®, Euthyral®) ;
	- L'abiratérone Zytiga® (antiandrogène utilisé dans le cancer de la prostate) ;
	- Le diéthylstilbestrol (œstrogène de synthèse) ;
	- Les immunodépresseurs : la ciclosporine Neoral®, le tacrolimus Prograf®, l'évérolimus Afinitor®, le léflunomide Arava®, le bélatacept Nulojix®;
	- Les anticancéreux : le sorafénib Nexavar®, le sunitinib Sutent®, le bévacizumab Avastin®, le pazopanib Votrient®, le cabazitaxel Jevtana®

Risque d'insuffisance cardiaque	Les principaux médicaments pouvant provoquer une insuffisance cardiaque sont :
	- Les médicaments entrainant une <u>hypertension artérielle</u>, une rétention hydrosodée et les comprimés effervescents ;
	- Les médicaments entrainant une <u>tachycardie</u> (l'augmentation de la fréquence cardiaque augmente le travail du muscle cardiaque) :
	  o la théophylline Dilatrane® Euphylline® (bronchodilatateur) ;
	  o la caféine ;
	  o les sympathomimétiques bêta-adrénergiques (de courte durée d'action : le salbutamol Ventoline® Airomir® et la terbutaline Bricanyl®, ou d'action prolongée : le salmétérol Serevent® Seretide®, le formotérol Foradil®, l'indacatérol Onbrez® Oslif®, ainsi que le bambutérol Oxeol®) ;
	  o les sympathomimétiques vasoconstricteurs utilisés comme décongestionnants tels la pseudoéphédrine ;
	  o l'adrénaline ;
	  o les atropiniques ;
	  o le diazoxide Proglicem® ;
	  o le dipyridamole Persantine® Cleridium®;
	  o les hormones thyroïdiennes : la lévothyroxine Levothyrox®;

- l'antifongique : la caspofungine Candicas® ;
- les immunodépresseurs : le tacrolimus Prograf®, le sirolimus Rapamune®, le basiliximab Simulect®, les immunoglobulines antilymphocytes ;
- les anticancéreux : le rituximab Mabthera®, le paclitaxel Taxol®, le docétaxel Taxotere®, le bévacizumab Avastin®, le bortézomib Velcade®, l'imatinib Glivec®; la clofarabine Evoltra®;
- le psychostimulant : le modafinil Modiodal® ;
- les amphétaminiques : le bupropion Zyban® ;
- la venlafaxine Effexor® (IRSNA), les antidépresseurs imipraminiques ;
- un antalgique : le néfopam Acupan® ;
- le fenspiride Pneumorel®;
- le glatiramère Copaxone® ;
- la buspirone Buspar®;
- la varénicline Champix®; ...
- Les médicaments avec un <u>effet inotrope négatif</u> (diminution de la contractilité du muscle cardiaque) :
  - les antiarythmiques (la cibenzoline Cipralan® Exacor®, le disopyramide Rythmodan®, la propafénone Rythmol®, la mexilétine Mexiletine AP-HP®, l'hydroquinidine Serecor®, la quinidine Quinimax®, le flécaïnide Flecaine®) ;
  - les anesthésiques locaux ;
  - les bêtabloquants ;
  - les inhibiteurs calciques (le diltiazem Bitildiem®, le vérapamil Isoptine®) ;
- Les médicaments qui altèrent la fonction cardiaque par <u>divers mécanismes</u> :
  - les interférons ;
  - les antiarythmique : l'amiodarone Cordarone®, la dronédarone Multaq® ;
  - les anticancéreux : les anthracyclines dont la mitoxantrone Novantrone®, le cyclophosphamide Ethyol®, l'ifosfamide Holoxan®, le paclitaxel Taxol®, la gemcitabine Gemzar®, le fluorouracil, la capécitabine Xeloda®, le trastuzumab Herceptin®, le lapatinib Tyverb®, le rituximab Mabthera®, le bévacizumab Avastin®, l'imatinib Glivec®, le dasatinib Sprycel®, le nilotinib Tasigna®, le sorafénib Nexavar®;
  - les hormones thyroïdiennes ;
  - le neuroleptique : la clozapine Leponex® ;
  - l'antiépileptique : la prégabaline Lyrica®;
  - l'un des médicaments de la maladie d'Alzheimer : la mémantine Ebixa® ;
  - l'antiparkinsonien et antiviral: l'amantadine Mantadix®;
  - l'interleukine 2 Proleukin® ;
  - l'antifongique : l'itraconazole Sporanox®;
  - les immunodépresseurs anti-TNF alpha : l'étanercept Enbrel®, l'infliximab Remicade®, l'adalimumab Humira®, le golimumab Simponi®, le certolizumab Cimzia®

Les médicaments ayant des effets indésirables hépatiques, pancréatiques et digestifs	
Risque d'hépatotoxicité	Les médicaments qui entraînent ou aggravent une atteinte hépatique (médicaments hépatotoxiques) sont principalement : - les médicaments utilisés dans le traitement des cancers : le paclitaxel Taxol®, la gemcitabine Gemzar®, l'oxaliplatine Eloxatine®, le raltitrexed Tomudex®, le pémétrexed Alimta®, le géfitinib Iressa®, l'erlotinib Tarceva®, le lapatinib Tyverb®, le sorafénib Nexavar®, le tamoxifène Nolvadex®, le torémifène Fareston®; les antiandrogènes non stéroïdiens : le flutamide, le bicalutamide Casodex® Ormandyl®, le nilutamide Anandron®; la cyprotérone Androcur® ; l'estramustine Estracyt® ; les sétrons ; - les médicaments à visée cardiovasculaire : l'amiodarone Cordarone®, les inhibiteurs calciques, le nicorandil Adancor®, l'hydroquinidine Serecor®, le disopyramide Rythmodan® Isorythm®, le flécaïnide Flécaïne®, la propafénone Rythmol®, la méxilétine, la méthyldopa Aldomet®, les AVK notamment la

fluindione Préviscan®, le rivaroxaban Xarelto®, le dabigatran Pradaxa®, la ticlopidine Ticlid®, le clopidogrel Plavix®, le prasugrel Efient®, les statines, l'ézétimibe Ezetrol® et l'association Inegy®, le bosentan Tracleer®;
- les antibiotiques : les cyclines, l'amoxicilline + acide clavulanique Augmentin®, des céphalosporines, les macrolides, le linézolide Zyvoxid®, la moxifloxacine Izilix®, la nitrofurantoïne Furadantine®, les aminosides, le cotrimoxazole Bactrim®, l'isoniazide Rimifon®, le pyrazinamide Pirilene®, la rifampicine Rifadine® Rovamycine®, et les associations Rifinah® Rifater® ;
- l'antifongique : la terbinafine Lamisil® ;
- les antirétroviraux ;
- l'antiacnéique : l'isotrétinoïne ;
- les hypoglycémiants : les sulfamides hypoglycémiants, l'acarbose Glucor®, le répaglinide Novonorm®;
- l'antithyroïdien : le propylthiouracil Propylex®;
- les antalgiques : le paracétamol en cas de surdose, le néfopam Acupan® ;
- les immunodépresseurs : la ciclosporine Neoral®, le tacrolimus Prograf®, l'azathioprine Imurel®, le sirolimus Rapamune®, l'évérolimus Afinitor®, le méthotrexate Novatrex® Imeth®, des anti-TNF alpha, le léflunomide Arava®, le rituximab Mabthera® ;
- les antiépileptiques : la carbamazépine Tegretol®, l'acide valproïque Depakine®, la phénytoïne Di-hydan®, la fosphénytoïne Prodilantin®, le phénobarbital Gardenal®, la primidone Mysoline®, la lamotrigine Lamictal®, le topiramate Epitomax®, le zonisamide Zonegran®, la gabapentine Neurontin®, la prégabaline Lyrica®, le lévétiracétam Keppra®, le felbamate Taloxa®, la vigabatrine Sabril®;
- les antiparkinsoniens : l'entacapone Comtan® et l'association Stalevo®, la tolcapone Tasmar®;
- le médicament de l'asthme : le montélukast Singulair® ;
- les antidépresseurs : la miansérine Athymil®, la mirtazapine Norset®, la tianeptine Stablon®, la duloxétine Cymbalta®, l'agomélatine Valdoxan®;
- les médicaments utilisés en rhumatologie ou en gastro-entérologie : la sulfasalazine Salazopyrine®, la mésalazine Fivasa®, la pénicillamine Trolovol®, les sels d'or Allochrysine®, le strontium Protelos®;
- les médicaments de la goutte : l'allopurinol Zyloric®, le fébuxostat Adenuric®, le probénécide Benemide®

Risque de toxicité pancréatique	Les principaux médicaments pouvant provoquer des pancréatites sont : - l'hypolipidémiant : l'ézétimibe Ezetrol® Inegy® ; - les AINS ; - Les corticoïdes ; - les hypoglycémiants : l'exénatide Byetta®, le liraglutide Victoza®, la sitagliptine Januvia® Xelevia® et les associations Janumet® et Velmetia®, la vildagliptine Galvus® et l'association Eucréas® ; - le traitement adjuvant de l'obésité : l'orlistat Xenical® ; - l'antiépileptique : l'acide valproïque Dépakine® ; - l'antiviral : la ribavirine Copegus® Rebetol®; - les antirétroviraux : les inhibiteurs nucléosidiques et nucléotiques de la transcriptase inverse du VIH, les inhibiteurs de la protéase du VIH ; - l'antiparasitaire : le pentamidine Pentacarinat®; - les antibiotiques : les cyclines ; - le médicament de l'ostéoporose : le dénosumab Prolia®
Risque d'ulcère gastro-duodénal	Les principaux médicaments qui exposent aux ulcères gastro-duodénaux sont : - Les AINS ; - Les biphosphonates ; - Les anticholinestérasiques ; - Le baclofène Lioresal® ;

	- Les mucolytiques (probablement)
Risque de reflux gastro-oesophagien (RGO)	Les médicaments qui entrainent ou aggravent le RGO sont principalement : - La théophylline ; - Les inhibiteurs calciques ; - Les dérivés nitrés ; - L'aliskirène Rasilez® ; - La nicotine ; - Les hypoglycémiants : l'exenatide Byetta®, le liraglutide Victoza® ; - Le tériparatide Forsteo® ; - Les médicaments atropiniques.
Les médicaments ayant des effets indésirables métaboliques	
Risque d'hypoglycémie en cas de consommation alcoolique aiguë	Les médicaments hypoglycémiants sont principalement : - Les antidiabétiques oraux et les insulines ; - L'acide acétylsalicylique à forte dose ; - Les inhibiteurs de l'enzyme de conversion (IEC) ; - Les antiarythmiques tels la cibenzoline Cipralan® Exacor®, le disopyramide Rythmodan® Isorythm®, l'hydroquinidine Serecor® ; - La quinine Quinimax® Hexaquine® Surquina®; - L'opioïde faible : le tramadol Topalgic® ; - les fibrates ; - les antidépresseurs IMAO non sélectifs ; - Les sulfamides ; - Les fluoroquinolones
Risque d'acidose lactique	La metformine
Les médicaments ayant d'autres effets indésirables	
Risque de gynécomastie	Les médicaments qui exposent à une gynécomastie sont principalement : - Le digoxine Hemigoxine®; - Les inhibiteurs calciques ; - Les neuroleptiques ; - Les antiandrogènes non stéroïdiens : le flutamine, le bicalutamide Casodex® Ormandyl®, le nilutamide Anandron®; - Les inhibiteurs de la 5-alpha-réductase : le finastéride Chibro-proscar®, le dutastéride Avodart® et l'association Combodart® ; - Les agonistes (gonadoréline Lutrelef®, triptoréline Décapeptyl®, ...) et les antagonistes de la gonadoréline (cétrorélix Cetrotide®, ganirelix Orgalutran®, degarelix Firmagon®) ; - La cyprotérone Androcur®; - L'estramustine Estracyt®, le diéthylstilbestrol Distilbene® (traitements du cancer de la prostate) ; - L'antihistaminique H$_2$: la cimétidine Stomédine® ; - Les diurétiques épargneurs de potassium : la spironolactone Aldactone®, l'éplérénone Inspra® ; - L'antituberculeux : l'isoniazide Rimifon® et les associations; - Le vasodilatateur : le minoxidil Lonoten®; - L'antiagrégant plaquettaire : le ticagrélor Brilique®
Risque de fracture	Les médicaments qui exposent aux chutes sont principalement : - Les psychotropes qui entrainent des sédations ou des vertiges : les benzodiazépines et apparentés, les antihistaminiques H$_1$ sédatifs, les antidépresseurs, les neuroleptiques, des antiépileptiques, la varénicline Champix®;

	- Les médicaments qui entrainent des malaises et des pertes de connaissances (les origines peuvent être diverses : troubles du rythme cardiaque, hypotensions orthostatiques...)
	
	Les médicaments qui entrainent ou aggravent une <u>ostéoporose</u> sont principalement :
	   - Les corticoïdes ;
	   - Les hormones thyroïdiennes ;
	   - Les antiépileptiques ;
	   - Les agonistes et antagonistes de la gonadoréline ;
	   - Le méthotrexate ;
	   - Les héparines
	
	Les médicaments qui augmentent le risque de <u>fractures</u> sont principalement :
	   - La saxagliptine Onglyza® ;
	   - Les inhibiteurs de l'aromatase : l'anastrozole Arimidex®, l'exémestane Aromasine®, le létrozole Ferama® ;
	   - Les IPP au long cours ;
	   - Les médicaments hypocalcémiants :
	      o Les biphosphonates (fractures atypiques) ;
	      o les diurétiques de l'anse (le furosémide Lasilix®, le bumétanide Burinex®, le pirétanide Eurelix®) ;
	      o Les antibiotiques (les aminosides, l'acide fusidique Fucidine®) ;
	      o Les cytotoxiques (la dactinomycine Cosmegen®, le cisplatine Ethyol®, le rituximab Mabthera®, le cétuximab Erbitux®, le panitumumab Vectibix®, le vandétanib Caprelsa®, la capécitabine Xeloda®) ;
	      o L'antiparasitaire : la pentamidine Pentacarinat® ;
	      o L'antiviral : le foscarnet Foscavir® ;
	      o Les laxatifs à base de phosphate de sodium Colokit® Prepacol® Herpagitol® ;
	      o Le charbon activé

<u>Risque hémorragique</u>	Les principaux médicaments qui augmentent le risque hémorragique sont :
	   - Les anticoagulants et antiagrégants plaquettaires : les AVK, le rivaroxaban Xarelto®, l'apixaban Eliquis®, le dabigatran Pradaxa®, les héparines, les dérivés de l'hirudine Angiox®, le clopidogrel Plavix®, le prasugrel Efient®, la ticlopidine Ticlid®, le dipyridamole Cleridium® Persantine®, l'abciximab Reopro®, l'eptifibatide Integrilin®, le tirofiban Agrastat®, le ticagrélor Brilique®; les thrombolytiques ;
	   - L'aspirine et les AINS ;
	   - Certaines prostaglandines : l'époprosténol Frolan®, l'iloprost Ilomedine®, le tréprostinil Remodulin® ;
	   - Les penicillines à forte dose, les céphalosporines ;
	   - L'antiépileptique : l'acide valproïque Dépakine® ;
	   - Certains produits de contraste iodés ;
	   - Le dextran Ferrisat® (traitement de l'anémie);
	   - L'asparaginase Kidrolase® (traitement des leucémies) ;
	   - Les cytotoxiques : le bévacizumab Avastin®, le géfitinib Iressa®, l'erlotinib Tarceva®, le vandétanib Caprelsa® ;
	   - Les antidépresseurs ISRS et les IRSNA ;
	   - L'antirétroviral : le tipranavir Aptivus® ;
	   - Le chélateur : le déférasirox Exjade® ;
	   - L'immunodépresseur : le tocilizumab Roactemra® ;
	   - Le diurétique : la spironolactone Aldactone® ;
	   - Le médicament de la thrombocytopénie : l'anagrélide Xagrid® (effet antiagrégant plaquettaire)

Annexe 4 : Fiche récapitulative des principes généraux et de la conduite d'un repérage précoce – intervention brève (RPIB) utile au pharmacien d'officine pour sa pratique courante.

❖ **Le rôle du pharmacien d'officine dans la prise en charge des consommateurs excessifs** : repérer, évaluer, conseiller.

❖ **Les principes généraux du repérage précoce et de l'intervention brève** (RPIB):

<u>Pourquoi réaliser un RPIB? Quels sont les objectifs d'une IB?</u> La consommation excessive d'alcool est une cause de morbidité et de mortalité importante (c'est la 2ème cause de mortalité évitable en France après le tabac). Le repérage précoce du mésusage de l'alcool et l'IB ont pour but de diminuer les risques attachés à la consommation excessive d'alcool (complications psychosomatiques, passage vers la dépendance…) en provoquant chez les personnes un changement dans leur comportement vis-à-vis de l'alcool. L'efficacité de l'IB a été évaluée et a montré son efficacité. En effet, 10% à 50% des « buveurs à risque » modifient leur consommation après une IB.

<u>Les caractéristiques de l'IB</u> : Il s'agit de délivrer un conseil standardisé simple et court afin de réduire le « risque alcool ». Ce conseil se fait par l'intermédiaire d'interventions courtes (10 - 15 min) et simples (*check-list* en 8 points). L'IB s'adresse surtout aux patients non dépendants ou présentant un faible niveau de dépendance.

Check-list en 8 points :
1. Restituer les résultats du test de repérage ;
2. Expliquer le risque alcool ;
3. Expliquer le verre standard ;
4. Discuter de l'intérêt personnel de la réduction ;
5. Expliquer les méthodes utilisables pour réduire la consommation ;
6. Proposer des objectifs, laisser le choix ;
7. Donner la possibilité de réévaluation dans un autre rendez-vous ;
8. Remettre une brochure (le livret « Pour diminuer votre consommation » reprend tous les éléments précédents).

<u>Quelle attitude adopter ?</u> Le professionnel de santé doit faire preuve **d'empathie** et d'absence de jugement. Il doit respecter le rythme de chaque patient et ses choix personnels.

Il utilise des **questions ouvertes**, fait des **propositions**, **reformule** (« refléte ») et travaille en **collaboration** avec le patient.

Si le patient est réticent, **il ne faut jamais insister**. Il faut respecter le temps de réflexion et maintenir la possibilité de reprendre le dialogue à tout moment. L'intervenant doit notamment **« rouler » avec la résistance** du patient.

Le respect d'une **confidentialité** stricte est primordial. En cas de détection d'un trouble de l'usage de l'alcool, il faut toujours demander l'accord du patient pour en parler à son médecin ou à son entourage.

Les professionnels de santé doivent **dépasser leur gêne**, leurs doutes et leurs peurs (par exemple, d'être intrusif, de ne pas être utile, de ne pas avoir de solutions pour la suite…). Parler d'alcool est légitime et doit se faire naturellement (au même titre que parler des mesures hygiéno-diététiques ou du tabagisme par exemple).

Les IB sont conformes aux « bonnes pratiques relationnelles » et la méthode FRAMES permet de guider l'entretien dans une dynamique motivationnelle.

FRAMES :
F (*Feed-back*) Restitution au patient de l'information relative à la fréquence et à la quantité de sa consommation d'alcool.
R (*Responsibility*) La responsabilité du changement de comportement appartient exclusivement au patient, et non pas au thérapeute.
A (*Advice*) Un conseil de modération est clairement donné au patient.
M (*Menu*) Un choix ou menu offrant différentes options relatives à la quantité, au délai et au rythme de la consommation d'alcool est donné au patient.
E (*Empathy*) Le thérapeute fait preuve d'empathie, il évite la condescendance, les jugements de valeur et valorise les efforts et les acquis du patient.
S (*Self-efficacy*) Le patient est le chef d'orchestre de son traitement ; le succès de celui-ci lui revient entièrement.

❖ **Le déroulement d'une intervention brève :**

① **Le repérage précoce** des sujets en danger à cause de leur consommation d'alcool :

Quand ? Dans quelle situation parler d'alcool et proposer une évaluation de la consommation ? Pour qui ?

- Dans les situations où toute consommation d'alcool présente un danger : pendant la grossesse, en cas de conduite de véhicules et d'utilisation de machines, en cas d'interactions médicamenteuses … ;
- Chez les personnes vulnérables : jeunes, personnes âgées, personnes en situation de précarité socio-économique… ;
- Chez les personnes « à risque » : polyconsommation de produits psychoactifs (calmants, drogues illicites, tabagisme massif), patients ayant des comorbidités psychiatriques… ;
- Lors de la délivrance des conseils hygiéno-diététiques et de la recherche de facteurs de risques chez des patients atteints de pathologies telles que le diabète, la goutte, l'HTA, les troubles cardio-vasculaires, les pathologies hépatiques ; chez les patients infectés par le VHC ou VIH … ;
- Lors de plaintes du patient : brûlures gastriques, diarrhées, crampes, palpitations, fatigue, troubles du sommeil, troubles de la mémoire et de la concentration, anxiété, irritabilité, dépression et sentiment d'inefficacité, troubles sexuels, … ;
- Lors de la recherche d'une interaction médicamenteuse ;
- En cas d'accidents et de chutes répétées (traumatismes, plaies…) ;
- En cas de troubles sociaux : difficultés conjugales, difficultés professionnelles, violences intrafamiliale, désinsertion sociale, problèmes financiers chroniques, condamnation pour conduite en état d'ivresse… ;
- En cas de signes physiques : haleine alcoolisée, tremblements des extrémités, visage bouffi, ivresse manifeste… ;

- En cas de découverte :
    - d'une hypertension artérielle lors d'un contrôle de TA,
    - d'un taux important de GGT et de transaminases, d'une élévation du VGM, d'une hyperuricémie, d'une hypertriglycéridémie, etc. lors d'une lecture de bilan biologique, … ;
- Lors d'une demande spontanée (plus ou moins explicite) du patient ou de son entourage ;
- A l'occasion des campagnes de sensibilisation sur le « risque alcool » (s'appuyer sur les campagnes d'informations télévisées, les affiches, brochures et livrets à mettre à disposition des patients) ;
- Etc.

Questionner le patient sur sa consommation d'alcool est justifiée car cela permet de lui expliquer le « risque alcool » dans son cas et l'intérêt de le repérer, en le comparant par exemple à d'autres facteurs de risque de mauvaise santé (tel que le tabac, l'HTA, le cholestérol…).

Il faut faire attention aux stéréotypes qui amènent à faire un tri inconscient des patients à repérer avec tendance à interroger les hommes de plus de 40 ans, les personnes appartenant à des groupes sociaux donnés, etc. Il faut aussi penser aux jeunes, aux femmes, aux soignants, aux cadres….

Comment évaluer la relation du sujet à l'alcool ?

- Rappeler les notions de verre standard d'alcool, de seuils de risque (définis par l'OMS), de consommation excessive.
- Evaluer la consommation d'alcool en quantité (CDA sur 1 ou 2 semaines et comparaison aux seuils de l'OMS ou auto-questionnaires AUDIT ou FACE). Expliquer les résultats du test réalisé. Situer le patient à l'égard des seuils de risque.
- Analyser les habitudes et les situations de consommation. Repérer les situations à risque afin de pouvoir agir préférentiellement sur celles-ci.
- Identifier les causes et les conséquences de la consommation. Faire un bilan des dommages induits s'il y a lieu.

② **Informer sur les risques encourus** à court, moyen et long terme lors d'une consommation excessive d'alcool.

Le professionnel de santé connait les risques (somatiques, psychologiques et sociaux) liés à la consommation excessive d'alcool. Son discours doit être **adapté à la singularité de la personne** grâce aux données recueillies précédemment. Cela ne doit pas être un catalogue des sanctions. Le message doit être simple et clair et ne doit pas être trop alarmiste pour ne pas décourager la personne. L'information sur les risques doit prendre en compte les pathologies déjà existantes (rôle aggravant de l'alcool) et du traitement médicamenteux pris (interactions possibles).

③ **Susciter le désir de changement** de comportement du patient vis-à-vis de sa consommation d'alcool :

- Discuter de **l'intérêt personnel de réduction** d'alcool ;
- Aider le patient à faire le point sur ses **motivations** et ses **craintes** quant à la réduction de sa consommation ;
- Aider le patient à se préparer au changement et à renforcer ses motivations ; l'**encourager** à rester en dessous des seuils de risque.

④ **Accompagner le patient dans sa démarche de changement :** Proposer des **objectifs** clairs et réalisables et laisser le choix.

- Analyser les habitudes de consommation et les situations à risque (cf « relation du sujet à l'alcool ») pour pouvoir agir sur celles-ci en priorité ;
- Proposer une réduction quantifiée en laissant le choix au patient. Fixer des **objectifs** en tenant compte de l'individu, de ses pratiques, expériences, compétences et vulnérabilités. Les stratégies proposées sont fondées sur une balance entre dommages et bénéfices d'une consommation d'alcool. Par exemple, il peut être proposé de diminuer la consommation d'alcool par jour ou par semaine, de fixer 1 jour/semaine sans alcool, de choisir les situations que la personne veut changer en priorité, etc. ;
- Donner des **conseils** utiles pour diminuer la consommation globale et pour réduire la quantité d'alcool consommée à chaque fois. Par exemple, conseiller de pratiquer une autre activité qui permette de résister à l'envie de boire, etc.

⑤ **Accompagner** le patient dans son entreprise de réduction de consommation et lui donner la possibilité d'en reparler à tout moment ou de réévaluer sa situation dans un autre rendez-vous.

⑥ **Valoriser** le patient dans son entreprise de réduction.

⑦ Remettre une **brochure** rappelant les notions et les conseils vus au cours de l'IB. Les livrets proposés par l'INPES sont particulièrement bien adaptés et facilement disponibles (la commande se fait gratuitement sur leur site internet).

Comment réaliser le suivi du patient ?

Vérifier périodiquement avec le patient le maintien des objectifs, les bénéfices obtenus (bien-être, amélioration d'un problème de santé, etc.) et les valoriser +++. Parler des difficultés rencontrées.

En cas de difficultés à réduire la consommation, il faudra identifier les contraintes rencontrées, les nouvelles sources de motivation, … et ne pas se décourager.

En cas d'échecs répétés du maintien des objectifs, il faut envisager une dépendance à l'alcool et **orienter** le patient vers son médecin généraliste et/ou vers des structures spécialisées pour une prise en charge plus complexe.

Annexe 5 : Brochure « Repérage des risques liés à la consommation d'alcool en pharmacie d'officine.

Source : Cespharm.fr

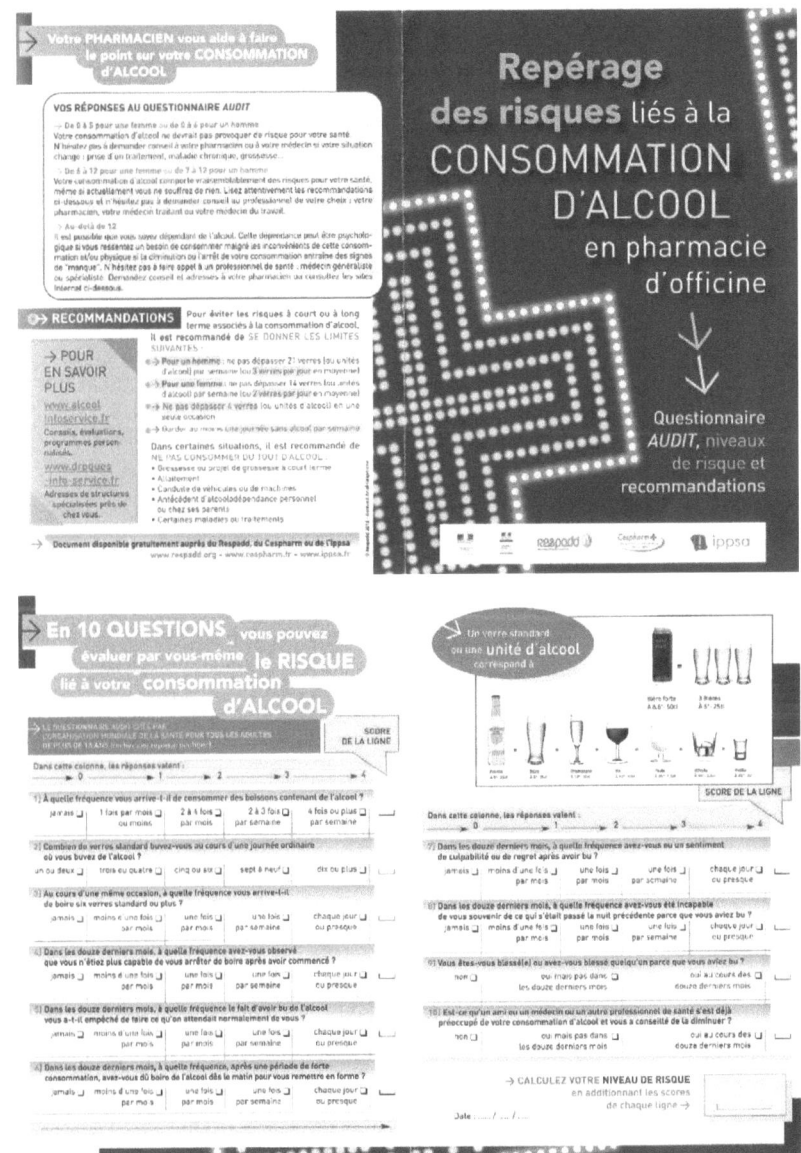

Annexe 6 : Algorithme décisionnel après un repérage par l'AUDIT.

Source : Michaud P, Gache P, Batel P, Arwidson P. Intervention brève auprès des buveurs excessifs. La revue du praticien, 3 mars 2003, 17 (604), p 281-289.

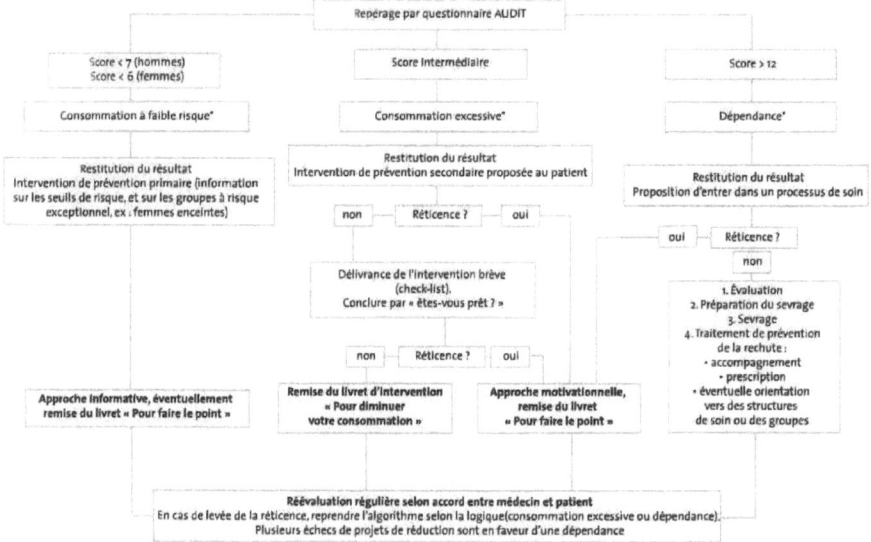

Annexe 7 : Questionnaire FACE.

Source : site de l'IPPSA.

!ppsa   DATE [__|__] [__|__] [__|__]   *Patient(e)*   *Âge* [__|__]

Sexe M ☐   F ☐

Questionnaire FACE : évaluation de la consommation d'alcool en entretien

Les cinq questions qui suivent doivent être de préférence posées sans reformulation, et cotées selon les réponses spontanées des patients. En cas d'hésitation, proposer les modalités de réponses, en demandant de choisir « la réponse la plus proche de la réalité ». Les deux premières questions portent sur les douze derniers mois.

A quelle fréquence vous arrive-t-il de consommer des boissons alcoolisées ?   Score

Jamais 0   *1 fois par mois ou moins* 1   *2 à 4 fois par mois* 2   *2 à 3 fois par semaine* 3   *4 fois ou plus par semaine* 4 ☐

Combien de verres standard buvez-vous les jours où vous buvez de l'alcool ?

1 ou 2 0   *3 ou 4* 1   *5 ou 6* 2   *7 à 9* 3   *10 ou plus* 4 ☐

Votre entourage vous a-t-il déjà fait des remarques au sujet de votre consommation d'alc ool ?

Non 0   *Oui* 4 ☐

Avez-vous déjà eu besoin d'alcool le matin pour vous sentir en forme   ?

Non 0   *Oui* 4 ☐

Vous est-il arrivé de boire et de ne plus vous souvenir ensuite de ce que vous avez pu dire ou faire ?

Non 0   *Oui* 4 ☐

TOTAL ☐

Un verre standard représente une de ces boissons :

| 7 cl d'apéritif à 18° | 2,5 cl de digestif à 45° | 10 cl de champagne à 12° | 25 cl de cidre « sec » à 5° | 2,5 cl de whisky à 45° | 2,5 cl de pastis à 45° | 25 cl de bière à 5° | 10 cl de vin rouge ou blanc à 12° |

Interprétation du score

Pour les hommes	0 à 4	Risque faible
	5 à 8	Risque élevé
	9 ou plus	Dépendance probable

Pour les femmes	0 à 3	Risque faible
	4 à 8	Risque élevé
	9 ou plus	Dépendance probable

L'intervention brève est destinée aux patients dans la situation de "risque élevé"

Le score a-t-il été restitué au patient ?   oui ☐   non ☐
Une intervention brève a-t-elle été réalisée ?   oui ☐   non ☐
Quel(s) livret(s) de l'INPES avez-vous remis ?   faire le point ☐   réduire sa consommation ☐
Réceptivité du patient   *(nulle)* 0   1   2   3   4   5   *(excellente)*
                                                          (entourer un score)

184

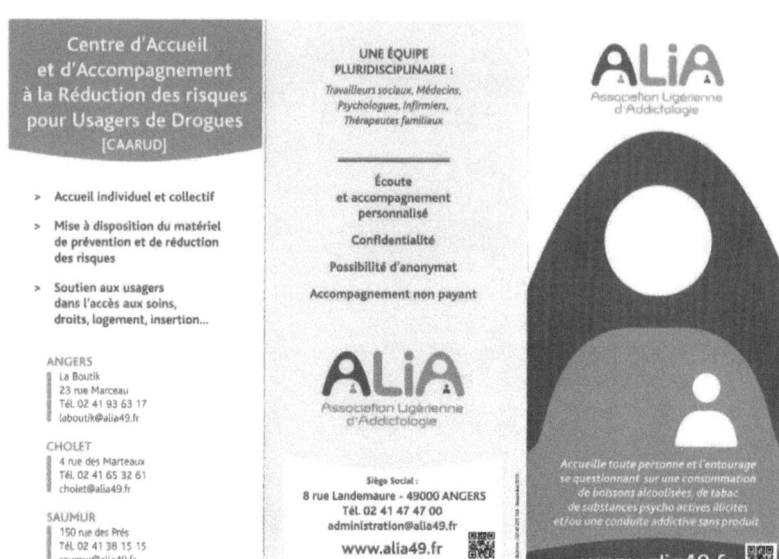

Centre d'Accueil et d'Accompagnement à la Réduction des risques pour Usagers de Drogues [CAARUD]

> Accueil individuel et collectif

> Mise à disposition du matériel de prévention et de réduction des risques

> Soutien aux usagers dans l'accès aux soins, droits, logement, insertion...

ANGERS
La Boutik
23 rue Marceau
Tél. 02 41 93 63 17
laboutik@alia49.fr

CHOLET
4 rue des Marteaux
Tél. 02 41 65 32 61
cholet@alia49.fr

SAUMUR
150 rue des Prés
Tél. 02 41 38 15 15
saumur@alia49.fr

UNE ÉQUIPE PLURIDISCIPLINAIRE :
Travailleurs sociaux, Médecins, Psychologues, Infirmiers, Thérapeutes familiaux

Écoute et accompagnement personnalisé

Confidentialité

Possibilité d'anonymat

Accompagnement non payant

ALiA
Association Ligérienne d'Addictologie

Siège Social :
8 rue Landemaure - 49000 ANGERS
Tél. 02 41 47 47 00
administration@alia49.fr

www.alia49.fr

ALiA
Association Ligérienne d'Addictologie

Accueille toute personne et l'entourage se questionnant sur une consommation de boissons alcoolisées, de tabac, de substances psycho actives illicites et/ou une conduite addictive sans produit

www.alia49.fr

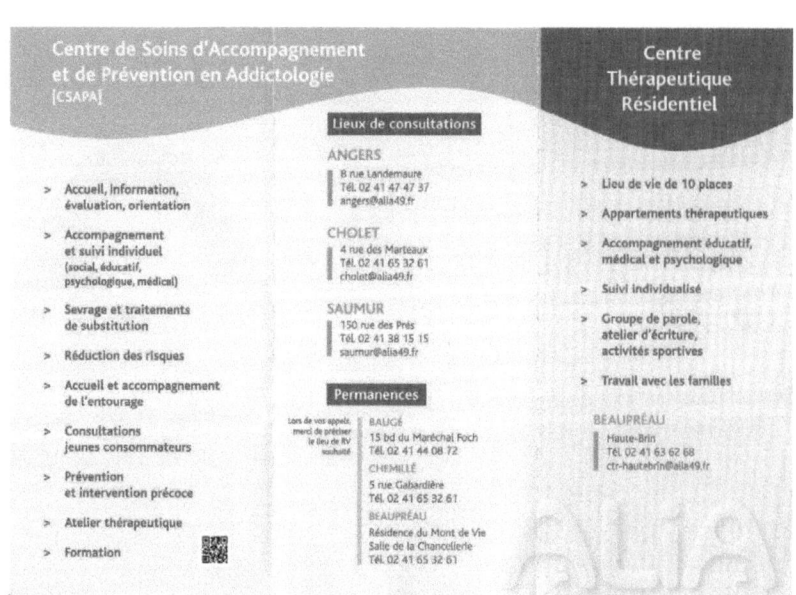

Centre de Soins d'Accompagnement et de Prévention en Addictologie [CSAPA]

> Accueil, information, évaluation, orientation

> Accompagnement et suivi individuel (social, éducatif, psychologique, médical)

> Sevrage et traitements de substitution

> Réduction des risques

> Accueil et accompagnement de l'entourage

> Consultations jeunes consommateurs

> Prévention et intervention précoce

> Atelier thérapeutique

> Formation

Lieux de consultations

ANGERS
8 rue Landemaure
Tél. 02 41 47 47 37
angers@alia49.fr

CHOLET
4 rue des Marteaux
Tél. 02 41 65 32 61
cholet@alia49.fr

SAUMUR
150 rue des Prés
Tél. 02 41 38 15 15
saumur@alia49.fr

Permanences

Lors de vos appels, merci de préciser le lieu de RV souhaité

BAUGÉ
15 bd du Maréchal Foch
Tél. 02 41 44 08 72

CHEMILLÉ
5 rue Gabardière
Tél. 02 41 65 32 61

BEAUPRÉAU
Résidence du Mont de Vie
Salle de la Chancellerie
Tél. 02 41 65 32 61

Centre Thérapeutique Résidentiel

> Lieu de vie de 10 places

> Appartements thérapeutiques

> Accompagnement éducatif, médical et psychologique

> Suivi individualisé

> Groupe de parole, atelier d'écriture, activités sportives

> Travail avec les familles

BEAUPRÉAU
Haute-Brin
Tél. 02 41 63 62 68
ctr-hautebrin@alia49.fr

185

Bibliographie

[1] Comité français d'éducation pour la santé. La santé en chiffres : Alcool. [en ligne] http://www.inpes.sante.fr/CFESBases/catalogue/pdf/435.pdf, consulté le 07/04/14.

[2] GUÉRIN S., LAPLANCHE A., DUNANT A. et HILL C. Alcohol-attributable mortality in France. European Journal of Public Health, 2013, 23 (4), 588-593.

[3] Léonard L. et Ben Amar M. Les psychotropes : pharmacologie et toxicomanie. Ed les presses de l'université de Montréal, 2002. 894 p.

[4] Paille F. Evaluation pratique de la consommation d'alcool. Classifications et définitions des conduites d'alcoolisation. Gastroenterol Clin Biol 2002 ; 26, 141-148.

[5] Reynaud M. Usage nocif de substances psychoactives : Identification des usages à risque. Outils de repérage. Conduites à tenir. Paris, La documentation française, 2002. Chap. I, L'usage nocif et les usages à risque, 17-35.

[6] Société française d'alcoologie. Recommandations pour la pratique clinique : les conduites d'alcoolisation. Lecture critique des classifications et définitions. Alcoologie et addictologie, 2001 ; 23 (4 suppl.), 1-76.

[7] American Psychiatric Association. Diagnostic and statistical manual of mental disorders. Fourth edition. Washington DC, 1994. Traduction française, Masson, 1996.

[8] OMS. Classification Internationale des Maladies. Dixième édition. Chap. V : troubles mentaux et troubles du comportement. Organisation mondiale de la santé. Masson, Paris, 1993.

[9] Congrès français de psychiatrie. Le craving : approche transversale, dimensionnelle et translationnelle [en ligne].http://www.congresfrancaispsychiatrie.org/congres-paris-2012/le-craving-approche-transversale-dimensionnelle-et-translationnelle , consulté le 26/10/13.

[10] Verheul R, Van den Brick W, Geerlings P. A three-pathway psychobiological model of craving for alcohol. Alcohol and Alcoholism, 1999, 34 (2), 197-222.

[11] Anton RF, Moak DH, Latham P. The Obsessive Compulsive Drinking Scale: a selfrated instrument for the quantification of thoughts about alcohol and drinking behavior. Alcohol Clin Exp Res, 1995, 19, 92–99.

[12] Daniel M-L. Comment évaluer le *craving* chez les sujets alcoolodépendants ? 2004. Thèse d'exercice : médecine. Université de Poitiers. 81p.

[13] Société Française d'Alcoologie. Référentiel de bonnes pratiques cliniques : Sevrage simple en alcool, 2006 [en ligne]. http://www.sfalcoologie.asso.fr/download/Svg_simple.pdf, consulté le 28/10/13.

[14] Agence Nationale d'Accréditation et d'Evaluation en Santé, Société Française d'Alcoologie. Conférence de consensus : Objectifs, indication et modalités du sevrage du patient alcoolodépendant, 1999 [en ligne]. http://www.sfmu.org/documents/consensus/cc_sevoh_long.pdf, consulté le 28/10/13.

[15] Beauchamp R., Duchesne M. C. Pharmacothérapie de l'alcoolisme : sevrage et traitement de maintien. Québec pharmacie, vol. 47, 2000, 578-590.

[16] American Psychiatric Association. Diagnostic and statistical manual of mental disorders. Fifth edition. Washington DC, 2013. Alcohol-Related Disorders, 490-503.

[17] Everitt BJ, Robbins TW. Neural systems of reinforcement for drug addiction: from actions to habits to compulsion. Nat Neurosci, 2005, 8, 1481–9.

[18] Heinz A et al. Correlation of alcohol craving with striatal dopamine synthesis capacity and D2/3 receptor availability: a combined [18F] DOPA and [18F] DMFP PET study in detoxified alcoholic patients. Am J Psychiatry, 2005: 162 (8), 1515-20.

[19] College Romand de Medecine de l'Addiction. Neurosciences de l'addiction [en ligne]. http://www.romandieaddiction.ch/pdf/Professionnel/Neurosciences/COROMA_A5_OK.pdf, consulté le 04/11/13.

[20] American Psychiatric Association. Diagnostic and statistical manual of mental disorders. Fifth edition. Washington DC, 2013. Alcohol-Related Disorders, p. 490-503.

[21] SFA, Rigaud Alain. Le DSM-V : nouveau concept, nouvelle clinique ? Quel impact sur la prévention de la notion d'une maladie unique en relation avec l'alcool ? [en ligne]. http://www.sfalcoologie.asso.fr/download/SFA2013mars-Rigaud.pdf, consulté le 25/10/2013.

[22] Adès J, Lejoyeux M. Alcoolisme et psychiatrie - Données actuelles et perspectives. Paris : Masson, 2003. 271 p.

[23] Ades J, Lejoyeux M. Les classifications de l'alcoolisme : Principes et éléments des nosographies actuelles [en ligne]. http://psydoc-fr.broca.inserm.fr/bibliothq/revues/Alcoologie/AlcoologieS397.html#Jean Ades. Michel Lejoyeux, consulté le 25/10/13.

[24] Benyamina A, Reynaud M, Aubin H-J. Alcool et troubles mentaux : De la compréhension à la prise en charge du double diagnostic. Paris, Masson, 2013. Chapitre 15, alcoolisme primaire, alcoolisme secondaire : quelle pertinence, p. 149-154.

[25] Stahl S. M., Psychopharmacologie essentielle : bases neuroscientifiques et applications pratiques. 2ème édition. Paris : Médecine sciences publications, 2010. 1116 p.

[26] Petit P., Précis de pharmacologie médicale. Sauramps Medical, 2011. 205 p.

[27] Koob GF, Le Moal M.Drug abuse: hedonic homeostatic dysregulation. [en ligne] http://www.ncbi.nlm.nih.gov/pubmed/9311926, consulté le 10/05/14.

[28] Koob GF, Le Moal M. Neurobiology of Addiction. [en ligne] http://www.sudoc.fr/11093637X, consulté le 10/05/14.

[29] Léonard L. et Ben Amar M., Les psychotropes : pharmacologie et toxicomanie. Ed les presses de l'université de Montréal, 2002. Chapitre 8, Alcool, p 221-303.

[30] Heinz A, Beck A, Grüsser SM, et al. Identifying the neural circuitry of alcohol craving and relapse vulnerability. Addict Biol, 2009. 14, 108–18.

[31] Olds J., Milner P. Positive reinforcement produced by electrical stimulation of septal area and other regions of rat brain. J Comp Physiol Psychol. 1954; 47 (6), 419-427.

[32] Di Chiara G, et al. Dopamine and drug addiction: the nucleus accumbens shell connection. [en ligne] http://www.ncbi.nlm.nih.gov/pubmed/15464140, consulté le 10/05/14.

[33] Volkow ND, et al. Imaging dopamine's role in drug abuse and addiction. [en ligne] http://www.ncbi.nlm.nih.gov/pubmed/18617195 , consulté le 10/05/14.

[34] Bormann J., the « ABC » of GABA receptors. Trends Pharmacol Sci., 2000; 21 (1), 16-19.

[35] Macdonald RL., Olsen RW., GABAA receptor channels. Annu Rev Neurosci., 1994 ; 17, 569-602

[36] Comité technique de pharmacovigilance de mars 2012. Effets indésirables du baclofène dans le traitement des addictions. Suivi national pharmacovigilance : année 2011. [en ligne] http://www.baclofene.fr/pdf/baclofene--suivi-pharmacovigilance-2011.pdf, consulté le 10/05/14.

[37] Landry Y, Gies J-P. Pharmacologie : Des cibles vers l'indication thérapeutique. 2ème édition. Paris : Dunod, 2009. 531 p.

[38] Pharmacorama. Récepteurs de l'acide glutamique [en ligne]. http://www.pharmacorama.com/Rubriques/Output/Acides_aminesa6_1.php, consulté le 30/10/13.

[39] HAS. Abus, dépendances et polyconsommations : stratégies de soins. [en ligne] http://www.has-sante.fr/portail/upload/docs/application/pdf/audition_publique_abus_dependance_19-02-07.pdf , consulté le 10/05/14.

[40] Duyckaerts C., Pasquier F. Démences. Rueil-Malmaison : Doin, groupe liaisons, 2002. Chap. 50, alcool et cognition, p387-512.

[41] Maldonado R., Le système opioïde endogène et l'addiction aux drogues. [en ligne] http://www.ncbi.nlm.nih.gov/pmc/articles/PMC3444724/ , consulté le 10/05/14.

[42] Del Arbol JL., Rico Irles J. Plasma concentrations of beta-endorphins in the children of alcoholic patients. An Med Interna, 2007; 24 (6), 273-277.

[43] Tassin JP. Neurobiologie de l'addiction : proposition d'un nouveau concept. L'information psychiatrique, 2007, 83 (2), 91-97.

[44] ANAES et SFA. Conférence de consensus : objectifs, indications et modalités du sevrage du patient alcoolodépendant, 17 mars 1999 [en ligne] http://www.sfmu.org/documents/consensus/cc_sevoh_long.pdf, consulté le 8/11/13.

[45] Société française d'alcoologie. Référentiel de bonnes pratiques cliniques. Sevrage simple en alcool. 2006 [en ligne] http://www.sfalcoologie.asso.fr/download/Svg_simple.pdf, consulté le 10/05/14.

[46] Vidal recos : recommandations en pratique, 2014. 5ème édition. Issy-les-moulineaux : Vidal, 2013. 2559 p.

[47] ANAES et SFA. Conférence de consensus : objectifs, indications et modalités du sevrage du patient alcoolodépendant, 17 mars 1999 [en ligne] http://www.sfmu.org/documents/consensus/cc_sevoh_long.pdf, consulté le 8/11/13.

[48] ANSM, Spécialités contenant du méprobamate seul : Suspension des autorisations de mise sur le marché (AMM) à compter du 10 janvier 2012 – lettre aux professionnels de santé [en ligne]. http://ansm.sante.fr/S-informer/Informations-de-securite-Lettres-aux-professionnels-de-sante/, consulté le 09/11/13.

[49] Société française d'alcoologie, Référentiel de bonnes pratiques cliniques. Sevrage alcoolique et comorbidités psychiatriques. 2006. [en ligne] http://www.sfalcoologie.asso.fr/download/Svg_comorbidit.pdf, consulté le 10/05/14.

[50] Afssaps. Bon usage des médicaments antidépresseurs dans le traitement des troubles dépressifs et des troubles anxieux de l'adulte [en ligne]. http://ansm.sante.fr/var/ansm_site/storage/original/application/9698d423c76ea69ed0a2678ff7a2b2b3.pdf, consulté le 10/11/13.

[51] Société française d'alcoologie, Référentiel de bonnes pratiques cliniques. Sevrage alcoolique chez un patient consommant des BZD. 2006. [en ligne] http://www.sfalcoologie.asso.fr/download/Svg_BZD.pdf, consulté le 10/05/14.

[52] ANAES et SFA, Conférence de consesus : Modalités de l'accompagnement du sujet alcoolodépendant après le sevrage, 7 et 8 mars 2001 [en ligne] http://www.has-sante.fr/portail/upload/docs/application/pdf/alcool2.pdf, consulté le 11/11/13.

[53] Prescrire rédaction. Alcoolodépendance : après le sevrage. 3ème partie. Certains médicaments sont utiles comme adjuvants au soutien médical. Rev Prescrire 2009; 29 (307), 361 – 368.

[54] Mann K, Lehert P, Morgan MY. The efficacy of acamprosate in the maintenance of abstinence in alcohol-dependent individuals: results of a meta-analysis. Alcohol Clin Exp Res., 2004; 28 (1), 51-63.

[55] Beju. Pharmacologie du traitement de l'alcoolisme [en ligne] http://www.beju-addiction.ch/pdf/BejuEtaGenAlcool_nov2010_pharmacologie.pdf, consulté le 12/11/13.

[56] Rösner S et al. Acamprosate for alcohol dependence. [en ligne] http://www.ncbi.nlm.nih.gov/pubmed/20824837, consulté le 10/05/14.

[57] Srisurapanont M, Jarusuraisin N. Opioid antagonists for alcohol dependance. [en ligne] http://www.ncbi.nlm.nih.gov/pubmed/21154349, consulté le 10/05/14.

[58] Krystal JH et al. Naltrexone in the treatment of alcohol dependance. N England J Med 2001; 345 (24), 1734-1739.

[59] Rubio et al. Naltrexone versus acamprosate: one year follow up of alcohol dependance treatment. Alcohol and alcoholism. 2001, 36, (5), 419-425.

[60] Kiefer et al. Comparing and combining naltrexone and acamprosate in relapse prevention of alcoholism. A double blind, placebo controlled study. Arch Gen Psychiatry. 2003; 60, 92-99.

[61] Anton RF et al. Combined pharmacotherapies and behavioral interventions in alcohol dependence, The combine study: a randomized controlled trial. JAMA 2006; 295 (17), 2003-2017.

[62] Paille F. mésusage de l'alcool et nouveaux traitements médicamenteux. La revue du praticien. 2011, 61, 1386-1391.

[63] Centre d'Information Régional sur les Drogues et les Dépendances d'Alsace. Baclofène : bibliographie sélective. [en ligne] http://www.cirddalsace.fr/dossiers/06-2012-pdf/Baclofene-Juin2012.pdf, consulté le 12/08/13.

[64] SFA, Paille F, Malet L. Baclofène et alcool, 2010. [en ligne] http://www.sfalcoologie.asso.fr/download/Baclofene_SFA_15juin2011.pdf, consulté le 10/05/14.

[65] Smith CR, LaRocca NG, Giesser BS, Scheinberg LC (1991) High-dose oral baclofen: experience in patients with multiple sclerosis. Neurology 41, 1829–31.

[66] De Beaurepaire R. Traitement de l'alcoolisme par le baclofène. Psychiatr. Sci. Hum. Neurosci., 2011, 9, 1-6.

[67] Ameisen O., Le Dernier Verre, Paris : Denoël, Octobre 2008. 288p.

[68] Reynaud M. Communiqué de presse. Traitement de l'alcoolodépendance : lancement de la premiere étude clinique sur l'efficacité du baclofène à haut dosage dans l'abstinence [en ligne]. www.ethypharm.fr/typo3conf/ext/in_docs/dl.php?id=543, consulté le 19/11/13.

189

[69] ANSM, Point d'information, novembre 2012 : Baclofène et traitement de l'alcoolo-dépendance : l'ANSM autorise deux essais cliniques [en ligne]. http://ansm.sante.fr/var/ansm_site/storage/original/application/d020d13c510aa2f368478952ea6826c0.pdf, consulté le 24/03/14.

[70] ANSM, Point d'information, mars 2013: Baclofène et traitement de l'alcoolo-dépendance : l'ANSM maintient les autorisations des deux essais cliniques en cours [en ligne]. http://ansm.sante.fr/S-informer/Points-d-information-Points-d-information/Baclofene-et-traitement-de-l-alcoolo-dependance-l-ANSM-maintient-les-autorisations-des-deux-essais-cliniques-en-cours-Point-d-information, consulté le 19/11/13.

[71] ANSM. Résumé des caractéristiques du produit [en ligne]. http://agence-prd.ansm.sante.fr/php/ecodex/rcp/R0232890.htm , consulté le 24/03/14.

[72] Leung NY et al. Baclofen overdose: defining the spectrum of toxicity. Emerg Med Australas 2006 ; 18, 77-82.

[73] Comité de coordination de toxicovigilance. Cas d'exposition au baclofène : données des centres antipoison et de toxicovigilance, 2003-2007. Rapport fait à la demande de l'Afssaps. Août 2009. [en ligne] http://www.centres-antipoison.net/cctv/Rapport_CCTV_Baclofene_2009.pdf, consulté le 10/05/14.

[74] Comité de coordination de toxicovigilance. Impact sur le nombre de cas d'exposition notifiés aux CAPTV et leur gravité de l'éventuelle utilisation hors AMM de spécialités à base de baclofène. Rapport fait à la demande de l'ANSM. Juin 2012. [en ligne] http://www.ansm.sante.fr/content/download/.../**Rapport-CCTV_Baclofene_2012**.pdf , consulté le 10/05/14.

[75] Centre régional de pharmacovigilance de Grenoble. Comité technique de Pharmacovigilance de mars 2012. Effets indésirables du baclofène dans le traitement des addictions. Suivi national de pharmacovigilance : année 2011. [en ligne] http://www.baclofene.fr/pdf/baclofene--suivi-pharmacovigilance-2011.pdf , consulté le 10/05/14.

[76] Centre régional de pharmacovigilance de Grenoble. Comité technique de pharmacovigilance du 16 avril 2013. Présentation du suivi national de pharmacovigilance du baclofène dans son utilisation hors-AMM dans le sevrage alcoolique, année 2012 [en ligne]. http://ansm.sante.fr/content/download/52485/676187/version/2/CR_CT0120130238_Pharmacovigilance.pdf, consulté le 22/11/13.

[77] Afssaps. Point d'information, juin 2011. Mise en garde sur l'utilisation hors AMM du baclofène dans le traitement de l'alcoolo-dépendance [en ligne]. http://ansm.sante.fr/var/ansm_site/storage/original/application/b88517d4324d10054712c930f22c464b.pdf, consulté le 19/11/13.

[78] Afssaps. Point d'information, avril 2012, actualisation en juin 2012. Utilisation du baclofène dans le traitement de l'alcoolo-dépendance [en ligne] http://ansm.sante.fr/S-informer/Points-d-information-Points-d-information/Utilisation-du-baclofene-dans-le-traitement-de-l-alcoolo-dependance-Point-d-information-actualisation-juin-2012, consulté le 19/11/13.

[79] ANSM. Une recommandation temporaire d'utilisation (RTU) est accordée pour le baclofène - Point d'information. 14/03/2014. [en ligne] http://ansm.sante.fr/S-informer/Points-d-information-Points-d-information/Une-recommandation-temporaire-d-utilisation-RTU-est-accordee-pour-le-baclofene-Point-d-information

[80] Rivière JP. Baclofène : la recommandation temporaire d'utilisation (RTU) a été accordée. Modalités pratiques. 14 Mars 2014. [en ligne] http://www.vidal.fr/actualites/13661/baclofene_la_recommandation_temporaire_d_utilisation_rtu_a_ete_accordee_modalites_pratiques/, consulté le 10/05/14.

[81] ANSM. Recommandation temporaire d'utilisation du baclofène dans l'alcoolo-dépendance. Protocole de suivi des patients. Version 1 (février 2014). [en ligne] http://ansm.sante.fr/var/ansm_site/storage/original/application/5478accaf69e1a0f97987c9eeb9b9347.pdf , consulté le 10/05/14.

[82]Lundbeck. Résumé des caractéristiques du produit. Selincro®. [en ligne] http://www.ema.europa.eu/docs/fr_FR/document_library/EPAR_-_Product_Information/human/002583/WC500140255.pdf , consulté le 22/11/13.

[83] EMA, Committee for medical products for human use. Summary of opinion: Selincro nalmefene [en ligne]. http://www.ema.europa.eu/docs/en_GB/document_library/Summary_of_opinion_-_Initial_authorisation/human/002583/WC500136280.pdf, consulté le 22/11/13.

[84] Lundbeck, Lundbeck receives European marketing authorization for Selincro as the first therapy approved for the reduction of alcohol consumption, communiqué du 28 février 2013 [en ligne]. http://files.shareholder.com/downloads/AMDA-GGC00/2351598599x0x639298/77d43cbd-8e21-4970-83a7-9aed1ba5e8c3/Corporate%20Release%20No%20494.pdf, consulté le 22/11/13.

[85] Paille F, Aubin HJ. Les perspectives dans le traitement médicamenteux de la dépendance à l'alcool, synthèse des essais thérapeutiques récents [en ligne]. http://www.sfalcoologie.asso.fr/download/Medicaments-alcool_SFA2012.pdf, consulté le 22/11/13.

[86] SFA, Paille F. Oxybate de sodium (acide gamma-hydroxybutyrique ou GHB) et alcool, 10/02/12. [en ligne] http://www.sfalcoologie.asso.fr/download/GHB_SFA2012.pdf, consulté le 10/05/14.

[87] G. M. Keating. Sodium oxybate: a review of its use in alcohol withdrawal syndrome and in the maintenance of abstinence in alcohol dependance. Clin Drug Investig 2014 ; 34, 63-80.

[88] Leone MA, Vigna-Taglianti F, Avanzi G et al. Gamma-hydroxybutyrate (GHB) for treatment of alcohol withdrawal and prevention of relapse. [en ligne] http://www.ncbi.nlm.nih.gov/pubmed/20166080, consulté le 10/05/14.

[89] Amato L, Minozzi S, Davoli M. Efficacy and safety of pharmacological interventions for the treatment of the alcohol withdrawal syndrome. [en ligne] http://www.ncbi.nlm.nih.gov/pubmed/21678378, consulté le 10/05/14.

[90] Hämmig R. GHB: substance naturelle, drogue et médicament. Forum Med Suisse 2011; 11(42), 736–738.

[91] Biotrial, D&A Pharma. Pharmacodynamic interactions of a solid formulation of sodium oxybate and alcohol in healthy volunteers. Abstract présenté au congrés neurosciences a San Diego en 2013.

[92] D&A pharma. Communiqué de presse du 24 octobre 2011. D&A Pharma tire les premieres conclusions de l'étude d'interférence menée sur son traitement Alcover®, contre la dépendance alcoolique [en ligne]. http://www.da-pharma.fr/uploads/fichiers/communiques_presse/2011-10-24.pdf, consulté le 26/11/13.

[93] Paille F, Aubin HJ. Les perspectives dans le traitement médicamenteux de la dépendance à l'alcool, synthèse des essais thérapeutiques récents [en ligne]. http://www.sfalcoologie.asso.fr/download/Medicaments-alcool_SFA2012.pdf, consulté le 22/11/13.

[94] Mason BJ et al. Gabapentine treatment for alcohol dependence: a randomized clinical. [en ligne] http://www.ncbi.nlm.nih.gov/pubmed/24190578, consulté le 10/05/14.

[95] Roache JD et al. Prediction of serotoninergic treatment efficacity using age of onset and type A/B typologies of alcoholism. Alcohol Clin Exp Res 2008; 32, 1502-1512.

[96] Kiritzé-Topor P, Reynaud M. Le malade alcoolique. Paris: Masson, 2001. 232 p.

[97] Anderson P., Gual A., Colom J., INCa (trad.) Alcool et médecine générale. Recommandations cliniques pour le repérage précoce et les interventions brèves. Paris, 2008 ; 141 p.

[98] Institut de veille sanitaire (InVS). Bulletin épidémiologique hebdomadaire. L'alcool, toujours un facteur de risque majeur pour la santé en France. 7 mai 2013. N° 16-17-18.

[99] Institut national de la statistique et des études économiques (Insee). Tabac- Alcool –Toxicomanie [en ligne]. http://www.insee.fr/fr/themes/document.asp?ref_id=T11F094, consulté le 02/04/14.

[100] Légifrance. Code de la santé publique. [en ligne] http://www.legifrance.gouv.fr/affichCode.do?cidTexte=LEGITEXT000006072665&dateTexte=20140123, consulté le 10/05/14.

[101] Inpes et l'assurance maladie. Comportement, attitude et rôle des médecins et pharmaciens dans la prévention et l'éducation pour la santé. Dossier de presse du 28 avril 2005. Baromètre santé médecins pharmaciens 2003. [en ligne] http://www.inpes.sante.fr/70000/dp/05/dp050428.pdf, consulté le 10/05/14.

[102] INSERM. Alcool, effets sur la santé. Paris : INSERM, coll. Expertise collective, 2001, 358 p.

[103] Kiritzé-Topor P, Reynaud M. Le malade alcoolique. Paris : Masson, 2001. 232 p.

[104] La revue Prescrire. La réalité des effets négatifs de l'alcool. Rev. Presc. 2002, 22 (233), p772-773.

[105] Rueff B. les malades de l'alcool. John Libbey Eurotext, paris 1995 : 203 pages. Présenté dans : Rev Prescr 1996 ; 16 (165), 642.

[106] INSERM. Alcool, effets sur la santé. Paris : INSERM, coll. Expertise collective, 2001, 358 p.

[107] INSERM. Alcool : dommages sociaux, abus et dépendance. Paris : INSERM, coll. Expertise collective, 2003, 536 p.

[108] Observatoire français des drogues et des toxicomanies. Drogues et addictions, données essentielles, Saint-Denis, OFDT, 2013, 399 p.

[109] World Health Organization. Global status report on alcohol 2004. Geneva, 2004 [en ligne] http://www.who.int/substance_abuse/publications/global_status_report_2004_overview.pdf , consulté le 06/04/14.

[110] Inpes. Baromètre santé 2005, attitudes et comportements de santé. Alcool : une baisse sensible des niveaux de consommation [en ligne] http://www.inpes.sante.fr/Barometres/BS2005/pdf/BS2005_Alcool.pdf , consulté le 06/04/14.

[111] INSERM. Alcool, effets sur la santé. Paris : INSERM, coll. Expertise collective, 2001, 358 p.

[112] Comité français d'éducation pour la santé. La santé en chiffres : Alcool. [en ligne] http://www.inpes.sante.fr/CFESBases/catalogue/pdf/435.pdf, consulté le 07/04/14.

[113] Ministère des affaires sociales. Le Ministère des Affaires sociales et de la Santé met en garde les internautes contre les dangers de la « neknomination » [en ligne] http://www.social-sante.gouv.fr/actualite-presse,42/communiques,2322/le-ministere-des-affaires-sociales,17080.html , consulté le 07/04/14.

[114] La revue prescrire. Eviter les effets indésirables par interactions médicamenteuses. Comprendre et décider. Rev. Prescr. Décembre 2013, 33 (362 suppl.), 576 p.

[115] Institut national du cancer. Alcool et cancers. 2011 [en ligne] http://www.e-cancer.fr/publications/75-prevention/416-alcool-et-cancer, consulté le 10/02/14.

[116] SFA. Les conduites d'alcoolisation au cours de la grossesse : Recommandations de la Société française d'alcoologie. Alcoologie et Addictologie, 25, (2 Suppl.), 2003, 45-104.

[117] INSERM. Alcool, effets sur la santé. Paris : INSERM, coll. Expertise collective, 2001, 358 p.

[118] Mennella JA. Regulation of milk intake after exposure to alcohol in mothers' milk. Alcohol Clin Exp Res. 2001 Apr; 25, (4), 590-593.

[119] La revue prescrire. Eviter les effets indésirables par interactions médicamenteuses. Comprendre et décider. Rev. Prescr. Décembre 2013, 33 (362 suppl.), 576 p.

[120] INSERM. Alcool, effets sur la santé. Paris : INSERM, coll. Expertise collective, 2001. Interactions entre alcool et médicaments, p 267-275.

[121] Vidal. Le dictionnaire Vidal 2013. 89ème édition. Paris : éditions Vidal, 2013. 3024 p.

[122] Association Nationale de Prévention en Alcoologie et Addictologie. RDR Alcool. Prévention des risques et réduction des dommages chez les consommateurs d'alcool. Commission des pratiques professionnelles. Septembre 2012. 68 p.

[123] Reynaud M. Les dommages liés aux addictions et les stratégies validées pour réduire ces dommages. Rapport remis à la présidente de la MILD. 109 pages. [en ligne] http://cms.centredesaddictions.org/pdf/Mildt_MR_DJM_Synthese.pdf , consulté le 10/05/14.

[124] Aubin HJ. L'abstinence totale et définitive est-elle le seul objectif thérapeutique des sujets dépendants ? [en ligne] http://www.sfalcoologie.asso.fr/download/Seminaire2011-programme.pdf, consulté le 10/05/14.

[125] ANAES et SFA. Conférence de consensus : Modalités de l'accompagnement du sujet alcoolodépendant après un sevrage. 2001. [en ligne] http://www.has-sante.fr/portail/upload/docs/application/pdf/alcool2.pdf, consulté le 10/05/14.

[126] EMA. Guideline on the development of medicinal products for the treatment of alcohol dependence. http://www.ema.europa.eu/docs/en_GB/document_library/Scientific_guideline/2010/03/WC500074898.pdf, consulté le 10/05/14.

[127] Batel P, Michaud P. Consommation d'alcool à risque ou à problèmes et interventions brèves. Gastroenterol Clin Biol 2002; 26, 158-162.

[128] INSERM. Alcool : dommages sociaux, abus et dépendance. Paris : INSERM, coll. Expertise collective, 2003, 536 p.

[129] Michaud P., Gache P., Batel P., Ardwidson P. Interventions brève auprès des buveurs excessifs. Rev. Prat. Méd. Gén. 2003; 17, 604, 281-9.

[130] Anderson P., Gual A., Colom J., INCa (trad.) Alcool et médecine générale. Recommandations cliniques pour le repérage précoce et les interventions brèves. Paris, 2008 ; 141 p.

[131] La revue prescrire. Amener les patients AD à se soigner. Revue prescrire 2010 ; 30 (325), p 839-842.

[132] La revue prescrire. Reconnaitre les patients alcoolo-dépendants pour les amener à se soigner. Revue prescrire 2010 ; 30 (324), p 749-753.

[133] Picard V, Reynaud M, Gerbaud L, Clément G, Perthus I. L'alcool chez les adolescents. Validation d'un test de dépistage de l'usage nocif de l'alcool. La revue du praticien-médecine générale, 2002, 16 (570), 1-5.

[134] Nubukpo P., Laot L., Clément J-P. Les conduites addictives de la personne âgée. [en ligne] http://www.jle.com/e-docs/00/04/79/9D/article.phtml , consulté le 10/05/14.

[135] Michaud P, Lécallier D. Risque alcool chez les plus âgés : difficultés liées au repérage. Gérontol Soc 2003 ; 105, 89-99.

[136] La revue prescrire. Alcoolodépendance : avant le sevrage. Amener les patients à se soigner. Rev. Prescr. 2010, 30 (325), 839-842.

[137] Miller W et Rollnick S. L'entretien motivationnel : Aider la personne à engager le changement. 2ème édition. Paris : Dunod-Inter-éditions, 2013. 448 p.

[138] SFA. Recommandations de la SFA. Les conduites d'alcoolisation au cours de la grossesse. Paris, 10 octobre 2002. [en ligne] http://www.sfalcoologie.asso.fr/download/SFA_grossesse.pdf, consulté le 10/05/14.

[139] Lejeune C. Femmes enceintes et alcool : quel message de prévention ? [en ligne] http://www.rvh-synergie.org/documents/article-SAF-pour-Flyer.pdf, consulté le 10/05/14.

[140] INSERM. Education pour la santé des jeunes. Démarches et méthodes. Synthèse et recommandations. Paris : Inserm, coll. Expertise collective, 2001. 34 p.

[141] Menecier P. Les difficultés à parler d'alcool avec des personnes âgées. Soins Gérontologie 2006 ; 60, 40-42.

[142] Leger JM et al. L'alcoolisme chez les personnes âgées. Psychogériatrie 1989 ; 1 (1), 17-26.

[143] Lang et al. What level of alcohol consumption is hazardous… J Am Ger Soc 2006 ; 55, 49-57.

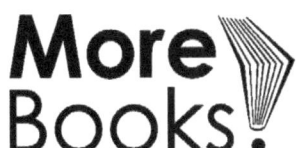
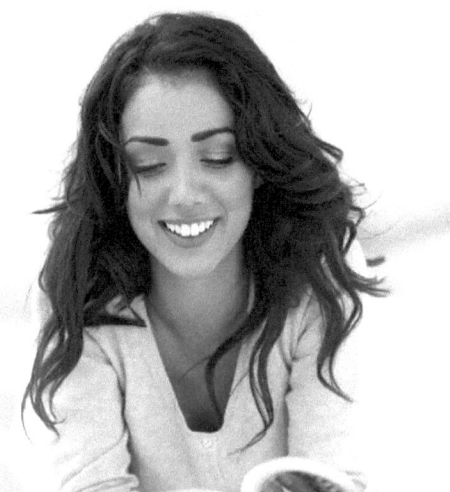 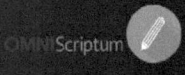

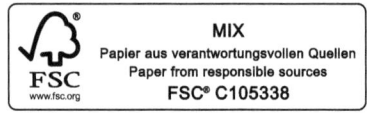